Yoga trifft Coaching

Allgemeine Hinweise:

Aus Gründen der besseren Lesbarkeit haben wir uns entschlossen, durchgängig die männliche (neutrale) Anredeform zu nutzen, die selbstverständlich die weibliche mit einschließt.

Das vorliegende Buch wurde sorgfältig erarbeitet. Dennoch erfolgen alle Angaben ohne Gewähr. Weder die Autoren noch der Verlag können für eventuelle Nachteile oder Schäden, die aus den im Buch vorgestellten Informationen resultieren, Haftung übernehmen.

Sollte diese Publikation Links auf Websiten Dritter enthalten, so übernehmen wir für deren Inhalte keine Haftung, da wir uns diese nicht zu eigen machen, sondern lediglich auf deren Stand zum Zeitpunkt der Erstveröffentlichung verweisen.

SANDRA & MICHAEL WALKENHORST

Yoga trifft Coaching

PSYCHOLOGISCHES BASISWISSEN UND TOOLS FÜR LEHRENDE

PERSÖNLICHKEITS-ENTWICKLUNG

MENSCHEN BEGLEITEN

RESILIENZ STÄRKEN

Meyer & Meyer Verlag

Yoga trifft Coaching

Bibliografische Information der Deutschen Nationalbibliothek
Die Deutsche Nationalbibliothek verzeichnet diese Publikation in der Deutschen Nationalbibliografie; detaillierte bibliografische Details sind im Internet über <http://dnb.d-nb.de> abrufbar.

Auckland, Beirut, Dubai, Hägendorf, Hongkong, Indianapolis, Kairo, Kapstadt,
Manila, Maidenhead, Neu-Delhi, Singapur, Sydney, Teheran, Wien
Member of the World Sport Publishers' Association (WSPA)
Gesamtherstellung: Print Consult GmbH, München

MIX
Paper from responsible sources
FSC® C084279

ISBN 978-3-8403-7722-8
E-Mail: verlag@m-m-sports.com
www.dersportverlag.de

Inhalt

1

Vorwort

Wie dieses Buch entstanden ist und was dich erwartet.

Wir kommen beide aus dem sozialen Bereich. Michael arbeitet seit über 30 Jahren als Erzieher und Sandra seit mehr als 20 Jahren als Sozialpädagogin. Beide waren wir schon immer sehr psychologisch interessiert und hatten, spannenderweise, früher beide einmal die Idee, Psychologie zu studieren. Es kam zwar anders, aber das Interesse am Menschen und seinem Gehirn, bzw. wie wir werden, wer/wie wir sind, blieb uns beiden erhalten.

Michael begann dann 2009 sein Fernstudium zum psychologischen Berater und Coach und viele weitere therapeutische Ausbildungen auf unterschiedlichen Gebieten sollten folgen. Sandra hat schon immer unser Gehirn fasziniert, weshalb sie sich hiermit sehr ausgiebig beschäftigt hat. Besonders zum Tragen kam diese Gemeinsamkeit wieder, als Sandra mit ihren Yogalehrerausbildungen 2009 begann. Mehr und mehr tauchte sie ein in die Yogaphilosophie, die sie die Jahre zuvor, als Yogapraktizierende, nicht so sehr gefesselt hatte.

Doch plötzlich kam immer mehr Tiefe in ihr Verständnis und auch immer mehr die Erkenntnis, dass sich die Yogaphilosophie und die moderne Psychologie unglaublich ähnlich, wenn nicht sogar einig sind. Es folgten spannende Gespräche und auch Diskussionen zwischen den beiden, da Michael ja quasi die moderne Psychologie lernte und Sandra die Psychologie mit der Yogaphilosophie verband. Schon da waren sie ungeheuer fasziniert, wie wunderbar diese beiden Fakultäten zueinander passen.

Als Sandra begann, Yogalehrer auszubilden, wurde noch deutlicher, was ihr schon vorher beim Unterrichten auffiel. Ein Grundlagenwissen an unterschiedlichen psychologischen Tools wäre sehr hilfreich, wenn man Yogalehrer ist. Denn auch das Yogaklientel hat sich verändert. Kamen vor einigen Jahren die Menschen hauptsächlich aufgrund körperlicher Problematiken zum Yoga („Ich habe Rücken, Knie, Schulter" etc.), so wuchs in den letzten Jahren deutlich die Anzahl der Stresserkrankungen, wie Burn-out, Schlafstörungen etc.

Auch im Bereich der Kommunikation gibt es einige Tools, die wirklich hilfreich sind, jedoch nur in einige wenige Yogalehrerausbildungen Einzug gehalten haben. Da wir mit Menschen arbeiten, ist es von Vorteil, ein breites Wissen über den Menschen zu haben. Neben einem fundierten anatomischen Wissen gehören hier aber, unserer Meinung nach, auch Wissen über Entwicklung, unser Gehirn und einige psychologische Aspekte dazu. Neben dem Effekt, die Schüler oder Klienten besser „abholen" zu können, bereichert dieses Wissen auch den eigenen Entwicklungsweg.

Wenn ich mich selbst gut kenne und um meine Glaubenssätze, Schattenanteile, Trigger weiß, dann kann ich auch besser mit Menschen arbeiten, ohne z. B. meine Dinge auf sie zu projizieren. Trotz des pädagogischen Studiums, in dem Sandras Schwerpunkt auch auf der Psychologie lag, stellte sie doch, gerade in ihrer Rolle als Dozentin, fest, dass sie auch hier einiges aus dem Methodenköfferchen ihres Mannes äußerst gut gebrauchen konnte. In dieser Anfangszeit hat sie, dank einiger „Coachinggespräche", hier noch einmal viel gelernt, was ihr unglaublich hilfreich war und ist.

So entstand nach und nach die Idee, das gemeinsame Wissen zusammenzuführen und ein neues Konzept in Form eines Buchs sowie einer Ausbildung zu entwickeln. Nach ausgiebiger Marktrecherche konnten wir feststellen, dass es eben diese Symbiose in der Form, wie wir sie nun entwickelt haben, noch nicht gab und so wurde das psychologische Yogacoaching geboren.

Natürlich ist jeder Mensch einzigartig und es gibt kein allgemeingültiges Geheimrezept. Damit können wir tatsächlich nicht dienen. Aber wir können dir Wissen und

Tools an die Hand geben, um dich selbst und die Menschen um dich herum vielleicht ein bisschen besser zu verstehen.

Wir sind der Überzeugung, dass Wissen und Verständnis sehr machtvoll sind, denn dann lässt sich manches vielleicht ein wenig besser nachvollziehen oder zumindest erklären. Uns liegt es am Herzen, dir ein eklektisches, also schulenübergreifendes, und breit gefächertes Wissen an die Hand zu geben. Es liegt uns fern, Dogmen aufzustellen. Wir geben unsere Erfahrung und unser individuelles Wissen wieder. Aufgrund dessen übernehmen wir auch keine Verantwortung für die Umsetzung hiervon.

Sicherlich wird nicht alles für dich passen. Das ist okay und menschlich. Man muss nicht alles mögen und es ist ebenfalls eine große Kompetenz, herauszufinden, was man nicht braucht! Nimm dir, was du brauchst! Wir hoffen, du findest Inspiration. Deshalb nun viel Freude mit unserem Buch, das dir hoffentlich auch Spaß macht und vielleicht beginnt hier eine neue Entdeckungsreise oder es bestätigt dich in der einen oder anderen Sache.

2

Über dieses Buch

Ein Buch gemeinsam zu schreiben, birgt einige Herausforderungen (und das nicht nur, weil wir schon ein Vierteljahrhundert ein Paar sind). Wir sind zwar im Grunde her von der gleichen Profession, doch haben wir natürlich unterschiedliche Ansätze und auch andere Ausbildungen.

Michaels Fokus liegt eindeutig auf der modernen Psychologie und therapeutischen Ansätzen, die er sehr weiträumig gelernt und erprobt hat und auch als Dozent lehrt. Sandra hingegen ist Yogalehrerin aus vollstem Herzen, auch mit Interesse an Psychologie und Hirnphysiologie. Und doch sehen wir die Dinge bisweilen ganz unterschiedlich. Das macht natürlich das Ganze auch spannend und bietet viel Raum für Diskussionen.

Was aber tatsächlich in der Regel passiert, ist, dass wir zu einem Konsens kommen. Wir haben manchmal nur unterschiedliche Wege zum Ziel: Wir starten also beide in Griesheim (unserem Wohnort), nur fährt einer über die A 5 und einer über die A 67, um nach Heidelberg zu kommen. Wichtig ist aber: Wir treffen uns wieder in Heidelberg. Das ist sicher mit ein Grund, warum wir dieses Buch schreiben, wir möchten zeigen, dass es nicht den *einen* Weg, die eine Wahrheit gibt, sondern jeder das ganz individuell für sich herausfinden muss.

Gleichwohl wir Menschen im Grunde ähnlich gestrickt sind und es einiges gibt, was uns eint. Das bedeutet, dass keiner dir sagen kann, wie es geht (auch wir nicht, sorry). Aber du kannst dir Ideen holen, Wegbegleiter, Menschen, die vielleicht auch mal unbequeme Fragen stellen, um dich zum Nachdenken zu bewegen. Es braucht also auch andere Menschen auf dem Weg. Nicht im Sinne von: „Ich mache dich erfolgreich." Oder: „Ich weiß, wie es geht, so und so musst du es machen." Sondern als Begleiter, der dich inspiriert, sieht und vielleicht auch mal herausfordert. So, dass du **deinen** Weg gehen kannst.

Schon Albert Einstein sagte, dass man Probleme nicht mit derselben Denkweise lösen kann, durch die sie entstanden sind. Wir Menschen sind soziale Wesen und brauchen einander. Wir wollen gesehen und geliebt sein und dazugehören. Deshalb wünschen wir uns, dass dich unser Buch inspiriert, deinen Weg zu gehen.

Falls du tiefer in einzelne Themen eintauchen möchtest, findest du im Anhang Bücher, Internetseiten und auch Filme als Inspiration. Ebenso findest du hier alle benannten Theorien, Bücher und Autoren wieder. Da einige Informationen aus unseren eigenen Ausbildungen und dem Studium, sowie Fort- und Weiterbildungen stammen, haben wir auch hierzu jeweils Bücher oder Internetseiten im Anhang aufgeführt. Dieses Buch ersetzt weder eine Ausbildung im psychologischen Bereich, noch eine Therapie.

Du wirst erleben, dass die einzelnen Kapitel sich unterschiedlich lesen, da wir natürlicherweise einen unterschiedlichen Stil haben. Du kannst dir auch einzelne Kapitel herausnehmen, um damit zu arbeiten. Es ist deine Reise und wir freuen uns, wenn wir dich ein Stück begleiten dürfen. Du wirst in diesem Buch sowohl den Begriff des *Schülers* als auch des *Klienten* finden. Dies liegt daran, dass wir im Yoga häufig von Lehrer und Schüler, im Coaching jedoch vom Coach/Berater und Klienten sprechen. Wir haben beschlossen, dies in den jeweiligen Kapiteln, gemäß unserer Profession, so zu belassen, so hast du selbst die Möglichkeit zu entscheiden, welchen Terminus du für dich, im jeweiligen Kontext, wählen möchtest.

Dieses Buch ist in unterschiedliche Kapitel unterteilt, mit der Idee, dass du dir so auch einzelne Tools heraussuchen kannst. Manches gehört zur eigenen Innenschau, lässt sich aber auch vortrefflich in den Yogaunterricht einbauen, bei den meisten Tools findest du Ideen und Beispiele hierzu. Manchmal lassen sich die Tools jedoch nicht ganz sauber vom Wissen über uns selbst trennen, wir haben uns bemüht, das möglichst deutlich herauszuarbeiten.

Der Einfachheit halber haben wir uns für die männliche Form entschieden, natürlich sind, im Sinne der Inklusion, alle damit angesprochen, es spielt keine Rolle, ob er, sie oder divers. Da wir in unserer Arbeit meist sehr nah miteinander sind, hat sich das Du als Ansprache bewährt, weshalb wir es auch in diesem Buch verwenden. Wir hoffen, das passt so für dich!

Viel Freude am Tun und bleibt neugierig!

Sandra & Michael Walkenhorst

Im Frühjahr 2020

3

(D)Eine Heldenreise

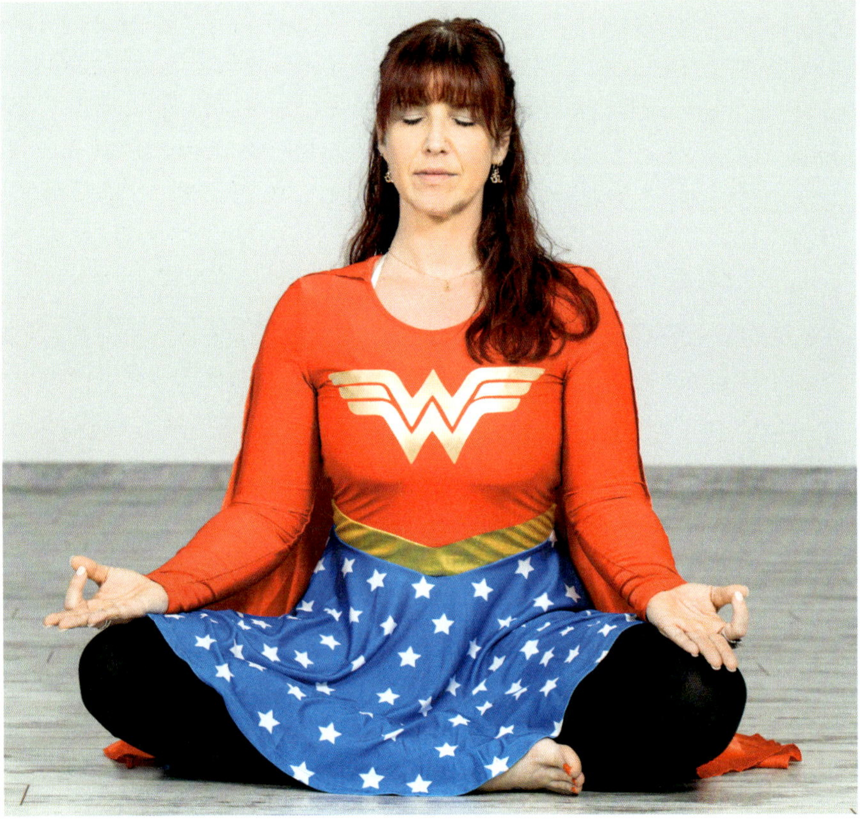

Herzlich willkommen. Vielleicht ist dieses Buch deine persönliche Heldenreise. Wir alle sind (Super-)Helden, Helden unseres Lebens, und haben sicher schon die eine oder andere Herausforderung erfolgreich gemeistert. Jeder von uns kennt diese Momente. Momente, in denen etwas Neues entsteht, Momente der Entscheidung, Momente des Loslassens, Momente der Entwicklung.

Der amerikanische Mythenforscher Joseph Campbell (1904-1987) hat die Heldenreise als ein Grundmuster weltweiter Mythologien erforscht. So finden wir die Heldenreise in vielen Geschichten, Filmen und Erzählungen. Und hierin auch die sogenannten *Archetypen*, wie z. B. den Weisen (bei *Harry Potter* ist das Dumbledore, im *Herrn-der-Ringe*-Epos heißt er Gandalf).

Auch in unserem Leben gibt es diese Heldenreise, oftmals sogar mehrere davon. Vielleicht beginnt hier wieder eine für dich. Wir hätten die Heldenreise auch zu den Tools packen können, denn auch da passt sie hin. Aber in diesem Buch geht es auch um dich, deshalb beginnt es hier. Mit dir als Held!

Campells Idee der Heldenreise wurde von vielen anderen fortgeführt und weiterentwickelt. Unter anderem auch von Paul Rebillot, der mit Teilen aus der Gestalttherapie und dem Psychodrama die Heldenreise als Selbsterfahrungsprozess für Coaching und Therapie entwickelte. Seine Etappen sind „Ruf und Herausforderung", „Angst und Schwelle des Aufbruchs", „Begleiter", dem folgt eine (Fantasie-)Reise an einen imaginativen Ort, an dem „innere Aufgaben" zu bestehen sind, nämlich die Auseinandersetzung mit der eigenen „Heldenreise" vs. der „Dämonenseite".

Es folgt die Belohnung, nämlich die Erkenntnis der eigenen Kräfte und damit die Rückkehr zurück in die reale Welt. Aus der gemachten Erfahrung soll der Klient an Sicherheit, Klarheit und Offenheit hinzugewonnen haben. Wir werden dir hier das Beispiel einer Heldenreise darstellen, vielleicht kommt dir das eine oder andere bekannt vor.

1. Die eigene, gewohnte Welt
   Sandra lebt in einer kleinen Stadt glücklich mit Mann und Sohn und arbeitet als Lehrerin in einer Schule. Sie übt gerne Yoga.

2. Das Abenteuer ruft
   Schon lange schwelt der Wunsch in ihr, Yoga auch zu den Kindern zu bringen.

Sie interessiert sich für die Ausbildung zur Kinderyogalehrerin und sucht eine Ausbildungsstätte.

3. Widerstand
   Sie stellt sich die Frage, ob sie gut genug ist, um Kinderyogalehrerin zu werden. Schließlich hat sie noch keine Yogalehrerausbildung. Was, wenn da nur Yogalehrer sind und sie als Einzige keine ist?

4. Dem Guru/Mentor begegnen
   Sie begegnet Thomas, ihrem Lehrer und Mentor und späteren Freund und Kollegen, und wird inspiriert.

5. Aufbruch/Veränderung
   Sie startet nach der Ausbildung mutig in eine nebenberufliche Selbstständigkeit.

6. Begegnung mit neuen Menschen (Begleiter und Kontrahenten)
   Es gibt starke Unterstützer des neuen Weges, aber auch einige, die das Ganze belächeln.

7. Erkunden und Ausprobieren
   Die ersten Anfragen kommen und Sandra darf sich ausprobieren und feststellen, dass sie gefunden hat, wofür sie brennt und dies möchte sie nun weiter ausbauen.

8. Auseinandersetzung
   Die größte Auseinandersetzung ist die mit dem inneren Kritiker: Kann ich das? Schaffe ich das? Bin ich gut genug?

9. Herausforderung
   Kinderyoga darf als ein neuer Arbeitsbereich entstehen.

10. Erneuerung und Essenz
    Neben dem Beruf der Sozialpädagogin gibt es nun auch die Kinderyogalehrerin, die auch Aus- und Weiterbildungen anbietet. Dem Herzen zu folgen, lässt sie glücklich und zufrieden sein.

Das Beispiel ist nur eine Idee, um dir das Prinzip der Heldenreise zu verdeutlichen. Es gibt etliche andere Kategorisierungen. Vielleicht entsteht daraus auch eine ganz individuell eigene für dich!?

Es gibt auch Heldenreisen, die nicht abgeschlossen werden. Das ist auch überhaupt nicht schlimm. Oftmals erleben wir viele solcher Reisen in unserem Leben. Welche hast du schon erlebt?

Tipp

Selbsterfahrung: Schreibe deine Heldenreise auf. Welches war deine letzte Heldenreise und was hast du durch sie gelernt? Welchen Gewinn hattest du durch sie?

Die Heldenreise kann auch ein wunderbares Thema für deinen Yogaunterricht sein, diese kannst du mit Asanas verstärken, meditieren und auch Entspannungsgeschichten hierzu erzählen. Der Fantasie sind hierbei keine Grenzen gesetzt!

Notwendige Materialien: Papier, Stifte

Zeitaufwand: Je nach Thema und Tiefe 1-2 Stunden. Gegebenenfalls Hausaufgaben für den Klienten, um die einzelnen Stationen zu erarbeiten.

Setting: Einzelsetting, Personal Training. Auch im Gruppensetting möglich, dann in vereinfachter, abgewandelter Form (tolles Tool auch für Retreats, Selbsterfahrungsworkshops, Aus- und Weiterbildungen).

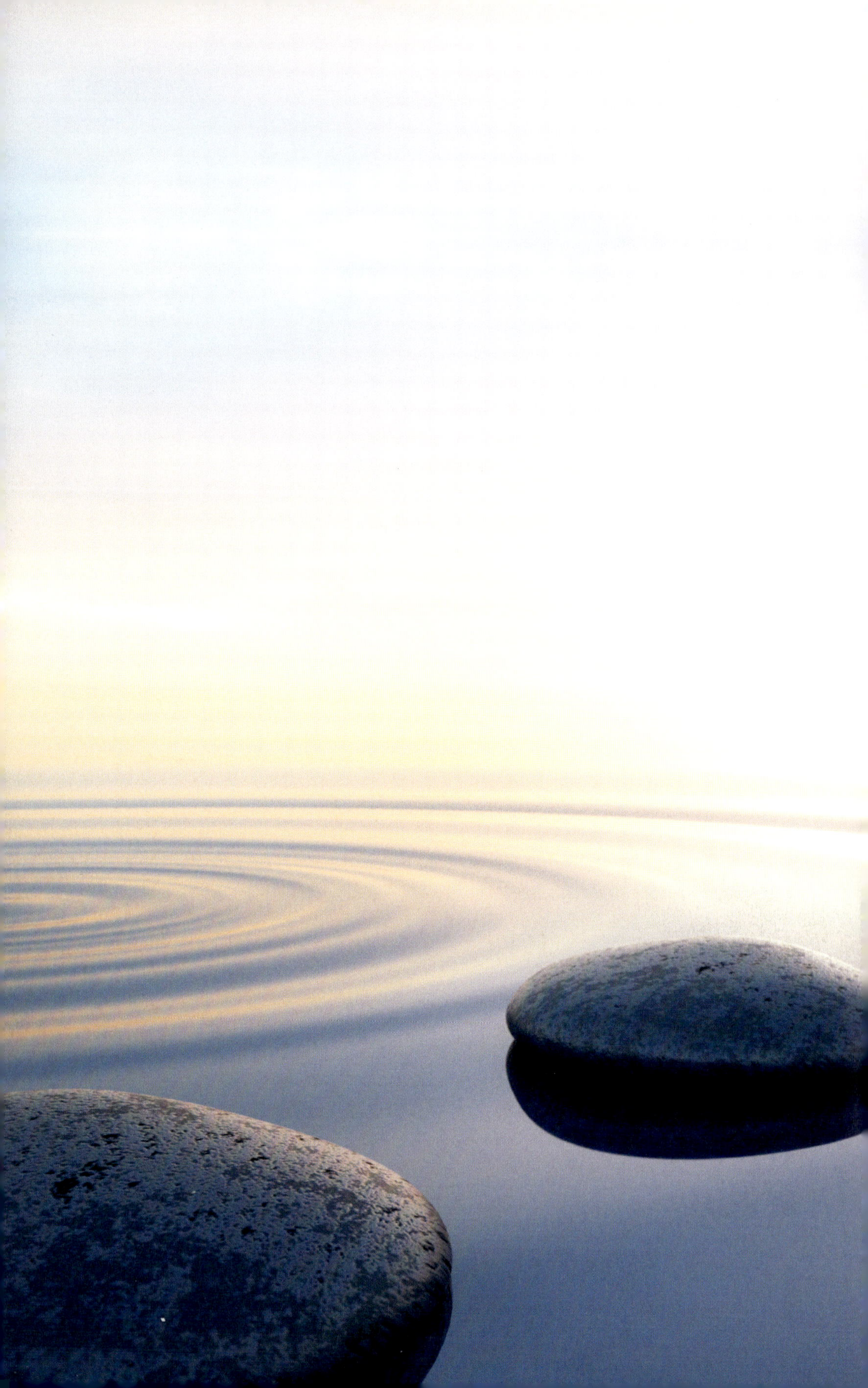

Teil A

Yogaphilosophie – Grundlagen und der Transfer ins Heute

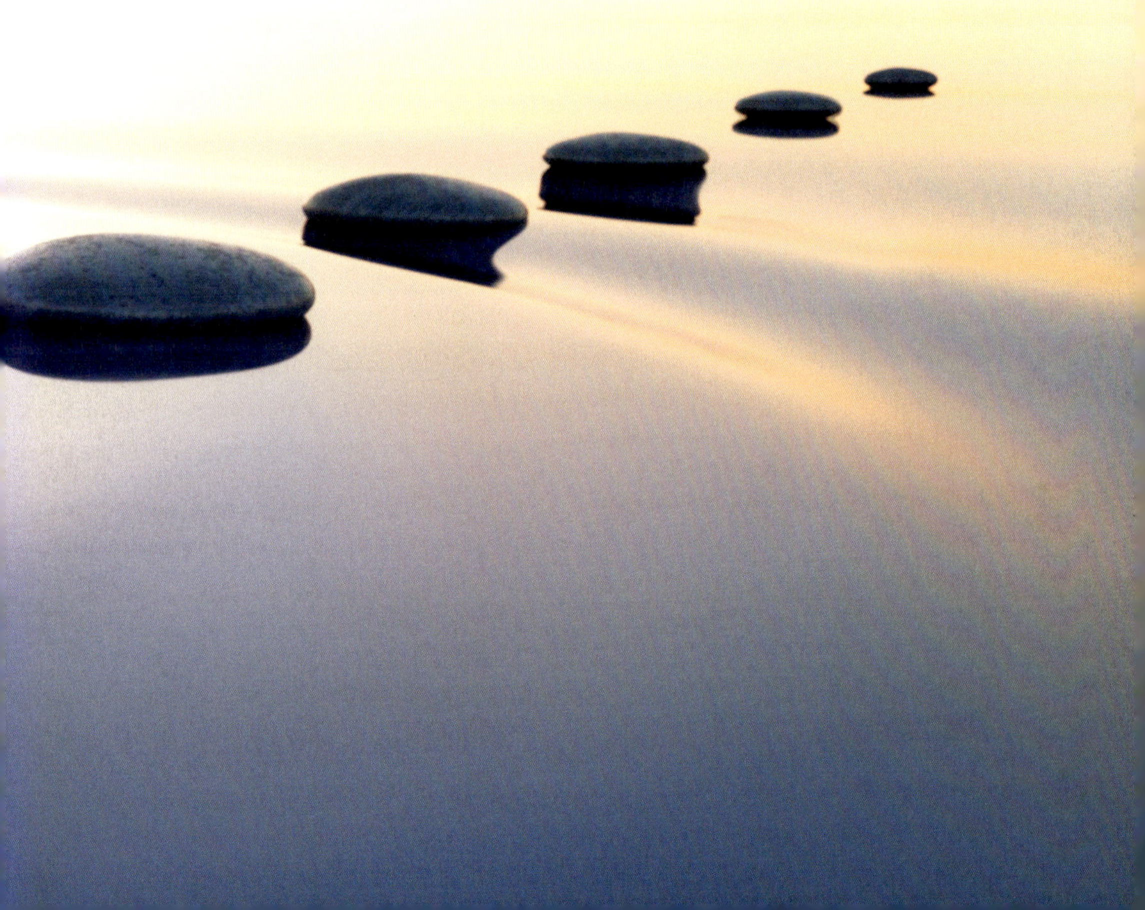

4

Psychologie vs. Yogaphilosophie und was sie gemeinsam haben

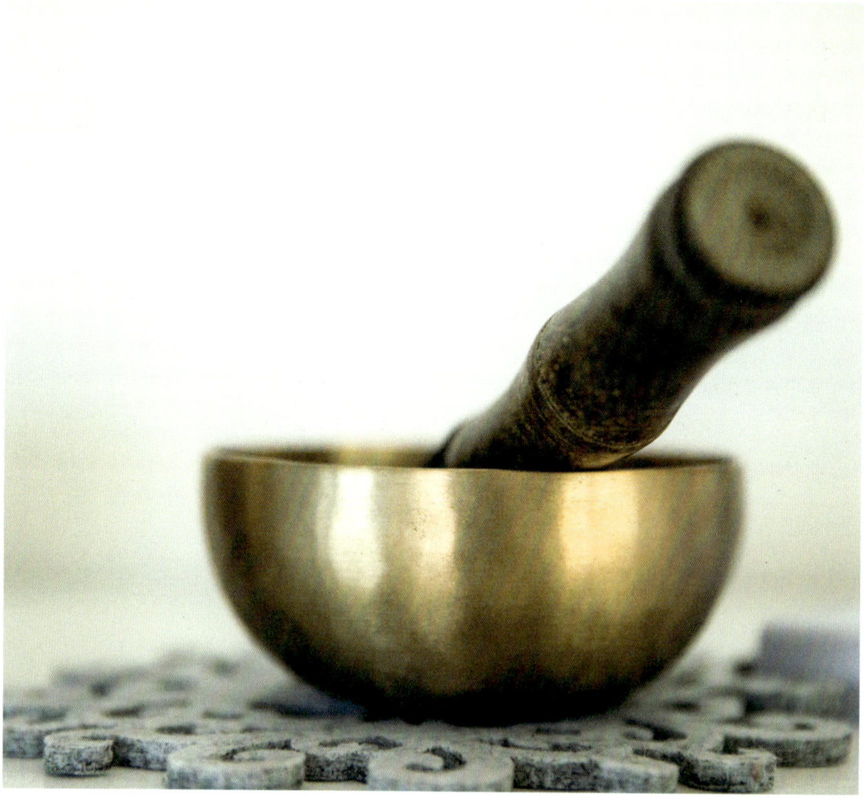

- Was ist Yoga?
- Wie übe ich Yoga?
- Was kann ich erreichen durch Yoga?
- Wie kann ich mich weiterentwickeln durch Yoga?

Fragen, auf die man in der Philosophie des Yoga Antworten finden kann und die sich sicher auch immer wieder, auch nach vielen Jahren des Übens, stellen. Da mich dieses Thema schon viele Jahre begleitet, schrieb ich auch meine Abschlussarbeit zu meiner Yogalehrerprüfung darüber. Einiges davon findet sich nun hier wieder. Ich möchte mit einem kleinen Überblick der sogenannten *Weisheitstexte* beginnen:

Es gibt vier große Schriften, die in den meisten Yogalehrerausbildungen, zumindest im Ansatz, gelehrt werden:

- die Upanishaden,
- die Bhagavad Gita,
- das Yoga Sutra und
- die Hatha Yoga Pradipika.

Diese Aufzählung entspricht auch der Reihenfolge ihrer Entstehung. Um einen Einblick zu bekommen, werden wir uns die vier Schriften kurz anschauen und sie in Bezug zueinander setzen.

Die **Upanishaden** sind Teile der *Veden*. Die vier Veden sind die wohl ersten indischen Weisheitstexte, die mit Yoga in Verbindung gebracht werden und sind der Grundstock der indischen Kultur. Datiert werden sie auf etwa 1.500 vor Christus, somit entstanden sie vor ca. 3.500 Jahren. Die *Upanishaden* entstanden etwa ab dem sechsten Jahrhundert vor Christus und werden bis heute als Grundlagentexte des Yoga angesehen. Wörtlich übersetzt heißt upa-ni-sad *nahe sitzen* oder *bei den Füßen sitzen* oder auch *das, was mir am nächsten ist.*

Denn zur damaligen Zeit wurde das Wissen nur in der direkten Schüler-Lehrer-Beziehung weitergegeben, somit erklärt sich auch der Name. Sie umfassen 108 Texte und ihr Begründer soll Brahman selbst, das Unzerstörbare und Zeitlose, sein. In den *Upa-*

nishaden spricht kein Gott, sondern es wird vom Göttlichen gesprochen. Sie gelten als „Gehörtes" und damit als Teil der Offenbarung (die Veden wurden von sogenannten *Rishis* (Sehern) empfangen).

In den Texten wird der Begriff *Atman* benutzt, um das Selbst zu beschreiben, denn genau darum geht es hier: das Selbst erkennen. „Während das Ego sich den Bedingungen der äußeren Welt unterwirft und sich von Triebkräften regieren lässt, die ihm mehr oder (meist) weniger bewusst sind, ist der Atman der ‚innere Herrscher', der keinen Bedingungen der äußeren Welt und keinen inneren Triebkräften – auch nicht denen der Gefühle oder des Verstandes – gehorcht. ... Im Kontakt mit unserer innersten Essenz wissen wir: ‚Ich bin'" (Trökes, 2013, S. 73).

Brahman hingegen ist gleichbedeutend mit der Weltseele, dem Absoluten. Atman = Brahman, so beschrieben auch als Sat – Chit – Ananda = Sein – Bewusstsein – Glückseligkeit, heißt: sich seiner selbst bewusst zu sein, führt zur Glückseligkeit!

Als besonders bedeutsam für die Yogapraxis in den *Upanishaden* gilt die Zügelung der Sinne und die Beruhigung des Geistes, dies findet sich auch in den späteren Yogaschriften (Bhagavad Gita, Yoga Sutra, Hatha Yoga Pradipika) wieder.

Die **Bhagavad Gita** bedeutet der *Gesang des Erhabenen* und besteht aus 700 Versen, die in 18 Kapitel unterteilt sind. Sie ist eingebettet in die Mahabharata, einem 100.000 Doppelverse umfassenden indischen Epos. Sie zählt zu den Smriti-Texten, den erinnerten Texten. Datiert wird sie meist auf 400 vor Christus bis 200 nach Christus. Sie entstand auf der Grundlage des Wissens der Veden und Upanishaden und baut in ihrer Begrifflichkeit in weiten Teilen auf diesen auf. Sie zählt zur Vedanta (Ende der Veden).

Lord Krishna unterweist hier als Lehrer und Manifestation Gottes in einem Zwiegespräch seinen Freund Arjuna, wie er ein spirituelles Leben führen soll. Dies soll durch die Erfüllung seiner Pflichten im Leben geschehen, sodass er zu Gott und dem Höchsten findet und Befreiung erlangen kann.

„Sein Ewigkeitswert besteht darin, dass er den Menschen nicht mehr wie in den Upanishaden in der Waldeseinsamkeit, sondern vielmehr auf dem Schlachtfeld des Lebens mit all seinen Problemen abholt und ihm Erkenntnismittel und Handlungsoptionen anbietet, die echte Lösungen darstellen" (Trökes, 2013, S. 105).

Durch das Innehalten und das Zurückziehen seiner Sinne kann Arjuna sich wieder mit seinem innersten Wesen (Atman) und der höchsten Weisheit (Brahman) verbinden. Wichtig in der *Gita* ist die Übernahme von Verantwortung in unserem Tun! So heißt es auch in einem berühmten Vers: „Es ist besser, die eigene Pflicht unvollkommen, als die Pflicht eines anderen gut zu erfüllen" (III.35).

Das **Yoga Sutra** gilt als einer der bedeutendsten Grundlagentexte der Yogalehre. Über seinen Autor Patanjali ist so gut wie nichts bekannt, er soll es vor ca. 2.000 Jahren verfasst haben.

Allerdings gibt es auch andere Meinungen, die vermuten, dass das *Yoga Sutra* von mehreren Gelehrten verfasst wurde und Patanjali nur der Führer der Gelehrten war. Andere hinterfragen gar, ob Patanjali wirklich gelebt hat oder er nur als Name für mehrere Autoren dient.

Das *Yoga Sutra* stellt eine Art Leitfaden auf dem Weg des Yoga dar. In 195 Sutren, die in vier Kapitel unterteilt sind, zeigt uns Patanjali einen Weg auf, der uns helfen soll, unser „Leiden" zu verringern und unser *CITTA*, das meinende Selbst, zu erforschen und weiter zu entwickeln. Patanjali erklärt keine Asanas (Körperübungen), sondern beschreibt den inneren Weg zur Veränderung.

Mit dem *achtfachen Pfad* bekommen wir einen Übungsweg an die Hand, der uns helfen soll, die innere Zufriedenheit zu erreichen. Die ersten beiden Empfehlungen *Yama* und *Niyama* sind ihrerseits noch einmal in fünf Unterpunkte unterteilt. Wichtig hierbei ist jedoch, diese sollen an unsere Einsicht, möglichst achtsam und bewusst zu leben, appellieren. Die Umsetzung muss jedoch jeder für sich selbst finden. So können diese Verhaltensregeln auch sehr starr und akribisch ausgelegt werden, was jedoch, für mein Empfinden, nicht im Sinne des Yoga wäre.

Der *achtfache Pfad* ist wie folgt gegliedert:

1. **Yama:** Das Verhalten gegenüber anderen Menschen
   (*Ahimsa* = Gewaltlosigkeit, *Satya* = Wahrhaftigkeit, *Asteya* = nicht stehlen, *Brahmacharya* = das richtige Maß finden und *Aparigraha* = nicht horten)
2. **Nyama:** Das Verhalten uns selbst gegenüber
   (*Shauca* = Reinheit, *Santosha* = Zufriedenheit, *Tapas* = Selbstdisziplin, *Svadhyaya* = Selbstreflexion, *Ishvara Pranidhana* = Vertrauen)

3. **Asana:** Körperübungen
4. **Pranayama:** Atemübungen
5. **Pratyahara:** Zurückziehen der Sinne
6. **Dharana:** Konzentration
7. **Dhyana:** Meditation
8. **Samadhi:** Zustand innerer Zufriedenheit

Die **Hatha Yoga Pradipika** entstand um das 15. Jahrhundert und wurde von Swami Svatmarama verfasst. Sie besteht aus 643 Versen und ist in vier Kapitel unterteilt:

1. Kapitel: Die Bedeutung von Hatha Yoga und die Voraussetzungen hierfür (Yamas und Niyamas, Ernährung, Asanas)

2. Kapitel: Erläuterung von Pranayama und den Kryas (Reinigungstechniken)

3. Kapitel: Erläuterung der Energielenkung (Kundalini) bzw. ihrer Erweckung, sowie Mudras (Handgeste) und Bandhas (Verschlüsse)

4. Kapitel: Erläuterung von Meditationstechniken (Pratyahara, Dharana, Dhyana, Samadhi, Nada Yoga)

Im Gegensatz zu den ersten drei beschriebenen Texten liegt der Schwerpunkt der *Pradipika* auf der Praxis, es werden uns genaue Anleitungen zum Üben an die Hand gegeben. Allen Texten gemeinsam ist die Schulung auf das Zurückziehen der Sinne: Pratyahara. Hier zeigt sich auch, wie eng die Texte doch miteinander verknüpft sind.

Das Schöne ist, meiner Meinung nach, dass jeder Mensch für sich seine „Lehren" für seine Weiterentwicklung aus den Schriften ziehen kann. Es lohnt sich, sich tiefer mit ihnen zu beschäftigen, wobei ich auch feststellen konnte, dass vieles nach und nach erst begreifbar wird und man die Texte häufig wieder zur Hand nehmen muss und sich damit beschäftigen sollte, um irgendwann mehr und mehr an ihre Essenz zu gelangen.

Oder um den inspirierenden Eberhard Bärr zu zitieren: „Es geht nicht darum, ein guter Mensch zu werden, sondern ein klarer. Ein klarer Mensch ist nicht beeinflussbar!

Hier gibt es nichts zu glauben, sondern es geht um Selbsterforschung" (dieses Zitat stammt aus einem Seminar, das ich bei Eberhard im Frühjahr 2020 besucht habe).

Ich kann nur empfehlen, Eberhard einmal auf einem Seminar zu begegnen. Für mich ist er einer der Menschen, die sich hier bei uns im Westen so tief mit den Weisheitstexten befasst und auseinandergesetzt haben, wie vielleicht kaum ein anderer und diese auch wunderbar anschaulich nahebringen kann!

4.1 Der Yogaweg des Patanjali oder wo bitte geht es zu Samadhi?

Bevor wir als Yogalehrer, Coach, o. Ä. andere Menschen begleiten, ist es, aus unserer Sicht notwendig, sich selbst gut zu kennen. Deshalb beginnt dieses Buch mit dir und deiner (Helden-)Reise! Das *Yoga Sutra* des Patanjali (im Weiteren YS abgekürzt) ist neben der *Hatha Yoga Pradipika* (HYP) wohl eines der wichtigsten Werke des Yoga.

Während die *Pradipika* sich dem Hatha Yoga widmet und hier diverse Asanas sowie auch Pranayama und eine yogische Lebensweise erläutert werden, so stellt das *Yoga Sutra* eine Art Leitfaden auf dem Weg des Yoga dar. Darin zeigt Patanjali einen Weg auf, der uns helfen soll, unser Leiden zu verringern und unser *CITTA*, das meinende Selbst, zu erforschen und weiter zu entwickeln. Patanjali erklärt keine Asanas, sondern beschreibt den inneren Weg zur Veränderung.

„yogah cittavrtti-nirodhah" – Yoga Sutra 1.2
Yoga ist der Zustand, in dem der Geist zur Ruhe kommt.

Das Sutra 1.2 macht sehr deutlich, worauf es im Yoga im Wesentlichen ankommt: den Geist zur Ruhe kommen zu lassen. Doch was so einfach klingt, ist es bei Weitem nicht. „Man kann nicht nichts denken", ist ein bekannter Satz. Und jeder, der beginnt, zu meditieren bzw. versucht, sich eine Entspannungstechnik zu erschließen, kennt das Phänomen des sogenannten *Affengeistes*. Ich will mich vom Alltagsstress befreien und plötzlich schießen hundert Gedanken durch meinen Kopf und machen es natürlich unmöglich, den Kopf frei zu bekommen, an Entspannung ist jetzt nicht mehr zu denken.

Was also kann ich tun? Patanjali sagt, es benötigt beharrliches Üben (*Abhyasa*), um die Willenskraft zu mobilisieren sowie auch Gleichmut (*Vairagaya*), um das Ziel mit Gelassenheit und Abstand zu erreichen.

„tasya prasanta-vahita samskarat" – 3.10
Durch wiederholtes Üben bleibt der meditative Zustand stabil.

Yoga kann uns lehren, zu erkennen, mit welchen Sichtweisen und Überzeugungen wir uns identifizieren und in welchem Maß wir daran (an-)haften. Hier erklärt er uns, dass das, was wir im Geist zusammengefügt haben, eben auch nur mit diesem Geist zu lösen ist. Diesen Prozess nennt er „Auflösung der Anhaftung" *(kaivalya)*. Haben wir uns durch Einsicht und Einüben von der Anhaftung gelöst, so können wir zwar zur selben Sichtweise bzw. demselben Verhalten zurückkehren, doch nun haben wir die Wahl: Wollen wir diese Sichtweise beibehalten oder wählen wir eine andere?

Dies entspricht im weiteren Sinne auch den Erkenntnissen der neueren Psychologie und Neurowissenschaften. Dies ist eine wichtige Erkenntnis: Wir sind nicht ausgeliefert und müssen erleiden bzw. erdulden, was uns geschieht. Wir haben die Wahl! Natürlicherweise hat jede Wahl immer auch eine Konsequenz.

Ich kann mir beispielsweise nicht im Supermarkt den Einkaufswagen vollladen und durch die Kasse marschieren, ohne zu bezahlen! Doch dass wir die Wahl haben, bedeutet gleichsam auch, dass wir die Verantwortung tragen! Und das möchten die meisten lieber nicht so gerne, denn dann bin schlussendlich ich selbst für mein Tun und Handeln verantwortlich und kann nicht das arme Opfer der Umstände sein. Das bedeutet, ich muss mir auch der Tragweite meiner Entscheidungen bewusst sein.

Ein Beispiel: Wenn ich gerne Fleisch esse, muss ich die Konsequenz tragen, dass für meinen Genuss ein Tier getötet wird. Und hier kommt die nächste Wahl: Woher stammt mein Fleisch? Wie wurde das Tier getötet? ... etc.

Dazu passt auch die Diskussion über Tierversuche. Bin ich dafür oder dagegen? Sind Tierversuche okay, wenn sie Menschenleben retten? Mache ich einen Unterschied, welches Leben dafür „benutzt" werden darf (z. B. eine Ratte: ja; ein Hund: nein)?!

Es geht an dieser Stelle nicht darum, zu bewerten, welche Meinung richtig oder falsch ist. Es geht nicht darum, Menschen zu ver- oder zu beurteilen oder ihnen zu sagen, wie es richtig ist, aber jeder Mensch sollte sich darüber im Klaren sein oder werden, dass er die Wahl hat und diese Wahl IMMER eine Konsequenz hat!

Aufgrund der Plastizität (Veränderbarkeit) unseres Gehirns sind wir in der Lage, uns immer wieder die geistige Verfassung zu schaffen, in und mit der wir gerne leben möchten.

Die geistigen Aktivitäten werden im Yoga *VRITTI* genannt, diese werden unterteilt in:

- richtige Wahrnehmung (*pramana*);
- irrtümliche Wahrnehmung (*viparyaya*);
- Ideen und Konzepte (*vikalpa*);
- Schlaf, mentale Abwesenheit (*nidra*) und
- Erinnerung (*smriti*).

Die Ursachen unseres Leidens (*KLESAS*) sind meist tief sitzende Kräfte, die unser Denken und Handeln beeinflussen. Das *Yoga Sutra* nennt fünf Klesas:

- Unwissenheit (*avidya*);
- Ich-Haftigkeit (*asmita*);
- Anziehung, Begierde, Haben-Wollen (*raga*);
- Ablehnung, Vermeiden-Wollen (*dvesha*) und
- Angst vor dem Tod (*abhinivesha*).

AVIDYA, die Unwissenheit, wird hier als die Wurzel aller nachfolgenden Klesas genannt. Das bedeutet, dass wir uns durch Wissen neue Möglichkeiten erschließen. Wir werden handlungsfähig und dadurch haben wir eine Wahl.

Aufgrund unserer tief sitzenden inneren Glaubenssätze und Denkmuster verfallen wir, trotz besseren Wissens, häufig in ungünstige Verhaltensmuster und stehen uns dadurch quasi selbst im Weg. Um unser Potenzial entfalten zu können, lohnt es sich also, sich dieser (Klesas) bewusst zu werden und sie als innerer Beobachter wahrzunehmen und als ersten Schritt als zugehörig zu akzeptieren. Diese Erkenntnis deckt sich mit vielen Erkenntnissen der Psychologie, wie wir noch sehen werden.

Unser Körper und unser Gehirn funktioniert im Groben noch genauso wie in der Steinzeit. Schon damals war es für uns überlebenswichtig, beispielsweise guter von schlechter Nahrung zu unterscheiden, und diese auch zu bewerten. Angst ist ebenfalls ein guter Ratgeber, denn sie macht uns achtsam und vorsichtig, solange sie in einem gesunden Maß vorhanden ist. Deshalb geht es auch nicht darum, dies abzuschalten. Wir sollten uns bewusst werden, welche alten Glaubenssätze und Denkmuster wir haben, um nicht ihnen alleine die Regie in unserem Leben zu übergeben. Wie das gehen kann, erfährst du im Verlauf des Buchs.

4.2 Die Macht der Gewohnheit

Warum fällt es uns so schwer, Altes loszulassen? Um das zu verstehen, ist es hilfreich, zu wissen, wo unsere Gewohnheiten herkommen und wie sie sich entwickeln.

Als ich vor mehr als 20 Jahren mit Yoga begann, tat ich das hauptsächlich, um meine Gesundheit zurückzuerlangen. Nach einem doppelten Bandscheibenvorfall wollte ich eine Operation vermeiden. Das Fitnessstudio war nicht so ganz mein Ding und so landete ich beim Yoga. Hier erhoffte ich mir, meinen Körper zu stärken und zu dehnen und wenn ich nebenbei ein bisschen entspannen konnte, – auch schön.

Den wirklichen Weg und die Erkenntnis, die Yoga uns geben kann, hatte ich damals bei Weitem noch nicht erfasst. Für mich war Yoga ein Hilfsmittel, meinen Körper zu bearbeiten und mich zu entspannen. Hier wird meine damalige Sichtweise deutlich: Ich wollte, dass Yoga etwas für mich tut und es nutzen (um schmerzfrei zu sein, beweglicher zu werden, entspannter zu werden).

Mein Denken entsprach dem Denken vieler Menschen unserer Gesellschaft: Ich habe ein Problem, das muss behoben/repariert werden – in dem Fall soll Yoga das tun. Daran ist nichts verwerflich, denn es ist menschlich. Unser Gehirn funktioniert so. In der Psychologie spricht man hierbei auch vom „Maschinenmodell". Der Körper gleicht also einer Maschine, die repariert werden muss.

Da mir damals die philosophische Grundlage im Yoga noch weitgehend unbekannt war, war mir (trotz pädagogischer Ausbildung mit psychologischem Schwerpunkt) noch nicht so wirklich klar, dass Veränderung nur in mir und durch mich stattfinden kann. Ist es doch um ein Vielfaches leichter, die Schwierigkeiten im Außen zu suchen und abzugeben.

„Der Mensch ist ein Gewohnheitstier", ist ein weitverbreitetes Sprichwort und trifft im Wesentlichen den Kern menschlichen Verhaltens. Die westliche Psychologie hat viel geforscht, um den menschlichen Geist besser verstehen zu lernen. Warum und wieso sind bzw. werden wir wer und wie wir sind? Bei der näheren Auseinandersetzung mit dem Thema bin ich immer wieder auf eine für mich sehr faszinierende Erkenntnis gestoßen: Die moderne Psychologie sowie die Neurowissenschaften und die jahrtausendealte Philosophie des Yoga stimmen in vielem überein, vor allem in den Kernaussagen. Das folgende Zitat gilt zwar dem Yogaweg, jedoch lässt es sich meines Erachtens ebenso problemlos auf die Psychotherapie bzw. Weiterentwicklung des Menschen anwenden!

„Das eigentliche Üben findet *innen* statt. Das *Wie* meines Übens, die innere Haltung mir selbst und den Übungen gegenüber, kurzum der *Geist meiner Praxis* entscheidet darüber, wie stark sich die verändernde Kraft des Yoga entfalten kann" (Unger & Hofmann-Unger, 2013, S. 96/97).

Doch zurück zu den Gewohnheiten. *Gewohnheiten* entstehen nicht alleine durch unsere willentliche Aneignung von Wissen, sondern durch alle Erfahrungen, die zu einer Veränderung unseres Erlebens und Verhaltens beitragen. Wobei der Begriff des Verhaltens nicht nur das nach außen sichtbare Handeln (z. B. sprechen, etwas hochheben etc.) meint, sondern auch unsere Gedanken, Gefühle und physiologischen Funktionen. Anhand verschiedener Lernmodelle kann dies heute anschaulich erklärt werden. Vier der wichtigsten Lerngesetze sollen hier kurz erwähnt werden:

- **Reiz-Reaktions-Kopplung:** ein erworbenes Verhaltensmuster, welches meist weder ziel- noch lösungsorientiert ist. Es entsteht, indem, aufgrund einer gemachten Erfahrung, eine Reaktion an das damalige Signal gekoppelt wird (z. B. ich habe mich einmal nach Spaghetti übergeben, in Zukunft esse ich möglicherweise keine Spaghetti mehr, da mir schon beim Gedanken daran übel wird).
- **Lernen durch Konsequenzen:** Lernen durch (positive) Verstärkung bzw. Bestrafung
- **Lernen am Modell:** Kinder imitieren z. B. ein Verhalten, je enger die emotionale Bindung an die Person ist, desto höher ist meist der Lernerfolg.
- **Selbstverstärkung:** sich selbst loben.

4.3 Bewusst oder unbewusst – das ist hier die Frage

Wenn wir uns auf den Weg machen, unser Selbst zu ergründen und uns näher kennenzulernen, dann macht es durchaus Sinn, ein wenig über unsere Physiologie zu wissen, genau genommen über unser Gehirn. Gerald Hüther (2010), einer der bekanntesten Hirnforscher in unserem Land, beschreibt es relativ simpel: Unser Gehirn möchte sich in einem kohärenten Zustand befinden. Das bedeutet, dass es möglichst wenig Energie aufwenden muss. Das ist mit ein Grund dafür, dass ein Großteil unsere Handlungen unbewusst abläuft. In einem Gespräch mit dem Magazin *Focus* nennt Hüther zwei einfache Fragen, wie wir unser Selbst entdecken und sozusagen Herr über unser Gehirn werden:

- Was will ich für ein Mensch sein?
- Wozu will ich dieses Leben nutzen?

(https://www.focus.de/gesundheit/ratgeber/gerald-huether-im-gespraech-hirnforscher-entwickelt-gluecksformel-dafuer-muss-sich-jeder-zwei-fragen-stellen_id_10201786.html)

Zwei Fragen, die uns auch in der Yogaphilosophie beschäftigen und sich ebenfalls wunderbar in die Arbeit mit Menschen integrieren lassen. Doch wie werden wir zu dem Menschen, der wir sind und was hat das mit unserem Gehirn zu tun?

Der Neurowissenschaftler und Psychotherapeut Joachim Bauer (2019) schreibt in seinem Buch *Wie wir werden, wer wir sind*: „Der Mensch ist aus neurowissenschaftlicher Sicht dafür gemacht, am Du zum Ich zu werden" (S. 36). Bauer geht davon aus, dass sich unser Selbst entwickelt, indem wir in Resonanz mit unseren Bezugspersonen treten. Kinder brauchen verlässliche, liebevolle Bindungspartner, die sie nicht einengen und sie somit fördern, ihr Selbst zu entwickeln.

Autonomie kann nur aus einer sicheren Bindung hervorgehen, das haben bereits etliche Wissenschaftler zu Bindungstheorien gezeigt. Wir Menschen sind kreative Wesen, die in der Lage sind, sich einerseits anzupassen, aber auch ihr Umfeld zu gestalten und zu verändern. Für diese Kreativität benötigen wir Menschen, die uns ermutigen, die Dinge aus verschiedenen Perspektiven zu betrachten. So wie wir im

Yoga Umkehrhaltungen üben, die uns anregen können, auch jenseits der Matte einmal die Perspektive zu ändern.

Ein Grund, warum Yoga auch schon für die Kleinsten eine gute Methode sein kann, um sich auf allen Ebenen zu entfalten. Bauer schreibt: „Kinder sind körperbetonte Wesen und bedürfen vieler guter körperlicher Erfahrungen, sie bedürfen unserer realen Präsenz" (S. 46). Hier kommt auch das Thema Berührung ins Spiel, dem ich in meiner Arbeit mit Thai-Kinderyoga bereits ein Buch gewidmet habe.

Doch zurück zu unserem Gehirn. Wir erfuhren bereits, dass unser Gehirn danach strebt, in einem möglichst kohärenten Zustand zu sein. Es möchte also möglichst viel Nutzen mit einem möglichst geringen Energieaufwand erreichen. Wenn wir uns nun in einem Konflikt befinden, in welchen z. B. eines unserer Bedürfnisse nicht gesehen oder gar erfüllt wird, geht im Gehirn tatsächlich ganz schön viel ab, es braucht viel Energie, um mit dieser Situation irgendwie umzugehen. Möglicherweise passiert dann im Kindesalter Folgendes: Um wieder Kohärenz herzustellen, adaptiert das Kind das Verhalten seiner Bezugspersonen und macht sein eigenes Bedürfnis weg, will heißen, wir suchen nach einer Lösung, um diese Herausforderung meistern zu können.

Im „blödesten" Fall haben wir unser Bedürfnis als nicht richtig wahrgenommen, weil es möglicherweise eine Belohnung dafür gibt, dass wir, gemäß den Erwartungen anderer, reagiert haben. Denn wir alle wollen das Gleiche: Wir wollen geliebt sein und dazugehören. Wir wollen aber auch Autonomie und das kann bisweilen zu einem Konflikt führen, vor allem, wenn unsere Bindungspartner dies nicht sehen und unterstützen. Also gar nicht so leicht, die Entwicklung eines gesunden Selbst.

Hat sich dann eine Gewohnheit erst einmal ausgebildet, so hat dadurch unser Gehirn mehr Kapazität für andere Aktivitäten frei. Dies entspricht wieder Hüthers Aussage, dass unser Gehirn immer bestrebt ist, Kohärenz herzustellen. Das kann man sich so vorstellen, dass sich bei Gewohnheiten oder alltäglichen Tätigkeiten weite Bereiche unseres Gehirns ausruhen können. Es läuft quasi eine Art Automatismus ab.

Ein gutes Beispiel ist das Autofahren. Waren wir in den ersten Fahrstunden noch heillos mit dem ganzen Tun (Kupplung-Gas, Schalten, Schulterblick beim Abbiegen etc.) überfordert, so werden die Tätigkeiten zur „Gewohnheit" und wir haben den

Kopf frei für den Straßenverkehr. Ebenfalls waren und sind manche Gewohnheiten für uns schlichtweg wichtig für unser Überleben.

Da Gewohnheiten in der Tiefe unseres Gehirns (in den sogenannten *Basalganglien*) gesteuert werden, verschwinden sie auch niemals einfach von selbst. Das ist, vor allem im Sinne der Kohärenz prima, stellt uns aber auch vor die Herausforderung, dass es nicht so leicht ist, alte Gewohnheiten zu verändern.

Eine weitere Schwierigkeit ist, dass unser Gehirn leider nicht zwischen günstigen und ungünstigen Gewohnheiten unterscheidet. Ebenso überprüft und modifiziert es diese nicht mehr. Gewohnheiten entstehen zwar ohne Beteiligung des Bewusstseins, doch die gute Nachricht ist: sie lassen sich durch eine bewusste Entscheidung verändern.

Zu verstehen, wie Gewohnheiten entstehen und funktionieren, bietet für den Weg, wie auch Patanjali ihn beschreibt, eine gute Grundlage und macht deutlich, wie nah sich doch die östliche Philosophie und die westliche Wissenschaft sind!

Die Einsicht, dass viele Dinge unbewusst ablaufen, wir sie uns aber bewusst machen können und somit auch Veränderung stattfinden kann, ist und war für mich eine wichtige Erkenntnis!

4.4 Der Weg zur Veränderung

Nun stellt sich die Frage, wie kann ich mich denn nun (im Sinne des Yoga) verändern und wer will ich sein.

Patanjali weist schon vor über 2.000 Jahren darauf hin, dass wir neues Denken und Handeln einüben müssen: „Nur dessen Übung wird Wurzeln schlagen, der lange Zeit ohne Unterbrechung mit einer hingebungsvollen Haltung und mit Rücksicht auf andere übt" (YS, 1.14, Sriram, 2006, S. 44).

Wir sollen uns bewusst machen, dass jede Veränderung Zeit braucht und es sicherlich auch immer Rückschläge geben wird. Möglicherweise reagiert auch das Umfeld nicht immer nur positiv auf Verhaltens- und/oder Persönlichkeitsveränderungen. Und ganz sicher braucht es Mut.

Um *Sadhana* (den Übungsweg) zu bewältigen, verweist Patanjali auf die acht Yogaglieder. Ein wesentlicher Schritt besteht darin, sich auf die Veränderung einzulassen, sich auf neue Erfahrungen zu freuen, aber auch hinzunehmen (und das ohne Groll!), wenn etwas nicht gleich funktioniert. Achtsam und liebevoll sich selbst anzunehmen, auch und vor allem mit seinen negativen Anteilen. Das ist ein wesentlicher Schritt auf dem Weg zu *Samadhi*.

Dazu passend fand ich einmal einen schönen Satz in einer Zeitschrift, der seitdem in meinem Yogaraum hängt: Ich bin eine Meisterin, die übt. Doch was bedeutet Samadhi? Die Erleuchtung? Bedeutet das, gleichmütig in allen Belangen des Lebens zu werden? Wenn das die Definition ist, dann verzichte ich darauf, denn ich lebe gerne dieses Leben, zu dem neben den ganzen wunderbaren Gefühlen, wie Freude und Liebe, eben auch die Kehrseite gehört.

Ohne Licht kein Schatten. Kenne ich nicht die dunkle Seite, weiß ich die helle nicht zu schätzen. Und so definiere ich Samadhi für mich als Momente des puren Glücks, des mit allem Eins-Sein und von diesen Momenten gibt es immer mehr. Das ist für mich das Ziel: ein glückliches und zufriedenes Leben zu führen, meinem Herzen zu folgen und am Ende irgendwann in Frieden und mit der Gewissheit gehen zu dürfen, dass alles gut so war, wie es war!

Was Samadhi für dich selbst bedeutet, kannst nur du selbst herausfinden. Die Annahme der eigenen Schattenanteile ist auch ein wesentlicher Schritt in vielen therapeutischen Richtungen. Vielleicht ist auch für dich die Idee hilfreich, dass wir gewisse Verhaltensweisen früher einmal brauchten. Möglicherweise waren sie sogar überlebenswichtig. Heute, als Erwachsener, sind sie das vielleicht nicht mehr und wir ärgern uns über sie. Doch sie als, zumindest damals, nützlich und wichtig anzuerkennen und anzunehmen, ist der erste Schritt, um Veränderung beginnen zu lassen. Glücklicherweise sind wir alle Menschen und alle nicht perfekt, oder irgendwie dann eben doch.

4.5 Der Transfer auf die Matte bzw. in den Alltag

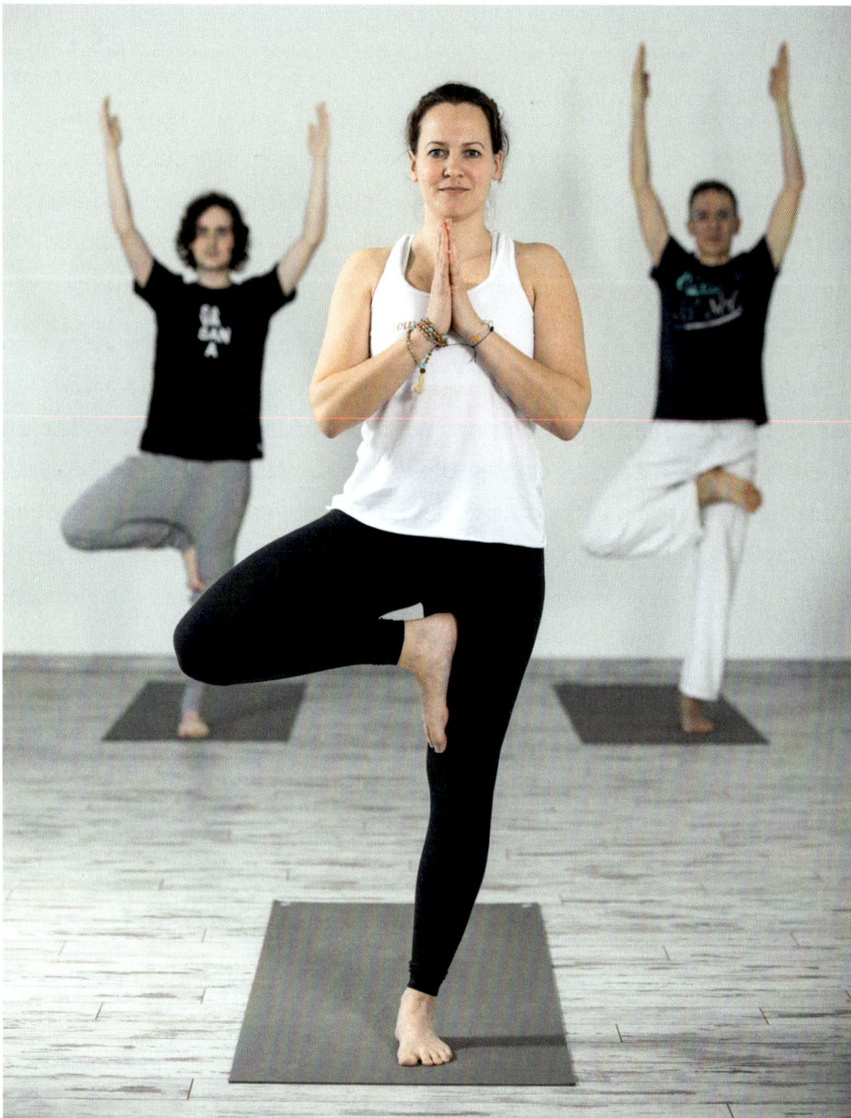

Nun stellt sich als Nächstes die Frage nach der Umsetzung in den Alltag.

Wie kann Yoga wirken?

Die meisten Menschen (wie auch ich) beginnen mit Yoga aufgrund körperlicher Einschränkungen bzw. psychischer Problematiken, oder weil sie sich Entspannung von ihrem stressigen Alltag wünschen.

Unser Körper ist uns Menschen heutzutage häufig erschreckend fremd. Er funktioniert eben einfach und wenn er das nicht mehr in vollem Umfang tut (z. B. im Falle einer Erkrankung), nehmen wir ihn wieder bewusst wahr. In der Regel wird dann erst einmal mit Tabletten oder anderen medizinischen Therapien versucht, den Körper wieder zu „reparieren", ihn wieder funktionsfähig zu machen. Hilft das alles nicht, kommen einige Menschen zu der Einsicht, dass sie etwas anderes brauchen, und selbst etwas tun müssen, um wieder gesund zu werden bzw. zu regenerieren.

Leider wird, meiner Meinung nach, in der westlichen Medizin nach wie vor der Hauptfokus auf den Körper gelegt und dieser allein behandelt. In den meisten Fällen spielt die Psyche jedoch auch eine Rolle und dies wird auch in den Forschungen in neuerer Zeit immer deutlicher. Der Mensch ist ein Ganzes. Was nicht bedeutet, dass die Schulmedizin nicht wichtig ist, im Gegenteil. Aber eine ganzheitliche Sicht auf den Menschen ist durchaus wünschenswert!

Dies wird auch sehr deutlich am Thema Stress. Unsere Zeit ist gekennzeichnet durch enormen Leistungs- und Erwartungsdruck. Wir sind immer in Eile und wissen manchmal gar nicht, „wo uns der Kopf steht". Dies führt dazu, dass unser Sympathikus quasi daueraktiv ist. Der Sympathikus ist allgemein als „Kampf und Flucht"-System bekannt. Er bewirkt, dass der Blutdruck steigt, die Herzfrequenz zunimmt und Stresshormone ausgeschüttet werden.

Früher diente dieses perfekte System dazu, den Körper auf den Kampf (oder die schnelle Flucht) gegen gefährliche Tiere vorzubereiten. Der Sympathikus funktioniert nach dem Alles-oder-nichts-Prinzip, d. h., unser gesamter Organismus reagiert, wenn wir Stress haben. Die Stressoren unserer Zeit sind jedoch keine Mammuts oder Säbelzahntiger mehr, sondern Termindruck, ständige Erwartungen anderer, Multitaskingfähigkeit, Leistungskontrollen bis hin zum Mobbing. Trökes und Knothe (2014) haben in ihrem Buch *Neuro-Yoga* hierzu ein schönes Vergleichsbild:

„Gesteuert vom Sympathikus; leben wir, als würden wir dauernd den Fuß auf dem Gaspedal haben. Die Bremse, der Parasympathikus, bekommt in stressigen Zeiten kaum noch ‚einen Fuß in die Tür'" (S. 191):

Der Parasympathikus ist dem Sympathikus entgegengesetzt. Er senkt den Blutdruck und verlangsamt den Atem. Das Blut, das nun nicht mehr (für Flucht oder Kampf) in den Muskeln benötigt wird, kann wieder zurück in andere Systeme (Verdauungsorgane, Drüsensysteme usw.) fließen. Das parasympathische System wird im Yoga durch Pranayama (Atemübungen) trainiert und kann somit zur Heilung, Regeneration und Entspannung führen.

Es ist schon lange bekannt, dass der Atem unseren Geisteszustand beeinflussen kann. Wir selbst merken das zuweilen auch, sind wir aufgeregt, geht der Atem flach und schnell, fühlen wir uns wohl, kann der Atem tief bis in den Bauchraum fließen. Es wird vermutet, dass schon die ersten Yogis vor etwa 3.500 Jahren mit ihrem Atem experimentierten. So konnten sie feststellen, dass sie sich sowohl in extatische Zustände sowie in Zustände tiefer Ruhe hineinatmen konnten. *Pranayama* ist also ein wesentlicher Faktor auf dem Yogaweg und findet sich deshalb auch als eigenständiges Glied im *achtfachen Pfad* wieder.

Die Asanapraxis hilft uns zuerst einmal, wieder unseren Körper wahrzunehmen. Unser Körper befindet sich den ganzen Tag in unterschiedlichen Haltungen, wir sitzen am Schreibtisch, wir stehen beim Kochen, wir liegen beim Schlafen, usw. Diese Fülle von Bewegungsmustern haben wir unbewusst durch Nachahmen, Ausprobieren und bewusstes Wiederholen erlernt. Wir haben sie immer weiter verfeinert und an unsere täglichen Anforderungen angepasst, bis sie schließlich in die tiefen Schichten unseres Gedächtnisses absinken konnten. Die meisten unserer Bewegungen finden automatisch statt und wir müssen über sie nicht mehr nachdenken.

Zum Glück, würde doch ein Tag nicht ausreichen, wenn wir alle Bewegungen erst durchdenken müssten. Durch dieses quasi „Abgeschaltet-"Sein unseres Gehirns verlieren wir jedoch nach und nach den Bezug zu unserem Körper, der eben einfach unbewusst funktioniert! Erst dann, wenn er dies nicht mehr tut, wird er uns wieder bewusst. Durch die Asanapraxis entsteht wieder eine Bewusstheit für unseren Körper. Durch neue, ungewohnte Haltungen werden alte Muster durchbrochen und unser Gehirn schaltet sich wieder an, weil da etwas „Neues" passiert!

Die *Asanas*, die meist am Anfang einer Yogapraxis stehen (Baum, Berg, Katze, Hund ...) haben für unser Gehirn noch einen weiteren Vorteil. Jeder von uns hat ein Bild von Dingen in sich verankert, so zum Beispiel von der Katze: Wir wissen, dass eine

Katze einen sehr beweglichen Rücken hat und so fällt es uns nicht allzu schwer, uns in diese Haltung (Katzenbuckel) hineinzubegeben. Kinder haben diese Fähigkeit noch viel mehr, deshalb fallen ihnen die meisten Asanas auch nicht schwer und sie benötigen viel weniger konkrete Anleitung hierbei.

Ein wichtiger Faktor ist auch die Zeit zum Üben und zum Nachspüren. Wir brauchen Zeit zum Lernen, auch um achtsam mit uns selbst zu sein. Zu spüren, was tut mir gut, welche Bewegung fällt mir leicht, ist wichtig (denn auch jede Anatomie ist einzigartig und somit hat jeder Mensch auch anatomisch bedingte Grenzen), denn die Verantwortung liegt schlussendlich beim Übenden selbst.

So tun wir in der Praxis sowohl etwas für unsere Muskulatur, Gelenke, Organe, den Atem und das Nervensystem. Wichtig für die eigene Yogapraxis ist jedoch auch die eigene Motivation und Spaß zu haben im Tun!

Der Aspekt der Freiwilligkeit wurde sogar durch neuere Forschungen belegt, da dieser bewirkt, dass neue Nervenzellen gebildet werden. Deshalb bringt es sicherlich nicht viel, wenn man Yoga machen soll bzw. muss und daran überhaupt keinen Spaß finden kann.

Jedes Asana hat eine andere Wirkung, diese sollte jeder Übende individuell für sich selbst herausfinden. Einige Beispiele zur Verdeutlichung:

Tadasana (der Berg) kann z. B. mit Standhaftigkeit, Stabilität und innerer Ruhe assoziiert werden.

Vrksasana (der Baum) mit Zentrierung, Ausgeglichenheit und innerem Gleichgewicht.

Paschimottanasana (die Vorwärtsbeuge) mit Gefühlen von Demut und Hingabe, aber im Gegensatz auch mit Enge und Bedrängung.

Matsyasana (der Fisch) öffnet den Brustkorb, das Herz, kann aber auch ein Gefühl von Schutzlosigkeit und Verletzlichkeit auslösen.

So können verschiedene Asanas auch für das Üben an bestimmten psychischen Haltungen eingesetzt werden. Habe ich z. B. das Gefühl, meine Durchsetzungsfähigkeit, meine Unabhängigkeit mehr einüben zu wollen, so kann ich mich eventuell intensiver mit *Tadasana*, *Virabhadrasana* (der Krieger) oder *Garudasana* (der Adler) auseinandersetzen.

So können wir, vor allem im Einzelunterricht, sehr gezielt auf die Bedürfnisse des Übenden eingehen und die Haltungen noch durch Affirmationen, Mantras etc. verstärken.

Ein weiterer wichtiger Teil der Yogapraxis ist die Meditation. Kein anderer Bereich der Yogalehre ist so gut erforscht. Meditation wirkt in vielfacher Hinsicht positiv auf unsere psychische sowie physische Gesundheit. Einige möchte ich zum Abschluss noch nennen:

- Meditation mindert Stressreaktionen.
- Meditation lindert das Schmerzempfinden.
- Meditation stärkt die Immunabwehr.
- Meditation stärkt die Resilienzfähigkeit (mentale Flexibilität und Widerstandskraft).
- Meditation unterstützt die Behandlung von posttraumatischen Belastungsstörungen.
- Meditation senkt den Bluthochdruck und kann somit koronaren Erkrankungen vorbeugen.
- Meditation stärkt die Areale im Gehirn, die für die Stresskontrolle zuständig sind.
- Meditation lindert Ängste und depressive Verstimmungen.
- Meditation fördert den erholsamen Schlaf.

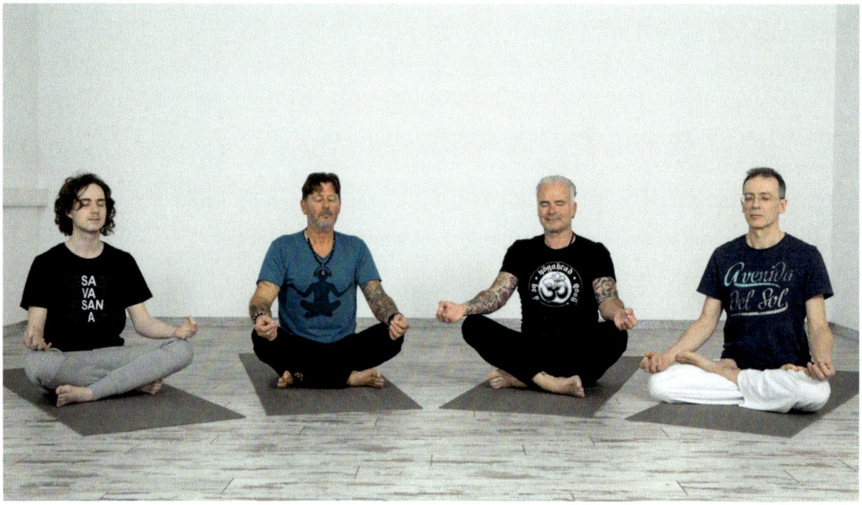

5

Svadhyaya – Selbstreflexion Werte und die Frage: Welcher Yogalehrer möchte ich sein?

Svadhyaya ist das Selbststudium oder auch die Selbstreflexion, so wie das Studium von Weisheitstexten. Es ist eine der fünf *Niyamas* (im Groben die Verhaltensempfehlungen uns selbst gegenüber). Doch was bedeutet Selbststudium und/oder Selbstreflexion?

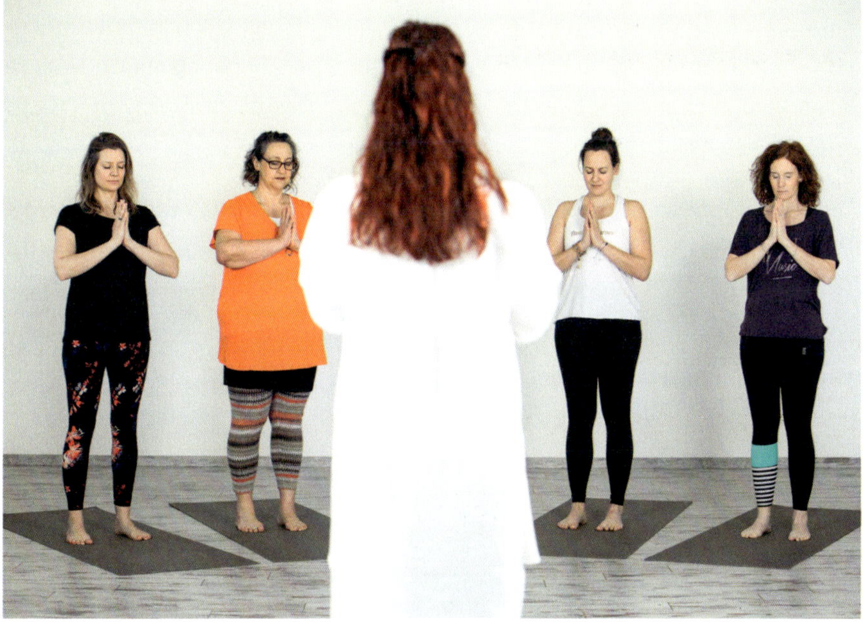

Vielleicht ist es hilfreich, mit folgender Frage zu beginnen:

- Welcher Yogalehrer möchtest du sein?

Hast du dir diese Frage schon einmal gestellt? Wenn ja, war es einfach, darauf zu antworten? Es macht Sinn, sich einmal genau mit solch einer Frage (warum man etwas tun oder sein möchte) auseinanderzusetzen. Das geht zum Beispiel auch während einer Meditation. Oder du nimmst dir Papier und Stift und schreibst deine Antwort auf.

Möglicherweise fallen dir Dinge ein, wie: „Ich möchte anderen Menschen helfen" oder: „Mir hat Yoga geholfen und nun möchte ich das weitergeben" oder Ähnliches. Das sind natürlich schöne Beweggründe und es ist wahrhaft großmütig, für andere etwas zu tun. Aber das ist höchstwahrscheinlich (um nicht zu sagen ziemlich sicher) nicht der einzige Beweggrund.

- Warum tust du, was du tust?
- Was hast du für einen Gewinn davon?

Das sind die Fragen, die wir uns nicht immer so gerne stellen, möchten wir in der Regel doch nicht egoistisch sein. Natürlich klingt es immer besser, Dinge uneigennützig zu tun. Doch wenn wir wirklich ehrlich sind (und im Übrigen bestätigt das auch die Hirnforschung), tun wir so gut wie nie etwas ohne Eigennutz. Und, zu deiner (und auch meiner) Erleichterung sei gesagt: Das ist auch okay so. Das ist absolut menschlich!

Wenn wir also unser Selbst reflektieren wollen und uns studieren wollen, dann gehören schon mal zwei Dinge dazu: Ehrlichkeit und Mut! Ehrlich auch seine Schatten oder die vermeintlich negativen Verhaltensweisen anzuschauen und den Mut, überhaupt erst damit zu beginnen bzw. diese sich einzugestehen! Ja, keiner hat gesagt, dass es leicht ist, aber es lohnt sich! Je besser du selbst weißt, wer du bist und auch deine nicht so bequemen Anteile kennst, desto leichter ist es, mit Menschen zu arbeiten, ohne die eigenen Anteile zu projizieren. Denn auch das tun wir, meist unwissentlich, sehr oft.

Wir projizieren unsere eigenen Ängste oder Verhaltensweisen, die wir an uns nicht mögen oder wie wir nicht sein dürfen, auf andere. Hinzu kommt, dass es dann auch schwierig wird, Abstand zu wahren. Bisweilen vermischen sich dann die eigenen Emotionen, Bedürfnisse, Verhaltensweisen mit denen des Klienten/Schülers, und das macht die Arbeit nicht leichter.

Es gibt ein schönes Bild von *Puh, dem Bären* mit seinem Freund *Ferkel*, auf dem sie nebeneinander laufen. Zu dem Bild heißt es, dass der Freund nicht vor oder hinter dir, sondern neben dir gehen möchte. So sollte das auch beim Unterrichten sein, wir sollten die Menschen begleiten, mit ihnen ihren Weg finden und gehen, – schön, wenn wir sie dabei unterstützen können.

Wichtig ist jedoch, jeder muss seinen eigenen Weg finden und gehen, was für mich richtig ist, muss für den anderen noch lange nicht passen! Das ist auch eine Schwierigkeit, die in der Arbeit mit Menschen (nicht nur im Yoga, auch in anderen Bereichen) vorhanden ist. Schnell sind Lehrer in der Situation, zu denken, sie wüssten, wie es geht und das muss dem Schüler doch nur beigebracht werden. Ist das wirklich so? Ich denke nicht.

Ich bin der Überzeugung, dass ich ausschließlich für mich wissen kann, wie es geht, niemals lässt sich das genauso auf einen anderen Menschen übertragen, denn jeder Mensch hat seine eigene, individuelle Wahrheit, Geschichte, Sicht auf die Dinge. Es gibt hierzu ein schönes Gleichnis von den blinden Männern und dem Elefanten. Das Gleichnis stammt aus Südasien und wird in unterschiedlichen Variationen (Anzahl der Männer, die Männer sind blind oder in der Dunkelheit ...) erzählt.

In diesem Gleichnis untersucht eine Gruppe von Blinden (oder von Männern in völliger Dunkelheit) einen Elefanten, um zu *begreifen*, worum es sich bei diesem Tier handelt. Jeder untersucht einen anderen Körperteil (aber jeder nur *einen* Teil), wie zum Beispiel den Rüssel, ein Bein oder einen Stoßzahn. Dann vergleichen sie ihre Erfahrungen untereinander und stellen fest, dass jede individuelle Erfahrung zu ihrer eigenen, vollständig unterschiedlichen Schlussfolgerung führt. Und keiner erkennt den ganzen Elefanten!

Genau das trifft es ganz wunderbar! Jeder hat seine eigene Realität und deswegen ist, für mich persönlich, die Aufgabe des Lehrers, vorrangig den Schüler als einzigartiges, perfektes Individuum wahrzunehmen und dann mit ihm gemeinsam auf die

Reise zu gehen und den persönlichen Weg zu finden. Wir als Lehrer/Coaches sind Unterstützer, Berater, Mutmacher und Fragensteller.

Ein guter Lehrer erkennt den Menschen als Ganzes und unterstützt seine Kompetenzen, hilft aber auch, die Schattenseiten zu erkennen, wahrzunehmen und zu akzeptieren.

5.1 Lehrer-Schüler, eine mächtige Beziehung?

Noch ein Wort zur Schüler-Lehrer-Beziehung. Früher wurde nur im direkten Einzelunterricht Wissen vermittelt, dies zeigt sich noch sehr deutlich in den *Upanishaden*, was auch übersetzt so viel wie „nahe bei ... sitzen" heißt. Oftmals kamen die Schüler bereits als Kinder oder Jugendliche zu ihrem Lehrer und lebten dann viele Jahre mit ihm. So stellt sich nun die Frage, ob man heutzutage noch einen Lehrer/Guru braucht. Oder ist dieses Konzept vielleicht schon längst überholt?

Nicht zuletzt durch einige Gurus, deren Eskapaden (Geldgier, sexuelle Kontakte zu Schülerinnen etc.) durch die Medien gingen, wurde diese Frage wieder aufgeworfen. Da der Begriff *Guru* bei uns im Westen oftmals einen etwas negativen Beigeschmack hat, möchte ich erst einmal den Begriff erläutern: Das Wort *Guru* stammt aus dem Sanskrit und bedeutet so viel wie „derjenige, der Licht ins Dunkel bringt und damit geistige Unwissenheit (*Avidya*) vertreibt". Praktisch gesehen, bedeutet das, ein Guru ist jemand, der dem Menschen bestimmte Fähig- oder Fertigkeiten vermitteln kann, die er selbst (noch) nicht hat.

Um Yoga zu erlernen und/oder um die eigene Psyche zu ergründen, bedarf es also einer Person, die sich damit auskennt. Genau wie in jedem anderen Bereich, den es zu erlernen gilt (Lesen, Autos reparieren etc.). Somit macht es durchaus Sinn, sich einen Lehrer/Guru zu suchen, um diese Fähigkeiten zu erlernen, denn er ist in der Lage, dem Schüler das Wissen/die Fähigkeiten zu vermitteln, neue Blickwinkel zu öffnen bzw. den Schüler auf Dinge aufmerksam zu machen, die ihm vorher nicht aufgefallen sind und durch sein eigenes Beispiel die Schüler zu inspirieren. Sinnvoll ist es sicherlich auch, verschiedene Lehrer zu treffen, denn auch hier hat jeder seine eigene Wahrheit und so kann sich der Schüler unterschiedliche Methoden, Herangehensweisen etc. abholen.

Im Umkehrschluss heißt das ebenfalls, es muss nicht gleich der erste Lehrer der passende sein. Vielleicht stellt man nach einer Weile fest, dass man nun einen anderen Lehrer braucht, der neue Inspiration bringt. Es ist also meines Erachtens wichtig, sich einen guten, erfahrenen Lehrer zu suchen, der zu mir passt und mit dem ich gut arbeiten kann! Denn nicht jeder Lehrer kann mit jedem Schüler arbeiten und umgekehrt!

Doch zurück zu uns.

Zum Selbststudium gehört es auch, sich Wissen anzueignen, denn wenn ich z. B. weiß, dass es kaum möglich ist, einfach so den Geist leer zu machen, weil das nicht in der Natur unseres Gehirns liegt, dann erleichtert das doch einiges.

Kleines Beispiel: Meine erste Meditationserfahrung in einer meiner ersten Yogastunden lief folgendermaßen: Meine damalige Yogalehrerin leitete die Meditation mit den Worten ein, sich bequem hinzusetzen, sich aufzurichten und dann die Gedanken loszulassen und den Kopf leer zu machen. Ja, alles gut und schön, doch was dann bei mir geschah, war alles andere als das.

Bei mir passierte Folgendes: Meine Affenfamilie, die schon sowieso eine Großfamilie war, lud all ihre Freunde und Verwandten zu der, gefühlt, größten Party ever ein. Will heißen, ich hatte dermaßen viele Gedanken im Kopf, dass ich schier überschwemmt wurde und war dann natürlich erst einmal äußerst frustriert. Hinzu kam, dass ich anschließend von mir selbst ziemlich lange dachte, dass Meditation wohl nicht mein Ding ist. Zack – so entsteht ein Glaubenssatz.

Diese pauschale Aussage über mich nennt man *Generalisierung*. Das bedeutet, mir ist einmal etwas passiert und ich gehe davon aus, dass das nun immer so ist: Meditation hat nicht geklappt, also kann ich das nicht! Es dauerte dann fast 10 Jahre (und einige Ausbildungen und Lehrer), bis ich verstand, dass das so nicht funktionieren kann.

Als Erstes ist unser Gehirn nicht dafür gemacht, nichts zu denken. Im Gegenteil: Das Gemeine an der Sache ist, dass unser Hirn geradezu freudig die Ruhe erwartet, denn endlich hat es deine volle Aufmerksamkeit und kann mal so richtig aus dem Vollen schöpfen. Aber, keine Sorge, das bedeutet nicht, dass es prinzipiell nicht möglich ist, nichts zu denken, aber eben nicht sofort und beim ersten Mal. Vor allem war eine Erkenntnis für mich sehr hilfreich: Meditation kann man nicht machen!

Wir sind so darauf gedrillt, Dinge zu tun, aktiv zu sein, die Macher. In der Meditation ist das nicht möglich. Meditation ist ein Zustand, der passiert oder eben auch nicht. Es ist wie mit allem, was wir neu lernen: es braucht Geduld, Übung und noch mal Geduld. Und dann ist es auch noch ein bisschen tagesformabhängig.

Ich sage meinen Schülern immer, es gibt gute und weniger gute Meditationstage, das ist wie bei Gleichgewichtshaltungen.

Doch wie kann es also klappen mit dem leeren Geist?

Ist es doch das, was uns das Yoga Sutra 1.2 sagt: *yogash-citta-vritti-nirodah* (*Yogash* = Yoga ist, *chitta* = Geist, Verstand, *vritti* = Gedankenwellen, Bewegung des Geistes; auch Prägungen, Vorurteile, *nirodhah* = Zur-Ruhe-Bringen, Beherrschen, Kontrollieren).

Frei übersetzt bedeutet es also: „Yoga ist der Zustand, in dem der Geist zur Ruhe kommt." Ja, und das ist wohl mithin die größte Herausforderung und auch gleichzeitig das größte Geschenk, das uns eine fundierte Yoga- bzw. Meditationspraxis geben kann. Doch zurück zur Frage:

Wie gelingt das dann?

Hier gibt es dann natürlich auch wieder kein Geheimrezept.

Für mich war es unglaublich hilfreich, zu wissen, dass es normal ist, dass mein Gehirn mir sämtliche Gedanken, To-do-Listen und Ähnliches um die Ohren haut, wenn ich eigentlich meditieren will. Und dann habe ich es erst einmal mit Annahme versucht. Ich habe angenommen, dass es eben einfach so ist, ganz menschlich, okay so, wie es ist. Und dann habe ich mich, als nächsten Schritt, wie ein kleines Kind darüber gefreut, wenn ich mal eine Millisekunde Stille im Kopf hatte.

Das gilt es dann auch ganz diffizil wahrzunehmen, denn mitunter ist dieser Moment anfangs so kurz, dass er uns schier durch die Lappen geht. Auch hier wieder ganz wichtig: Eine regelmäßige Praxis (also dranbleiben!), denn wenn etwas in unserem tiefen Gedächtnis als Lernerfolg abgespeichert werden soll, dann braucht es hierzu Zeit und regelmäßige Wiederholungen.

Es herrschte eine Weile die Idee vor, dass es 21 Tage (bei täglichem Tun) dauern würde, bis man etwas Neues im Leben etabliert hat. Dies ist zurückzuführen auf den plastischen Chirurgen Maxwell Maltz (2016), der beobachtete, dass es in der

Regel 21 Tage dauerte, bis sich eine neue Gewohnheit etabliert hatte (z. B. seine Patienten ihr neues Gesicht angenommen hatten oder Ähnliches).

Daraufhin geisterte diese Zahl längere Zeit durch sämtliche Fakultäten, bis sich Forscher an unterschiedlichen Universitäten auch dieser Frage annahmen. Heraus kam kein wirklich genauer Zeitraum, denn jeder Mensch ist ganz unterschiedlich.

Und so geht man heute davon aus, dass es, je nach Persönlichkeit und Entwicklung, etwa 2-8 Monate dauert, bis der Mensch eine Gewohnheit etabliert hat. Also heißt es dranbleiben! Und sich auch nicht frusten lassen, denn häufig gibt es einen Zeitpunkt, den wir überwinden müssen, weil da so eine Art Loch entsteht, währenddessen wir denken, wir schaffen es sowieso nicht.

(https://online-gesundheitstraining.de/2016/11/wie-lange-dauert-es-tatsaechlich-um-eine-neue-gewohnheit-zu-etablieren-1701/)

6

Yamas und Niyamas und wie man sie im Alltag leben kann

Im Yoga kennen wir die *Yamas* und die *Niyamas*. Manche bezeichnen sie als *Verhaltensregeln*, ich persönlich mag den Terminus der *Empfehlung* lieber. Regeln haben immer etwas sehr Striktes und vor allen Dingen folgt auf den Regelbruch im Allgemeinen eine Strafe.

Diese Verhaltensempfehlungen gehören im Yoga zum sogenannten *achtfachen Pfad*, den wir, von Patanjali beschrieben, im *Yoga Sutra* wiederfinden. Dieses ist ursprünglich in Sanskrit verfasst.

Sanskrit ist eine mehrere tausend Jahre alte Sprache. Über ihr genaues Alter herrscht Uneinigkeit. Es ist für die Inder in etwa das, was Latein für uns Europäer ist. Viele alte Texte wurden hierin verfasst, aber gesprochen wird sie nicht. Das macht die Übersetzungen nicht so leicht, da es viele feine Unterschiede in der Bedeutung einzelner Zeichen gibt. Deshalb gibt es zu den einzelnen Texten meist auch diverse Übersetzungen.

Was aber wiederum den Vorteil hat, dass jeder ganz individuell seinen Sinn in den Worten finden kann. Das zeigt schon, dass auch hier Dogmen, aus meiner Sicht, nicht angebracht sind.

An dieser Stelle werden wir uns mit den Yamas und Niyamas beschäftigen, die jeweils in fünf Lebensempfehlungen unterteilt sind. Sie stellen so etwas wie die yogischen Werte dar und lassen sich ganz wunderbar auf unser Alltagsleben übertragen. Die **Yamas** sind die Empfehlungen im Umgang mit anderen. Zu ihnen zählen:

- **Ahimsa** (*Gewaltlosigkeit*): Dies meint nicht nur die körperliche Gewaltlosigkeit, denn dass wir niemandem vors Schienbein treten, weil er nicht nett zu uns ist, steht wohl außer Frage. Es meint vielmehr auch die Gewaltlosigkeit in unseren Worten und Taten. Häufig merken wir gar nicht, wie aggressiv unsere (Körper-) Sprache ist. Schon allein ein Seufzen kann als „Antwort" auf eine Frage eine aggressive Handlung sein. Worte sind unglaublich machtvoll (siehe auch Kap. 23). Sie können große Gefühle transportieren, wie Liebe und Freude, aber auch Macht demonstrieren und dass der andere sich schlecht fühlt. Eine gute Möglichkeit, sich einmal mit der eigenen Sprache auseinanderzusetzen, ist die gewaltfreie Kommunikation, ihr ist ein eigenes Kapitel bei den Tools gewidmet.

- **Satya** (*Wahrhaftigkeit*): Wahrhaftig zu sein, meint, ehrlich zu sein (auch zu sich selbst), aber vor allem auch zu prüfen, ob das, was ich sagen möchte, auch wirklich notwendig ist. Eine gute Hilfe für mich ist immer die Frage: „Ist das, was ich sagen möchte, für mein Gegenüber hilfreich?", denn manchmal ist weniger durchaus mehr. Möglicherweise steht nämlich die Wahrheit zu sprechen in Konkurrenz mit Ahimsa, also gewaltlos zu sein. Das kann durchaus eine schwierige Geschichte sein. Wahrhaftig sein und trotzdem aber nicht zu schädigen. Ganz schon knifflig manchmal.

- **Asteya** (*nicht stehlen*): Hier ist nicht nur das faktische materielle Stehlen gemeint, sondern auch das Stehlen von Zeit. Komme ich immer 15 Minuten zu spät, stehle ich demjenigen, der auf mich wartet, Zeit. Hierzu gehört auch das Stehlen von Gedankengut etc. Auch diese Empfehlung ist stark von der jeweiligen Situation und dem Kontext abhängig. Stielt eine Mutter für ihr hungriges Kind ein Brot, bleibt es faktisch ein Diebstahl, aber wir würden in der Regel ganz anders darüber urteilen, als über den Dieb, der aus Bereicherung etwas stiehlt.

- **Brahmacharyia** (*Mäßigung*): In den alten Übersetzungen wird hier häufig die sexuelle Mäßigung angesprochen. Doch für mich meint es die Mäßigung in vielerlei Bereichen. Wir leben heute in einer Welt des Überflusses und haben von einigen Dingen unglaublich viel. Hier kann man sich selbst überprüfen, ob man ein gewisses Maß halten kann und vielleicht auf Dinge, wie z. B. das fünfte Paar schwarze Stiefel, verzichten kann. Und trotzdem gilt für mich persönlich, dass auch ein gewisser Luxus erlaubt ist, wir leben nun einmal in dieser Welt und ich ziehe mich nicht in eine kuhdungbeschmierte Lehmhütte zum Meditieren zurück (ja, so war das damals). Ich lebe gerne in dieser Welt mit ihren Annehmlichkeiten, wie Toilette, Dusche, Heizung, Kühlschrank etc. Und doch sollten wir darauf achten, dass der Konsum nicht überhandnimmt und auf was wir vielleicht auch mal verzichten können. Die Menge macht das Gift und da bestimmt jeder individuell, was für ihn stimmig ist!

- **Aparigraha** (*nicht anhaften*): Aparigraha passt für mich sehr gut zu Brahmacharyia, denn wenn ich Maß halten möchte, bedeutet das, mich von manchen Dingen zu lösen. Es kann aber auch bedeuten, mich von Menschen zu lösen, die mir nicht guttun, sogenannte *Energieräuber* zum Beispiel. Für mich bedeutet es im Umkehrschluss, für mich Sorge zu tragen. Manchmal hängen wir an Dingen, Menschen oder auch Verhaltensmustern, die uns nicht guttun. Das Lösen hiervon ist sicher eine wirklich große Herausforderung. Schon Buddha sagte, das Loslassen der Schlüssel zum Glück sei, – wenn das nur so einfach wäre. Aber auch hier sollen wir nicht verzagen, sondern üben, dranbleiben und annehmen, dass wir eben nicht perfekt sind: Keiner von uns!

Zu den **Niyamas**, den Empfehlungen im Umgang mit uns selbst, gehören:

- **Shauca** (*Reinheit, Sauberkeit*): Es geht hier sicherlich auch um die Sauberkeit auf der körperlichen Ebene, aber auch um die „Sauberkeit" in unserem Kopf. Es macht einen Unterschied, was und wie wir denken. Sind alle Ampeln rot oder sehe ich auch die grünen? Die Sicht auf die Welt ist eine subjektive und bisweilen sehen wir vieles negativ oder gegen uns gerichtet. Es gibt nicht die eine Wahrheit, denn jeder von uns hat seine eigene. Unseren Kopf von Gedankenspinnweben, unnötigen Glaubenssätzen und Zuschreibungen anderer zu befreien, ist nicht nur befreiend, sondern auch reinigend (passend dazu Kap. 38).

- **Santosha** (*Zufriedenheit*): Bisweilen macht es den Anschein, als würden wir in einer Gesellschaft des Mangeldenkens leben. Gehen wir abends schlafen, haben wir nicht genug gearbeitet oder dies und jenes nicht geschafft. Stehen wir morgens auf, dann haben wir meist nicht genug geschlafen. Es scheint, als wären wir hauptsächlich damit beschäftigt, das zu sehen, was uns fehlt (was auch hirnphysiologisch zu erklären ist, aber das würde hier zu weit führen). Wir können uns tatsächlich in Zufriedenheit üben, indem wir unseren Fokus darauf richten und mehr die Dinge wahrnehmen, die schön sind oder uns gut gelungen sind. Hier können auch Dankbarkeitsrituale und Vergebensarbeit (findest du auch im Buch) eine Hilfe darstellen.

- **Tapas** (*Selbstdisziplin*): Ein wichtiger Punkt, wenn wir etwas erreichen wollen, gleichgültig, was es ist. Du möchtest gesünder essen? Dann brauchst du Disziplin, um das umzusetzen. Du möchtest eine regelmäßige Yogapraxis in deinen Alltag integrieren? Dann braucht es Selbstdisziplin und Durchhaltevermögen. Wir schaffen nichts Neues und lernen nicht innerhalb von Minuten, Dinge brauchen Zeit. Dranbleiben lohnt sich! Denke an die 2-8 Monate ...

- **Svadhyaya** (*Selbstreflexion*): Vielleicht kennst du das auch, dass dir immer wieder die gleichen Dinge passieren und du dich fragst, warum das so ist. Ein Blick hinter (deine) Kulissen ist hier hilfreich, also mal hinter die eigene Fassade zu schauen. Was sind meine Glaubenssätze? Welche Schatten habe ich? Warum reagiere ich, wie ich reagiere? Warum bringt mich dieser Mensch so auf die Palme? Zur Selbstreflexion kann es extrem hilfreich sein, mit einem guten Lehrer, Coach oder Therapeuten zu arbeiten. Auch hier muss jeder den für sich passenden Weg finden. In Kap. 5 haben wir uns ja bereits mit diesem Thema näher beschäftigt.

- **Ishvara Pranidhana** (*Vertrauen*): Vertrauen zu haben, dass sich die Dinge schon regeln werden. Bisweilen machen wir (ich eingeschlossen) uns unglaublich viele Gedanken, was wäre, wenn ... und so weiter. Häufig lassen sich die Dinge aber so gar nicht lösen, da zu viele Dinge im echten Leben mit hineinspielen. Deshalb legt uns die Yogaphilosophie nahe, im Vertrauen zu bleiben. Es wird vielleicht nicht immer alles gut im Sinne von „eitel Sonnenschein", aber alles, was passiert, kann uns etwas lehren und zu unserer Weiterentwicklung beitragen. Habe Vertrauen, dass alles gut werden wird. Die meisten Dinge, die wir uns in Gedanken ausmalen, werden nie eintreten, also auch das ist häufig unser eigenes Kopfkino ...

Die Yamas und Niyamas sind also so etwas wie Werte, die wir uns als Empfehlung im Umgang mit anderen und uns selbst nehmen können. Was genau der einzelne Wert oder die Empfehlung für dich bedeutet, kannst du nur selbst herausfinden. Hinzu kommt, wie bereits erwähnt, dass die Übersetzungen der alten Schriften aus dem Sanskrit sehr viel Spielraum ermöglichen. Doch passen auch diese jahrhundertalten Empfehlungen heute noch ganz wunderbar in unser Leben und schenken uns die Möglichkeit, ganz individuell herauszufinden, was sie für jeden Einzelnen bedeuten mögen. Im folgenden Kapitel werden wir uns etwas näher mit Wertearbeit beschäftigen.

Tipp

Meditiere über die Yamas und Niyamas. Nimm dir die Empfehlungen einzeln vor und lausche ihrer Bedeutung für dich persönlich. Wo lebst du sie bereits?

7

Wertearbeit

Um ein authentischer (Yoga-)Lehrer zu sein, ist es, unseres Erachtens nach, wichtig, sich selbst zu kennen, seine Bedürfnisse und was uns als Mensch wichtig ist. *Authentizität* deshalb, denn wir können nur das glaubhaft vermitteln und weitergeben, was uns selbst wichtig ist, woran wir glauben, was wir erlebt haben.

Hier kann *Wertearbeit* eine hilfreiche Methode sein. Sich zu fragen, welche Werte für dich persönlich bedeutsam sind, nach welchen Werten du lebst bzw. leben möchtest, ist gerade auch in der Arbeit mit Menschen wichtig. Häufig spüren Menschen (Kinder vor allem) sehr schnell, ob das, was du sagst, auch das ist, was du meinst! Du kennst das vielleicht auch, nämlich dann, wenn du jemandem begegnest und du das Gefühl hast, dass das, was dieser Mensch sagt, irgendwie komisch oder unstimmig klingt.

Das ist der Fall, wenn Menschen etwas sagen, aber etwas anderes meinen. Das heißt, wir sagen etwas, aber eigentlich meinen wir etwas anderes. Wenn Worte und Gefühle übereinstimmen, nennt man das auch *kongruent*. Wenn wir also als authentisch und kongruent wahrgenommen werden wollen, dann ist ein Blick auf unsere eigenen Werte durchaus sehr sinnvoll.

Im *GEO Themenlexikon Psychologie* findet sich zum Begriff „Wert" folgende Erklärung: „... in der Philosophie behandelte Normen und Maßstäbe für erstrebenswerte

Einstellungen und Handlungen, die im Hinblick auf die sozialen und kulturellen Orientierungen einer Gemeinschaft verpflichtend sind" (Bd. 13, 2007, S. 815).

Eine hilfreiche Methode hierzu ist, sich eine Tabelle zu machen mit den Überschriften: Wert, sehr wichtig, wichtig, nicht wichtig (siehe Kapitelende). Hier kannst du nun Werte eintragen und schauen, wie wichtig sie dir sind. Nehmen wir z. B. den Wert Pünktlichkeit.

Ist dir Pünktlichkeit so wichtig, dass du hier keine Verspätung duldest, hast du eine Toleranzzone oder legst du darauf nicht wirklich Wert?

Sich mit den eigenen Werten und ihrer Wichtigkeit auseinanderzusetzen, ist hilfreich, da wir dann häufig auch besser verstehen, warum uns ein bestimmtes Verhalten triggert und wir beispielsweise wütend hierauf reagieren!

Hier ein paar Ideen:

Akzeptanz	Intuition	Gerechtigkeit
Spiritualität	Gleichheit	Realismus
Verantwortung	Kreativität	Wohlstand
Balance	Wissen	Kooperation
Gemütlichkeit	Qualität	Schönheit
Ruhm	Liebe	Selbstständigkeit
Effizienz	Loyalität	Aufregung
Zeit für mich	Überlegenheit	Stabilität
Engagement	Leidenschaft	Dankbarkeit
Einfachheit	Mitgefühl	Zuneigung
Flexibilität	Achtsamkeit	Vertrauen
Fortschritt	Natürlichkeit	Toleranz
Freiheit	Neugierde	Treue
Nähe	Sicherheit	Großzügigkeit
Herausforderung	Fröhlichkeit	Objektivität
Nachhaltigkeit	Optimismus	Transparenz
Gesundheit	Ordnung	Bescheidenheit
Hilfsbereitschaft	Verlässlichkeit	Offenheit
Hoffnung	Beliebtheit	Authentizität
Humor	Erfolg	Ehrlichkeit

Auf dieser Seite findest du ebenfalls Werte und Erklärungen zu ihnen:

https://www.wertesysteme.de/alle-werte-definitionen/

Es ist äußerst spannend, solch eine Liste einmal zu erstellen, denn häufig sind uns unsere eigenen Werte nicht so sehr bewusst oder zumindest nicht in ihrer Wichtigkeit. Deine eigenen Werte zu kennen, ist nicht nur für dich und deine Selbstreflexion WERTvoll.

Auch gerade im Yogaunterricht oder Coachingsetting profitieren alle Beteiligten (du eingeschlossen) davon. Denn du bist näher mit dir in Kontakt, da du deine Trigger kennst und kannst authentisch Werte vermitteln, was ja auch in der Yogaphilosophie einen großen Anteil hat! Natürlich kannst du auch Wertearbeit mit deinen Schülern/Klienten machen.

Wert	Sehr wichtig	Wichtig	Nicht wichtig
Dankbarkeit			
Akzeptanz			
Pünktlichkeit			
Hilfsbereitschaft			
Offenheit			
Erfolg			
Humor			

Diese Liste ist nur eine Idee mit ersten Begriffen, du kannst sie ganz nach Belieben füllen und weiterführen!

Notwendige Materialien: Papier, Stifte, eventuell vorgefertigte Tabelle.

Zeitaufwand: 15-60 Minuten. Gegebenenfalls Hausaufgaben für den Klienten, um die Tabelle auszufüllen.

Setting: Einzelsetting, Personal Training. Auch im Gruppensetting möglich, dann in vereinfachter, abgewandelter Form (tolles Tool auch für Retreats, Selbsterfahrungsworkshops, Aus- und Weiterbildungen).

7.1 Dankbarkeit

Dankbarkeit ist zurzeit ein großes Thema, nicht nur im Yogaunterricht. Es findet sich häufig in unserem Alltag wieder und in vielen Medien wird darüber publiziert.

Doch was bedeutet *Dankbarkeit* und warum sollten wir uns mit diesem Thema überhaupt näher beschäftigen?

Im Grunde kann man sagen, dass wir unseren Fokus verschieben, nämlich weg von den Dingen, die nicht gut sind, nicht klappen oder frustrierend sind, hin zu dem, was uns erfreut, glücklich und zufrieden macht. Zusätzlich löst Dankbarkeit natürlicherweise Glücksgefühle in uns aus, und davon kann man ja bekanntlich nie genug haben!

In unserer Kindheit wurden die meisten von uns dazu angehalten, dankbar zu sein, Danke zu sagen. Natürlicherweise liegt es eigentlich in uns Menschen verankert, Dankbarkeit zu empfinden. In unserer „Erziehung", Dankbarkeit von Kindern zu erwarten, passiert dann etwas, was so in seinem Ausmaß wahrscheinlich nicht gewollt ist.

Der Fokus wird auf denjenigen gerichtet, der etwas für uns getan hat, und dafür wird Dankbarkeit erwartet („Sage der Tante lieb Danke."). So entsteht in unserem Gehirn eine neuronale Kopplung, die Dankbarkeit mit Schuld verbindet, die sogenannte *Dankesschuld*.

Diese neue Kopplung überdeckt dann die natürlich vorhandene Kopplung, nämlich dass Dankbarkeit Glücksgefühle auslöst. Denn eigentlich ist Dankbarkeit die Freude am Empfangen und nicht die Schuldigkeit jemandem gegenüber, der etwas für uns getan hat. So verschiebt sich Dankbarkeit, denn ursprünglich praktizieren wir Dankbarkeit für unsere Salutogenese.

Zusätzlich entsteht noch eine andere Verknüpfung: Erwarten wir Dankbarkeit, aufgrund einer Tat für jemanden, und dieser erfüllt dies nicht in unserem Sinne, entsteht Enttäuschung. Daraus resultierend, kann dann ein Glaubenssatz entstehen, wie: „Es lohnt sich nicht, für andere etwas zu tun, die wissen das sowieso nicht zu schätzen."

Doch sollten wir andere nicht einfach ohne Erwartung unterstützen oder ihnen etwas Gutes tun? Klar, wenn man ausgenutzt wird, ist das mit einem klaren Nein zu beantworten. Aber so grundsätzlich. Nur ein kleines Beispiel: Ich finde Gemeinschaft unglaublich wertvoll und wichtig, sich gegenseitig zu unterstützen und zu bestärken. Ich mache gerne Werbung für andere und wurde schon oft gefragt, warum ich das denn tue, wenn ich kein Geld oder einen anderen Ausgleich hierfür bekomme. Die Antwort ist ganz einfach: weil es glücklich macht. Ich freue mich, wenn sich der andere freut, auch ohne dafür einen Blumenstrauß zu bekommen.

Aber auch hier muss jeder seinen eigenen Weg/Umgang finden, und wir wollen an dieser Stelle nicht diskutieren, was besser ist oder wer wie zu sein hat, denn das wäre anmaßend.

Zurück zur Dankbarkeit.

Die Frage ist: Wie können wir diese Kopplung auflösen?

Wenn wir wirklich wieder dahin kommen wollen, wo wir als Kind waren, dann gehört unter Umständen mehr dazu, als nur eine alltägliche Dankbarkeitsübung. Zuerst einmal sollten wir herausfinden, ob wir eine Kopplung haben und uns diese bewusst machen.

- Wie sieht sie aus?
- Woher kommt sie?
- Welche Glaubenssätze, Bewertungen tauchen beim Thema Dankbarkeit auf?
- Was sagt unser innerer Kritiker dazu?

Kleiner Tipp: Dies lässt sich gut mit dem ABC-Modell bearbeiten, das du in einem späteren Kapitel kennenlernen wirst (siehe Kap. 34).

Haben wir dann des Pudels Kern erkannt, beginnt quasi die Umprogrammierung unserer alten Schaltkreise. Weg von den alten Lasten, hin zu mehr Leichtigkeit, in der wir Dankbarkeit wieder wirklich fühlen dürfen und nicht als eine erwartete Reaktion erbringen müssen.

Das heißt, wir können neue Bewertungen, Perspektiven und Ideen entwickeln und diese verankern. Und auch hier ist es, wie bei allem, was wir lernen: Es braucht Zeit, Geduld und liebevolle Annahme. Es ist noch kein Meister vom Himmel gefallen, aber, vielleicht erinnerst du dich daran: Ich bin ein Meister, der übt!

Stelle dir deine alten Glaubensmuster als neuronale Verknüpfung in deinem Gehirn wie eine mehrspurige Autobahn vor. Diese gilt es nun, „neu zu bauen". Und du weißt ja, wie lange Straßenbauarbeiten dauern, nicht wahr? Das heißt, das neue „Muster", die neue Verknüpfung, ist anfänglich ein kleiner Feldweg, der durch häufiges Benutzen immer größer und breiter wird. Vom Fußgängerweg zum Fahrradweg zur Straße zur Landstraße, bis hin zur Autobahn.

Aber, Achtung: Lernen ist ein lebenslanger Prozess. Unsere Hirnplastizität schenkt uns diese Möglichkeit. Das heißt aber auch, dass solche Lernprozesse nie komplett fertig sind, es kann also auch nach Jahren des Übens mal wieder passieren, dass wir in alte Muster zurückfallen und quasi auf die falsche Straße abbiegen, dann frei nach dem Motto: Aufstehen, Staub abklopfen, Krönchen richten, weitergehen!

So kann Dankbarkeit zu einem wahren Glücksbringer werden, der uns aus unserem tiefsten inneren Glück fühlen lässt.

Tipp

Beginne ein Glückstagebuch. Finde täglich Situationen, Begegnungen, Erlebnisse, die dich dankbar und glücklich sein lassen. Schreibe sie auf, mögen sie auch noch so klein sein. Du kannst auch malen, skizzieren oder aufkleben, was immer dir Freude macht. Vielleicht gestaltest du dir das Buch selbst, sodass es ganz persönlich wird.

Tipp

Finde vor dem Einschlafen drei Dinge, für die du an diesem Tag dankbar bist. Häufig schwirren uns vor dem Einschlafen noch Dinge im Kopf herum, die wir nicht erledigt haben, die nicht gut waren, die uns beschäftigen. Wenn wir mit diesen „negativen" Gedanken einschlafen, hat das Auswirkungen auf unseren Schlaf und seinen Erholungswert. Sich auf etwas Schönes und Positives auszurichten natürlicherweise auch. So kann sich dein Schlaf sehr verändern!

Glücksbohnengeschichte

Es war einmal ein Bauer. Jeden Morgen steckte er eine Handvoll Bohnen in seine linke Hosentasche. Jedes Mal am Tag, wenn er etwas Schönes erlebt hatte, wanderte dann eine Bohne von der linken in die rechte Hosentasche. Anfangs kam das nicht so oft vor. Doch von Tag zu Tag waren es mehr Bohnen, die von der einen in die andere Tasche wanderten.

Ein nettes Wort, eine schöne Begegnung, die ersten Sonnenstrahlen, das Zwitschern der Vögel, das Abendessen mit seiner Familie, jedes Mal wechselte eine Bohne die Seite. Am Abend schaute der Bauer, wie viele Bohnen in seiner rechten Hosentasche gelandet waren, und bei jeder Bohne erinnerte er sich dankbar an das schöne Erlebnis!

Diese Geschichte eignet sich wunderbar für den (Yoga-)Unterricht. Schön ist auch, deinen Teilnehmern kleine Säckchen mit Bohnen oder kleinen Steinchen mitzugeben, um sie an ihr tägliches Dankbarkeitsritual zu erinnern.

8

Selbstsupervision, Supervision und Intervision

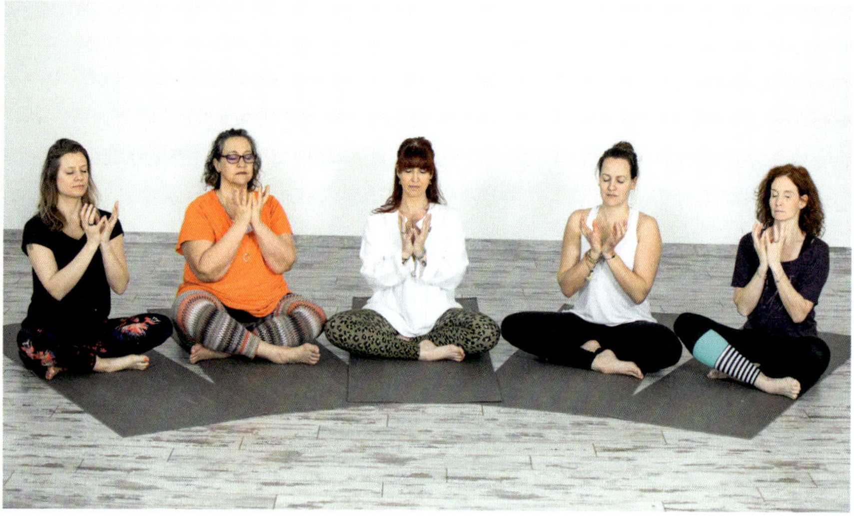

In der *Akzeptanz- und Commitmenttherapie* (**ACT**) wird davon ausgegangen, dass unbewusst in uns Fusionen von Gefühlen und Situationen bzw. Kontexten entstehen. Diese Fusionen führen dazu, dass wir beides, Gefühl und Situation, fälschlicherweise als die Situation erleben. *Defusion* bedeutet in diesem Zusammenhang, bewusst diese Fusion aufzulösen.

Der Effekt für uns ist der, dass wir wieder unsere Gefühle so annehmen und akzeptieren können, wie sie sind. Wir haben durch diese Defusion außerdem die Chance, mehr Selbstregulation zu erlangen und freier zu werden, Dinge neu oder anders zu erleben.

Tipp

Eine Hilfe, die wir in Einzel- und Gruppensettings den Menschen anbieten können und die auch für uns selbst gut geeignet ist, ist die *Himmelsvisualisierung*. Sie ist eine gute Übung zur Selbstdistanzierung und mit etwas Übung gut integrierbar. Wir selbst sind der Himmel. Die Gefühle sind das Wetter unter uns. Manchmal regnet es, manchmal scheint die Sonne. Es gibt Sturm, Hagel, Schnee und Regen. All das steht stellvertretend für unsere Gefühle, die wir wahrnehmen, die aber auch wieder vorübergehen und neue Gefühle entstehen lassen.

Wir sehen unser Gegenüber durch eine Brille. Diese Brille besteht aus unseren Antworten auf Erfahrungen. So ist unser Gegenüber eine Art Spiegelbild, das uns zeigt, wer wir sind, was wir erlebt haben und wie wir denken. So sind wir dann ein guter und fähiger Berater/Lehrer, wenn wir uns selbst erkunden. Tun wir dies nicht, werfen wir eigene Schatten, ohne dies zu bemerken.

Selbsterfahrungstools findest du in diesem Buch bei den Tipps. Denn wenn du mit Menschen arbeiten und sie auf ihrer Reise unterstützen möchtest, ist es von Vorteil, dich selbst gut zu kennen!

„Um von anderen verstanden zu werden, muss man den anderen verstehen. Um andere zu verstehen, muss man sich selbst verstehen." Paul Watzlawick

8.1 Supervision und Selbstsupervision

Selbstsupervision ist im Grunde immer angebracht, jedoch können bestimmte Faktoren, die wir bei uns wahrnehmen, Hinweise dafür sein, dass es gerade jetzt für uns besonders wichtig ist. Wenn wir beispielsweise wahrnehmen, dass wir keinen Spaß bei unserer Arbeit verspüren und es sehr anstrengend ist, mit dem Klienten zu arbeiten. Aber auch wenn wir keine Ideen haben, der Klient aber ständig in unseren Gedanken präsent ist. Wir vielleicht wütend auf ihn sind oder Mitleid empfinden. Das und vieles mehr können Hinweise auf nötige (Selbst-)Supervision sein.

Diese geschieht entweder durch selbstverordnete Maßnahmen, wie Abstand gewinnen durch Pausen in der Beratung/Arbeit oder erlernte Tools bei sich selbst anzuwenden (Systembrett aufstellen, Glaubenssätze finden etc.), um einen Perspektivwechsel herzustellen.

Sich einmal gezielt die Frage zu stellen, was das mit mir und meiner Person zu tun hat, kann hier auch zweckdienlich sein. Supervision durch Kollegen, Supervisoren oder Supervisionsgruppen ist ebenfalls eine gute Möglichkeit.

Gerade im Yoga sprechen wir häufig von *Sangha*, Gemeinschaft. Sich zu vernetzen und gegenseitig zu unterstützen, hat viele Gewinne. Neben der Möglichkeit, füreinander zu werben oder sich zu unterstützen, ist die gegenseitige Supervision mitunter sehr hilfreich, gerade in schwierigen Situationen. Wahrscheinlich kennt jeder Momente aus der Arbeit, in denen er nicht weiter weiß oder sich überfordert fühlt. Dann ist es oft sehr hilfreich, jemanden mit einer anderen „Brille" auf das Geschehen blicken zu lassen.

Selbst wenn sich keine wirkliche Lösung zeigt, ist es doch im Allgemeinen sehr wertvoll, sich auszutauschen und das Erlebte einfach mal „losgeworden" zu sein. Vielleicht fühlt man sich aber auch im eigenen Gefühl bestätigt und daraus kann wieder ein Lösungsprozess entstehen. Eine andere Möglichkeit zur Selbstsupervision ist die Meditation (siehe auch Kap. 5).

Tipp

Selbsterfahrung: Schüttelübung

Vielleicht hast du schon einmal einen Hund näher beobachtet und dir ist aufgefallen, wie häufig er sich schüttelt. Das Schütteln dient vor allem zum Stressabbau. Auch für uns Menschen bietet Schütteln eine wunderbare Möglichkeit, Stress, Ängste und Blockaden, im wahrsten Sinne des Wortes, abzuschütteln.

Lege dir dazu eine Musik auf, die dir gefällt und schüttele deinen Körper. Lasse die Knie weich werden und lasse das Schütteln durch den Körper gehen. Intensität und Geschwindigkeit bestimmst du ganz intuitiv. Du darfst loslassen!

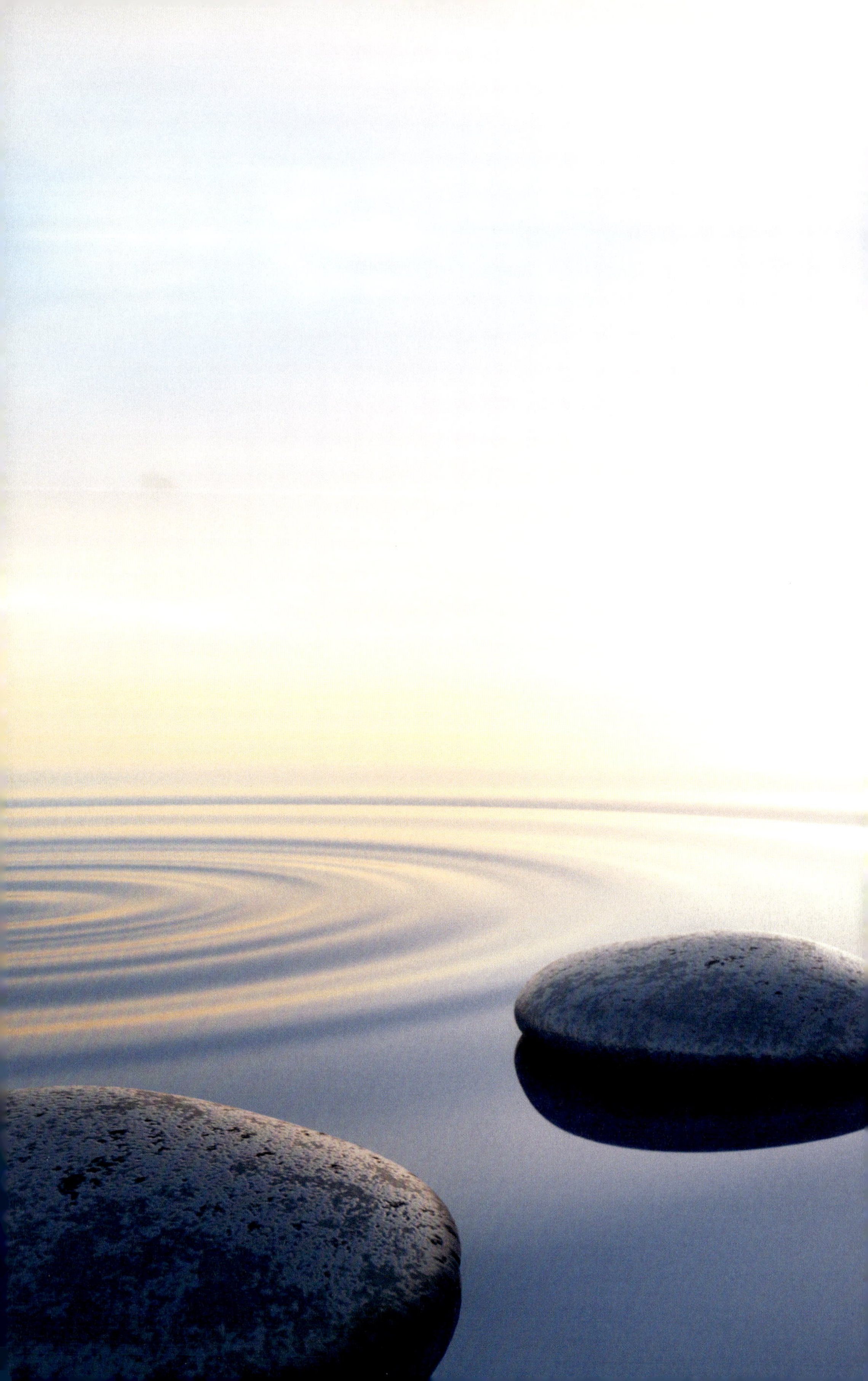

Teil B

Coaching – eine Einführung

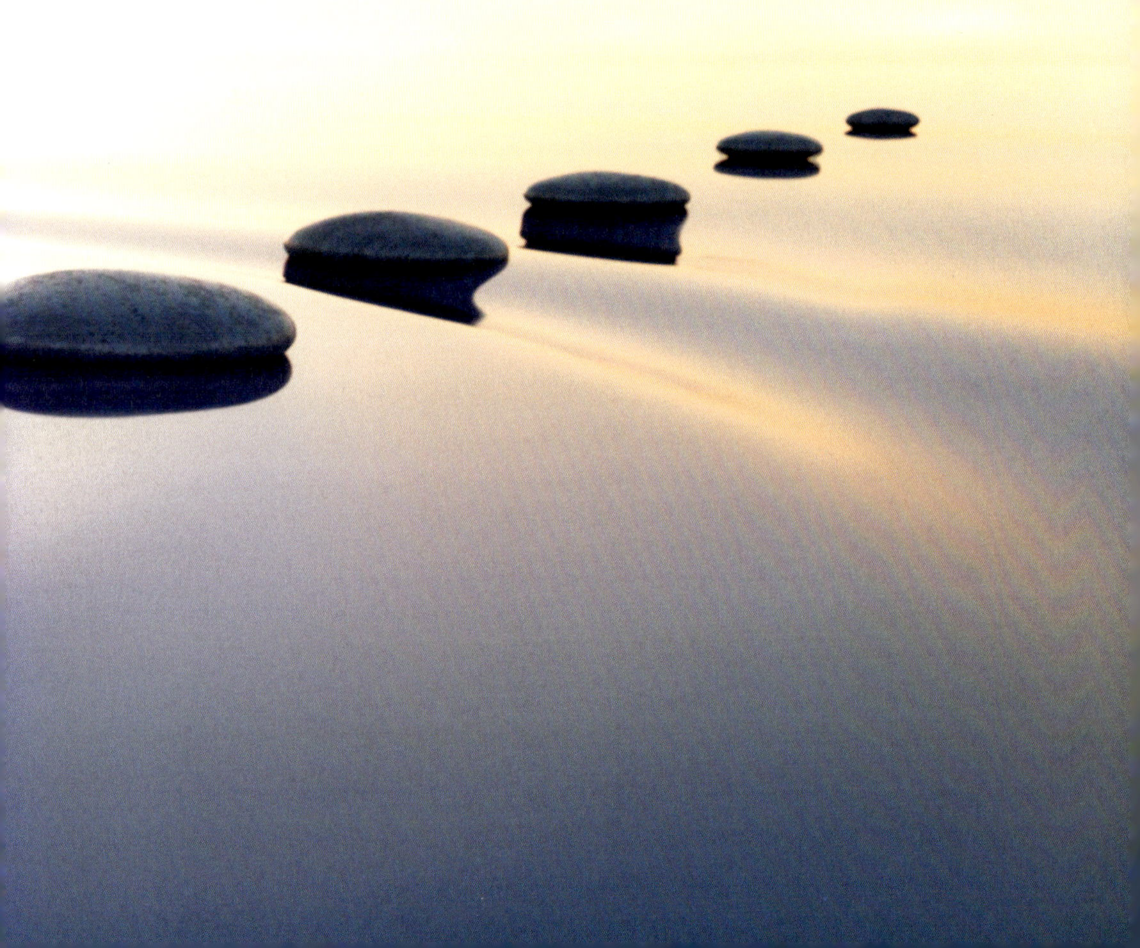

9

Einführung ins Coaching

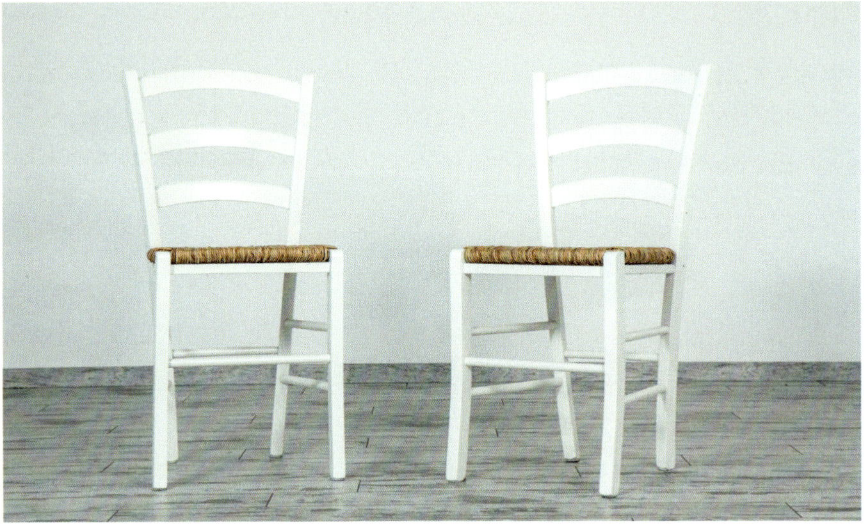

Was beschäftigt uns als Menschen?

Eric Kandel (2009), US-amerikanischer Psychiater und Neurowissenschaftler, hat schon früh entdeckt, nach welchen Kriterien unser Gehirn Informationen abspeichert. Einfach ausgedrückt, könnte man sagen, im Gedächtnis hängen bleibt das, was mit mehr oder weniger starken Emotionen verknüpft ist. Das sind auch genau die Themenfelder, mit denen wir uns im Yoga und Coaching beschäftigen.

Die Erforschung der Wirkfaktoren von Therapie und Coaching hat klar gezeigt, dass nicht ein bestimmtes Verfahren eine Veränderung schafft, sondern in erster Linie die Persönlichkeit des Wegbegleiters und die Beziehung zum Klienten. So ist die eigene Entwicklung nicht nur für uns, sondern auch für unsere Klienten sehr gewinnbringend.

Verschiedene Therapie- und Coachingschulen haben unterschiedliche Ansätze, mit Klienten zu arbeiten. Sie setzen an am Verstand, an der Intuition, an Emotionen. Es ist essenziell für alle diese Ansätze, Tools im eigenen Werkzeugkasten zu haben, da diese Ansätze Wege zum jeweiligen Menschen darstellen. Doch jeder Mensch ist individuell und benötigt unterschiedliche Ansätze oder Zugänge. So ist unserer Meinung nach ein eklektischer, also schulenübergreifender, Ansatz sinnvoll.

Diese Ansätze aus dem Bereich der Psychologie stellen eine sinnvolle und holistische Ergänzung zu den erlernten Ansätzen des Yoga dar. Sie schließen die Lücke, um gemeinsam mit den Interventionsmethoden der Psychologie noch besser Antworten auf die Fragen der Klienten in der heutigen Zeit anbieten zu können.

Ziel ist es, den Yogaschülern eine zusätzliche „hilfreiche Leistung" aus dem Bereich der Psychologie anbieten zu können. Aber auch für uns Yogalehrer selbst, da wir uns diese Interventionstechniken zur Selbsthilfe und Reflexion nutzbar machen können.

Einsatzfelder können sein:

- Personal Coaching im Einzelsetting,
- in der Gruppe für Erwachsene,
- Eltern und Kinder in Begleitung von Prozessen mit Coachingtools,
- Persönlichkeitsentwicklung und Beratung in Krisen und Umbrüchen,
- Hilfestellung bei Entscheidungsprozessen und Lebensumbrüchen,
- Ängste,
- aber auch zur eigenen persönlichen Weiterentwicklung.

9.1 Angst oder Liebe

Kinder kommen mit Liebe in sich zur Welt, sie sehen die Welt in dieser Liebe. Wir Erwachsenen sind oft in der Haltung der Angst, auch in der Begegnung mit anderen. Man könnte es vergleichen mit dem Konzept von Urvertrauen und Urmisstrauen aus der Psychoanalyse. Nun stellen viele Menschen mit steigendem Alter und zunehmender Reife fest, dass sie eine Änderung herbeiführen möchten und suchen einen Weg, wieder in die Liebe zu kommen. Es sind die Erfahrungen, die wir machten und unsere Bewältigung, also unsere Antworten auf diese Erfahrungen, die uns dazu führt.

So ist oft der Weg, diese Erfahrungen und das für uns aus ihnen Resultierende, anzusehen und zu schauen, was das für uns heute bedeutet.

Vielleicht kennst du die Star-Wars-Saga? Meister Yoda sagt dort: „Furcht führt zu Wut, Wut führt zu Hass. Hass führt zu unsäglichem Leid."

Dies ist ein Weg im Coaching und im Yoga, den wir bestenfalls schon kennen. Das zu erkennen, erleichtert es uns, andere auf diesem Weg zu begleiten.

9.2 Wie wir einen wirksamen Rahmen für die Arbeit mit Menschen schaffen können

In Einzel- wie auch in Gruppensituationen ist es bei jeglicher Arbeit mit Menschen unsere Aufgabe, bewusst einen für den oder die Teilnehmer angenehmen Rahmen zu schaffen. Man könnte sagen, es geht darum, dem Menschen in seine Welt zu folgen.

In der Systemischen Beratung heißt dies *Joining*. Im Neurolinguistischen Programmieren (*NLP*) redet man von *Rapport* etc. Damit sind unterschiedlichste Techniken gemeint, die ein kooperatives Arbeitsbündnis herstellen. Ziel ist, *Compliance* herzustellen. Dies meint, die Bereitschaft des Klienten, aktiv am Prozess teilzunehmen. Dieses „Ankoppeln" heißt auch, den Klienten dort abzuholen, wo er steht. Wir müssen uns auf ihn einstellen und einlassen können.

Eine professionelle Haltung bedeutet auch, Klienten, bei denen man das Gefühl hat, mit ihnen nicht arbeiten zu können oder zu wollen, auch abzulehnen. Auch das

Thema des Klienten sollte uns liegen. Gleiches gilt ebenso für den Klienten. Deshalb ist eine erste Warm-up-Stunde immer empfehlenswert, um dies für beide Seiten entscheiden zu können.

In der psychotherapeutischen Arbeit ist dies Standard und nennt sich *probatorische* Sitzung. Das ist ebenfalls für unser Yogasetting wichtig, denn auch hier kann es passieren, dass uns ein Schüler nicht liegt oder die Themen uns vielleicht zu herausfordernd sind.

In Gruppen heißt dies für uns, wir schaffen eine Atmosphäre, die es allen erlaubt, miteinander warm zu werden. Sich auf die Situation, den Raum und das Gegenüber einzustellen. Vielleicht kennst du den Begriff, „den Raum halten", das verdeutlicht ganz gut, worum es geht. Du schaffst die Atmosphäre, in der sich deine Schüler wohl und auch sicher fühlen.

Hier kann es hilfreich sein, sich ein Konstrukt der Wahrnehmungskanäle aus dem NLP zu Hilfe zu nehmen. Dieses nennt sich **VAKOG** und steht für die unterschiedlichen Sinneskanäle, auf denen wir die Menschen, mit denen wir arbeiten, erreichen. VAKOG ist die Abkürzung für: **V**isuell, **A**uditiv, **K**inästhetisch, **O**lfaktorisch und **G**ustatorisch.

Visuell können wir die Arbeit durch einen angenehmen Raum, schönes Licht, einladende Farbgestaltung für uns nutzen. In Einzelkontexten ist es außerdem hilfreich, keine Uhr im Raum zu haben, da diese oft mit Druck und Leistung in Verbindung gebracht werden kann. Des Weiteren sollte man eine Sitzanordnung so wählen, in der niemand von uns ins Licht sehen muss. Fenster sollten möglichst im Rücken sein.

Außerdem kann es hilfreich sein, den Klienten erst einmal für ein paar Minuten alleine im Raum verweilen zu lassen, um sich visuell an diesen gewöhnen zu können. Dies kann gerade bei Erstsitzungen hilfreich sein. Ein weiterer visueller Aspekt ist unsere Körpersprache, die nach Möglichkeit Offenheit und Zugewandtheit widerspiegeln sollte.

Auditiv bedeutet, den Klienten sprachlich abzuholen. Dies meint unsere Wortwahl, die auf den Klienten zugeschnitten sein sollte. Hierzu gehören auch Klänge, Musik etc. und ihre Lautstärke. Auch der Inhalt dessen, was wir sagen, sollte möglichst von Wertschätzung, Mitgefühl, Wärme und Verstehen geprägt sein.

Kinästhetisch meint hier einerseits das körperliche Fühlen, aber auch das emotionale Gefühl, wie fühle ich mich. Auf diesem Kanal können wir mit einer angenehmen Raumtemperatur, bequemer Sitzposition, Dinge, die sich auf der Haut gut anfühlen, unterstützend tätig werden. Auf der emotionalen Seite ist es essenziell, für den jeweiligen Klienten eine Atmosphäre zu schaffen, in der er sich wohl, angenommen, gesehen und sicher fühlt.

Im Yoga arbeiten wir mitunter auch mittels Berührung (sogenannte *Assists*), hier ist es essenziell, sich von den Schülern das Einverständnis abzuholen, ob Berührung erwünscht ist!

Jaak Panksepp (2012) erforscht neurobiologische und soziale Zusammenhänge. Er unterscheidet unter anderem sieben grundlegende emotionale Systeme. In zirkulär-sozialen Prozessen werden verschiedene emotionale Systeme aktiviert, die als „Erfahrungswerte" entstanden sind. Im Inneren laufen diese emotionalen Systeme immer mit der zentralen Frage mit: „Bin ich hier sicher, ist das gut für mich?" Es ist die emotionale Bewertung der Situation.

- **SEEKING** = Neugier, Erkundung
- **PLAY** = Freude/Spiel
- **FEAR** = Angst/Gefahrenabwehr
- **RAGE** = Wut, Behauptung
- **LUST** = Lust, Sexualität
- **CARE** = Bindung, fürsorgliche Liebe
- **PANIC/SEPARATION DISSTRESS** = Panik durch Trennung

Gewinnbringend für unsere Arbeit mit dem Klienten ist zum einen die Aktivierung des Systems „Bindung, fürsorgliche Liebe" und zum anderen das System „Neugier, Erkundung".

Olfaktorisch bezieht sich auf Gerüche. Ich persönlich habe in meinen Praxisräumen immer einen leichten Vanilleduft. Vanille deshalb, weil die meisten Menschen diesen als sehr angenehm empfinden. Auch Räucherkerzen, Öle und Parfüme können hier nützlich sein. Wichtig hierbei ist, vorher zu erfragen, ob der Klient z. B. allergisch oder sensibel auf bestimmte Gerüche ist.

Gustatorisch meint den Geschmackssinn. Auch das Bereitstellen von Getränken oder einer Schale mit Bonbons bietet sich hier an.

Kommen der oder die Klient/en zu uns in die Praxis, gilt die goldene Regel: Störungen haben Vorrang. Damit ist gemeint, dass wir in der Aufwärmphase der einzelnen Sitzungen auf mögliche Alltagsprobleme des Klienten eingehen.

- Hat er gut einen Parkplatz gefunden oder sich gerade sehr über diesen geärgert?
- Hatte er heute Stress mit seinem Chef oder Ähnliches?

Diese kleinen Alltäglichkeiten machen sonst möglicherweise die Arbeit für den Klienten mit uns schwerer, da sie emotional und kognitiv noch sehr präsent sind. Meist genügt es, diese Alltäglichkeiten zu würdigen, indem man sie kurz anspricht. So kann der Klient das Aufgestaute „loswerden", bevor wir mit der eigentlichen Sitzung beginnen. Gleichzeitig ist hier auch automatisch die Warm-up-Phase integriert. Dies ist auch gerade bei der Arbeit mit Gruppen sehr hilfreich.

Bei der Arbeit mit einem oder mehreren Menschen kann es zu Dynamiken kommen, die für das Gruppengefüge und das gemeinsame Tun eine Gefahr darstellen können. Insbesondere ist hiermit das Reden über Dritte, nicht anwesende Personen, außerhalb des Unterrichts oder der Sitzung gemeint. Ist dieses nicht von Wertschätzung des nicht Anwesenden,geprägt, sollten wir damit sehr bewusst umgehen. Diese Dynamiken führen zu Gruppenbildung, Ausgrenzung, Koalitionen, negativem Klima und Entwertungen (siehe auch Kap. 23).

Übertragungen sind in all diesen Kontexten ein wichtiger Faktor. Die Begrifflichkeit kommt ursprünglich aus der Tiefenpsychologie. Einfach ausgedrückt, kann man sagen, dass Menschen Anteile aus alten Erfahrungen auf neue soziale Beziehungen übertragen. Diese Anteile können Emotionen, Erwartungen, Rollen, Wünsche, Ängste sein, die in den aktuellen Beziehungen reaktiviert werden. Dies geschieht meist unbewusst und kann durch diese Übertragungen zu Problemen im Hier und Jetzt führen. Selbstverständlich auch im Kontext der Beratung. So wird nicht selten „Altes" auch auf die Coachingsituation übertragen.

Da wir in einer Situation mit dem Klienten sind, in der die Rollen strukturell so verteilt sind, dass wir moderieren und derjenige sind, der den Prozess steuert und gleichzeitig für den Klienten den Wissenden darstellt, sind Übertragungen, z. B. aus der Schulzeit (Lehrer/Schüler) und der Kindheit (Eltern/Kind) wahrscheinlicher. Sich dessen bewusst zu sein, kann sicherlich manches Verhalten von Klienten erklären und ist für uns auch eine Quelle des Informationsgewinns.

Ein weiterer wichtiger Faktor, der das Verhalten von Klienten erklären kann, ist der *Widerstand*. Man kann ihn als eine Form der Abwehr verstehen. Durch den Widerstand wird unbewusst verhindert, dass Schmerzliches oder Verdrängtes wiederbelebt und/oder bewusst wird. Er kann sich jedoch auch auf den Coach/Yogalehrer beziehungsweise auf die verwendeten Tools beziehen. Äußern kann er sich beispielsweise durch wiederholtes, kurzfristiges Absagen von Sitzungen/Yogastunden, zu spät kommen, nicht bezahlen etc. Dies sind Verhaltensweisen, die, wenn sie unter diesem Aspekt erklärbar werden, auch ein hilfreiches Feld des Informationsgewinns sind.

Zu einem guten Rahmen für unsere Klienten gehört es auch, dass wir uns an unsere Verpflichtung der Verschwiegenheit gegenüber Dritten halten. Gerade am Anfang ist dies sehr wichtig für den Klienten und stellt eine vertrauensbildende Maßnahme dar.

Eine verbreitete Verhaltensweise bei Coaches, Beratern und auch Yogalehrern ist das „Zwangsbeglücken". Ungefragt und ohne wirkliches Interesse seitens des Klienten wird versucht, ihm zu „helfen". In Wirklichkeit wird das aber nicht für den Klienten getan, sondern für den Coach/Yogalehrer selbst. Dieser versucht, seine Bedürfnisse, beispielsweise nach Wert, auf seine erlernte Art zu befriedigen.

In der Fachliteratur wird dies stellenweise als *narzisstischer Missbrauch* beschrieben. Der Klient wird im Zwang beglückt, er hat keine eigene Entscheidung, ist ausgeliefert. Er hat keine Möglichkeit, dem zu entfliehen. Dies produziert für den Klienten eine nicht gewinnbringende Situation, die ihn entmündigt und so in eine Haltung bringt, die für unsere Form der Arbeit hinderlich ist. Hilfreich für uns und den Klienten kann hingegen das Herausarbeiten eines klaren Arbeitsauftrags sein sowie eine regelmäßige (Selbst-)Supervision.

10

Prozessverantwortung vs. Ergebnisverantwortung

Es geht in unserer Arbeit nicht darum, dem Klienten Lösungen zu geben.

Dies funktioniert bisweilen nicht und stellt möglicherweise eine Überforderung dar. Wenn Coaches in diese Haltung gleiten (Lösungen bereitstellen zu wollen), erkennen sie dies leicht daran, dass sie mehr arbeiten als der Klient. Vielmehr sollte die Haltung des Coaches „faul" sein, da sich der Klient bewegen soll. Heißt: Der Klient muss seine Lösungen finden und nicht der Coach oder Yogalehrer die Arbeit für ihn tun!

Die systemische Beratung geht beispielsweise davon aus, dass der Klient von Anfang an die Lösung bereits in sich trägt. Läuft es so, wie es soll, ist der Klient schwer beschäftigt, der Coach steuert und unterstützt nur den Prozess des Klienten mit professionellen Interventionen. Eine sehr passende Begrifflichkeit für diese Haltung in diesem Zusammenhang ist das *Begleiten*. Wir begleiten den Klienten in seinem Prozess. Wir be-gleiten ihn, wir selbst gleiten. Es ist ein leichtes, gleichmäßiges Bewegen mit dem Klienten.

Tipp

Selbsterfahrung: Mit einem Partner gemeinsam durch den Raum laufen. Einmal schieben wir ihn zu unserem Ziel, wobei er nicht kooperativ ist. In einem zweiten Durchgang geht der Partner zum Ziel. Mal schneller, mal langsamer, mal etwas zurück. Wir halten den Kontakt zu ihm durch Auflegen einer Hand auf seine Schulter und be-gleiten ihn. Was ist für uns der erfahrbare Unterschied? Wie fühlt es sich für uns/den Partner an?

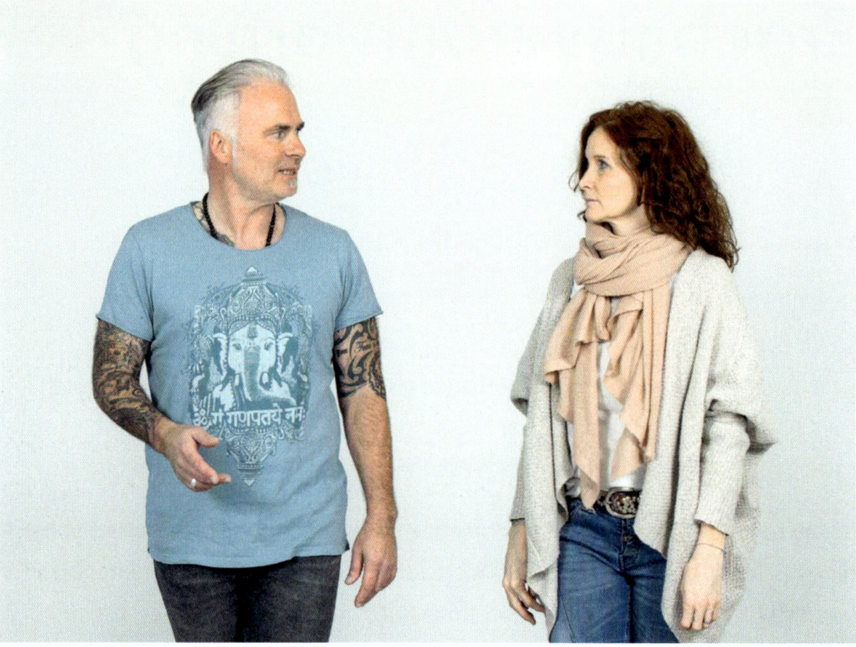

Es gibt viele verschiedene Gründe, weshalb gewünschte Ergebnisse nicht erreicht werden. Unser Anteil daran, ob dies geschieht, ist zwar hoch, jedoch nicht entscheidend. Je nach Kontext sagen statistische Zahlen, die aus Evaluationen gewonnen wurden, beispielsweise, dass in der Paarberatung die Wahrscheinlichkeit, dass gewünschte Ergebnisse folgen, geringer ist, als in anderen Problemfeldern.

Haben wir an uns selbst nun den Anspruch, immer jedem helfen zu wollen und zu können, ist die Gefahr groß, dass wir frustriert sind und an uns und unserem Wert als Helfer (ver-)zweifeln. In der Arbeit mit Menschen ist es deshalb umso wichtiger, ganz bewusst eine realistische Haltung unserer Arbeit gegenüber einzunehmen. Verantwortungsübernahme erzeugt bei Nichtgelingen Schuld, die an unserem Selbstwert nagt.

Eine realistische Haltung für mein Empfinden ist die, dass wir für den Prozess verantwortlich sind. Jedoch nicht für das Ergebnis. Will heißen, unser Auftrag ist, dem Klienten professionelle Coaching-/Yogaangebote zu machen und ihn professionell zu begleiten. Hierzu gehört auch eine realistische Vorauswahl, dies betrifft sicherlich in erster Linie unsere Arbeit in Einzelsettings bzw. Kleingruppen.

- Kann ich mit dem Klienten und er mit mir?
- Liegt mir das Thema?
- Habe ich für dieses Thema hilfreiche Angebote für den Klienten?
- Wie betreibe ich eine Evaluation meiner Arbeit?

Was der Klient im Einzelnen daraus macht, liegt nicht in unserer Verantwortung. Kann es auch nicht wirklich sein, da der Klient selbst letztendlich die Veränderung herbeiführen muss, nicht wir. Ob er das von ihm gewünschte Ergebnis erreicht, hängt außerdem von diversen Faktoren ab, die dem Klienten meist nicht bewusst sind. Dies können beispielsweise Widerstände sein, sekundäre Gewinne, die bei einer Veränderung aufgegeben werden müssten oder Denkstrukturen, die dem Klienten bei einer langfristig angelegten Verhaltensänderung im Wege stehen. Des Weiteren spielt das Umfeld des Klienten eine große Rolle.

Häufige Irrtümer von Coaches, Yogalehrern oder auch Glaubenssätze sind:

Ich muss jedem Klienten/Schüler immer helfen können.

Ich muss mit jedem Konflikt umgehen können und ihn lösen.

Ich muss persönlich im Privaten perfekt sein, sonst kann ich niemandem mit ähnlich gelagerten Problemen helfen.

Ich muss immer und gleich Lösungen finden.

Meine Klienten/Schüler müssen immer guter Dinge und positiv gestimmt die Sitzungen verlassen.

*Ich muss jedermanns Prinz*essin sein.*

Tipp

Erkennst du dich in diesen Glaubenssätzen wieder oder entdeckst du bei dir andere, kannst du diese gut mit dem ABC-Modell aus Kap. 34 für dich bearbeiten.

Tipp

Auch als Yogalehrer unterliegen wir leicht der Rolle des Retters (siehe Kap. 17), denn wir sollen mitunter mittels Yoga dafür sorgen, dass der Körper wieder funktionsfähig wird, der Schlaf besser oder Ähnliches. Hier ist es wichtig, darauf zu achten, dass wir nur Angebote machen können, wir sind sozusagen Prozessbegleiter. Es liegt am Schüler selbst, seinen Weg zu finden!

11

Ablauf von Stunden im Einzelsetting (Personal Training)

Es gibt unterschiedlichste Phasenmodelle für Coachingprozesse. Alle, auch die hier dargestellten, sind in jeder Phase abwandelbar und an den Klienten mit seinem Anliegen anzupassen. So ist zum Beispiel der Ablauf ein anderer, wenn ich mit einem Klienten schon einige Sitzungen gestaltet habe. Vielleicht ist dann die Warm-up-Phase nur noch kurz oder der Klient hat dringenden Redebedarf und diese erste Phase fällt ganz weg.

Unsere eigene klientenzentrierte, situationsorientierte Haltung trägt dazu bei, dass der Ablauf einer Stunde und das Tempo der einzelnen Gesprächsphasen variabel ist. Es ist durchaus möglich, dass wir uns zu Anfang über Folgetermine oder auch Ziele für den nächsten Termin unterhalten. So ist die beschriebene Struktur eine Art Handlungsrahmen, der nicht starr, sondern flexibel einsetzbar ist.

Im besten Fall kommen jedoch alle Teile in jeder Sitzung in unterschiedlicher Gewichtung vor. Einige Tools sind unabhängig von den einzelnen Coachingphasen einsetzbar. Hierzu gehören die Fragestellungen aus den systemischen Interventionen aus Kap. 29. Diese können für den Klienten unbemerkt individuell ins Gespräch eingeflochten werden.

Die folgende Beschreibung geht von einem Ersttermin mit dem Klienten aus:

1) Beziehungsaufbau und Erstkontakt

Wie bereits im vorigen Kapitel beschrieben, gilt zu Beginn die Regel: Störungen jeglicher Art haben Vorrang. Dies will heißen, dass Störungen, beispielsweise durch den nicht gefundenen Parkplatz oder den Ärger vorher mit den Kindern, kurz durch Nachfragen angesprochen werden. Dies räumt etwas auf für den Klienten. Er ist eher bereit, mit uns am Thema zu arbeiten und fühlt sich gesehen und wahrgenommen.

Wir stellen uns und unsere Arbeit vor sowie den organisatorischen Ablauf der Sitzungen. Dauer und Methoden werden erläutert und auch unsere Verpflichtung der Verschwiegenheit gegenüber Dritten. Wichtig ist auch, Vorerfahrungen mit Coachings und/oder Therapien anzusprechen. Vielleicht hat der Klient schon Erfahrungen im Bereich Coaching gesammelt und er empfand bestimmte Tools als sehr hilfreich oder hat zu ihnen keinen Zugang gefunden.

In dieser ersten Phase, auch *Warm-up-Phase* genannt, geht es vorrangig darum, Kontakt herzustellen, sich gegenseitig anzunähern und das gegenseitige Kennenlernen zu gestalten. Coachingschulen haben dafür Namen, wie beispielsweise *Joining, Rapport* o. Ä. Ziel ist aber auch, in dieser Phase den Klienten zu ermutigen, uns Vertrauen zu schenken. Dies funktioniert nur, wenn er sich bei uns sicher und wohlfühlt.

Eigentlich wissen wir alle, wie das geht. Wir tun dies meist instinktiv, wenn wir jemand kennenlernen, der uns interessiert. Also ganz zu Anfang „Small Talk" wie: Bist du gut hergekommen? Etwas im Raum zeigen oder auffordern, sich umzuschauen, erklären, ermutigen, über Gemeinsamkeiten (vielleicht Yoga) reden, nach Beruf, Freizeit oder Hobbys fragen. Sehr wichtig ist hier auch immer das Thema Selbstwert, also loben und Positives hervorheben.

2) Vom guten Kontakt zur Zielbeschreibung

Die Zielbeschreibung ist ein zentraler Punkt in unserer Arbeit. Wollen wir beispielsweise eine Taxifahrt unternehmen, reicht es nicht, zu sagen, ich will hier weg. Der Taxifahrer benötigt für die Fahrt von uns die Angabe, wohin es gehen soll, was also das Ziel ist. Sonst fahren wir nur spazieren und im blödesten Fall im Kreis (und das noch für eine Menge Geld).

Der Klient beschreibt all das, was ihn belastet, was das Problem darstellt, womit er nicht weiterkommt. Hier ist oft schon klar, ob es sich um eine einmalige oder mehrere Sitzungen handeln wird, beziehungsweise, was der Klient bezüglich der Dauer für Vorstellungen hat.

Dies ist natürlich auch eine monetäre Frage. Aus der Schilderung des Klienten ergibt sich die Fragestellung:

- Wo will der Klient genau hin, was ist sein konkretes Ziel?

Das ist schon eine erste kleine Intervention, da wir den Blick weg vom Problem hin zur Lösung drehen. Dieses Ziel sollte gemeinsam so konkret wie möglich definiert werden, da es auch unseren Arbeitsauftrag darstellt (Fragestellungen hierzu gibt es in Kap. 29).

Außerdem wird in einem nächsten Schritt mit dem Klienten besprochen, inwieweit in der heutigen Sitzung gearbeitet wird. Das heißt, es wird auch ein Ziel für diese Sitzung definiert, das realistisch und umsetzbar ist. Dieser Prozess zeigt auch die Erwartungen des Klienten an uns. Wir müssen ermessen, ob diese realistisch sind.

3) Wir arbeiten an unserem Ziel

Nachdem ein übergeordnetes Ziel wie auch eine Zielbeschreibung für die heutige Sitzung definiert ist, können wir an unserem heutigen Ziel arbeiten. Haben wir eine oder mehrere Ideen oder der Klient ein Bedürfnis, mit einem bestimmten Tool daranzugehen, ist es wichtig, ihm eine kleine verbale Einführung hierzu zu geben.

Konkret heißt dies:

- Was bringt mir das Tool oder die Tools zu meinem Thema und wie funktioniert das? Danach findet die eigentliche Arbeit am Thema mit dem gewählten Tool statt. Wichtig ist hier der Zeitfaktor. Es sollte genügend Zeit eingeplant werden. Für eine Arbeit an einem Ziel, das sich über mehrere Sitzungen erstreckt, ist es sinnvoll, mögliche Interventionen zum Ziel gesondert zu dokumentieren.

4) Sitzungsabschluss

Reflexion des Erlebten und der Intervention.

- War sie hilfreich, wie hat sich der Klient damit gefühlt, war es für ihn gewinnbringend?

Auch und gerade für eine weitere Arbeit sind dies wichtige Informationen für uns.

- Was wurde durch die Intervention für den Klienten erreicht?
- Was ist jetzt anders?
- Wurde das definierte Ziel erreicht?
- Hält das Erreichte einem Realitätscheck stand?
- Hat sich dadurch das langfristige übergeordnete Ziel verändert?
- Wie geht die Arbeit am Thema weiter?
- Gibt es Hausaufgaben?
- Soll etwas geübt werden und was benötigt der Klient hierzu?
- Weitere Termine und in welchem Abstand ist es sinnvoll, sich wiederzusehen?

Oder, im Fall, dass dies eine einmalige Sitzung war, ist ein Resümee zu ziehen. Ich empfinde es als äußerst wichtig, dass der Klient gut nach Hause gehen kann. Das bedingt, dass eine Sitzung in sich abgeschlossen sein sollte und der Klient in einer guten und stabilen emotionalen Verfassung geht. Ganz nebenbei haben Untersuchungen gezeigt, dass Klienten die letzten 15 Minuten einer Sitzung im Gedächtnis bleiben. Getreu dem Motto: Happy End, happy Client!

5) Nachbereitung und gegebenenfalls Vorbereitung der nächsten Sitzung

Eine Nachbereitung, im Sinne einer Reflexion, ist für unsere eigene Psychohygiene wichtig.

- Was war für uns belastend?
- Was hat die Stunde mit uns gemacht?

- Welche Erkenntnisse ziehen wir für uns aus dem Erlebten?
- Was war gut, was müssen wir in Zukunft anders machen?
- Waren es Themen, die etwas in uns selbst auslösen durften?

Sich eine Struktur der Dokumentation anzueignen, ist, auf Dauer gesehen, sehr sinnvoll. Diese kann man z. B. als Formblatt für sich selbst parat haben. Direkt nach der Sitzung ist das Erlebte bei uns noch frisch, deshalb tragen wir nach der Sitzung ein, welches Thema und welches Ziel der Klient hatte, mit welchen Mitteln daran gearbeitet wurde und ob diese hilfreich waren. Welche Veränderungen und Gefühle der Klient erfahren hat, ist ebenfalls eine wichtige Information. Außerdem überlegen wir weitere Ziele des Klienten für Folgestunden und entwickeln Ideen für mögliche Tools für diese.

Auch wenn die vorgestellten Phasen sich mehr auf den Coachingbereich beziehen, so treffen sie genauso gut auch auf eine Yogastunde bzw. ein Personal Training zu, in dem auch physisch gearbeitet wird.

12

Aufbau eines Coachings und Grundsätzliches

Es ist für jede Art von Coaching (und auch für Yogastunden) hilfreich, sich eine grobe Zeitstruktur zurechtzulegen. Hier sollte auch immer genügend Raum für einen stimmigen Abschluss sein. Dies macht vor allem auch deshalb Sinn, weil dem Klienten, wie bereits erwähnt, die letzten 15 Minuten unserer gemeinsamen Arbeit stärker im Gedächtnis bleiben als der Rest. Gleichzeitig sollte diese aber nur als grobe Einteilung dienen, um sich nicht der Flexibilität zu berauben.

Die Sitzungsdauer im Einzelcoaching ist von vielen Faktoren abhängig:

- Wie alt ist mein Klient?
- Welche Tools will ich einsetzen (die Dauer der einzelnen Tools steht im Buch jeweils darunter als grober Richtwert)?
- Wie ist der Klient monetär aufgestellt, da er ja Selbstzahler ist?
- Welches Thema bringt der Klient mit?

Die Abstände der einzelnen Sitzungen sind ebenso von vielen Faktoren abhängig:

- Wie viel Zeit benötigt der Klient, um das in der Sitzung Erlebte zu integrieren?

- Was hat er für ein Ziel?
- Benötigt der Klient für sich eine schnelle Lösung etc.?

Hier gilt es, gemeinsam und flexibel zu entscheiden.

Ein zentraler Punkt beim Aufbau einer Coachingsitzung ist das Schaffen einer Atmosphäre, die sich für den Klienten gut, sicher und geborgen anfühlt (siehe auch Jaak Panksepp aus Kap. 9). Es gibt Zeiten, in denen Menschen offen für neue Erfahrungen sind. Dann wiederum gibt es Zeiten, in denen sich weniger bewegen darf und vielleicht auch kann.

Arbeitet man mit Klienten über längere Zeit, wird man feststellen, dass es auch Zeiten der Stagnation gibt. Gefolgt von Phasen starker Veränderungsbereitschaft. Hier ist es hilfreich, nicht ungeduldig zu werden oder gar „Leistungsdruck" aufzubauen.

Da man sonst in die emotionalen Systeme Angst und Wut abgleitet, statt in den konstruktiven Systemen der Bindung und Neugier zu verbleiben. Das Abgleiten in dysfunktionale Systeme führt nicht selten zu einem Abbruch der gemeinsamen Arbeit.

Zu unseren Aufgaben als Prozessbegleiter zählt auch, unsere Arbeit mit dem Klienten so zu steuern, dass der Klient sein Ziel erreichen kann. Hierzu ist es wichtig, emotionale Zustände des Klienten gezielt lotsen zu können. Das lässt sich gut durch verschiedene Fragen umsetzen.

Die typischen W-Fragen: Wer?, Wo?, Wann?, Warum?, Wie viele?, Was?, bieten sich einerseits zur Informationssammlung an, bringen aber als Sekundäreffekt den Klienten in eine rationale, beschreibende, über die Situation nachdenkende Haltung. So bieten sich diese Fragen an, um eine eher dissoziierte, also isoliert von sich und den eigenen Emotionen betrachtende Haltung zu finden. Sowie auf Vergangenheit und Zukunft ansprechende Antworten.

Eine weitere Möglichkeit, mehr emotionalen Abstand zu gewinnen, bieten zirkuläre Fragen (siehe auch Kap. 29). Sie dienen Zielen wie Perspektivenwechsel und Informationsgewinn, lassen sich aber auch vorzüglich mit dem Ziel des Dissoziierens einsetzen.

Beispiele hierfür:

- „Was würde dein Kollege darüber denken?"
- „Wie würde ein Fremder über diese Situation denken?" oder:
- „Wenn du das als Außenstehender beobachten würdest, was fällt dir dabei alles auf?"

Fragen zum Hier und Jetzt und direkt zur Person des Klienten lenken im Gegensatz dazu den Klienten in eine assoziierte Haltung. Also, sich selbst in Verbindung mit den eigenen Gefühlen und/oder der Situation zu bringen.

Mögliche Fragen wären hier:

- „Was empfindest du in dieser Situation?"
- „Wie ist das für dich persönlich?"
- „Wie fühlt sich das an?"

Auch sollten wir hier beachten, dass man einen „Kotzenden nicht füttern kann". Dieses nicht sehr angenehme Bild soll verdeutlichen, dass der Klient oder die Klienten meist ein großes Mitteilungsbedürfnis haben. Es ist sehr wirksam, dieses Bedürfnis zu befriedigen. Es gibt uns einerseits Gelegenheit zur Informationssammlung beziehungsweise zur Anamnese. Andererseits versetzt es den Klienten in eine aufnahmefähige Haltung. Dies sollte auch in einem angemessenen Rahmen geschehen, denn es gibt Klienten, die ein extrem großes Mitteilungsbedürfnis haben, um nicht wirklich an die Arbeit am Thema zu müssen. Vielleicht kennst du hier auch den bekannten Ausspruch: Vom Hölzchen aufs Stöckchen kommen?

Ein wichtiger Teil unserer Arbeit ist ebenso, ausreichend viel Zeit vor und nach der Sitzung für uns selbst einzuplanen. Dies dient der Vorbereitung, der Dokumentation und Nachbereitung sowie der Verarbeitung des Erlebten. Die Vorbereitung beinhaltet bei einem Erstgespräch, dass ich mich im Vorkontakt schon über das Thema informiert habe, das der Klient mitbringt.

Vielleicht habe ich schon weitere Informationen oder eine Idee, wie dieser Erstkontakt für den Klienten möglichst gewinnbringend verlaufen kann. Ist es keine

Erstsitzung, habe ich in der Regel eine Dokumentation der vorherigen Sitzung vorgenommen und vielleicht daraufhin schon Ideen entwickelt oder Absprachen mit dem Klienten getroffen, wie weitergearbeitet werden soll.

Für diese Dokumentation kannst du dir selbst ein Arbeitsblatt „Stundenverlaufsdokumentation" erstellen. Wir haben dir hier als Idee eine mögliche Variante dargestellt:

Datum: ...

Thema: Überschrift der heutigen Sitzung

Ziel: Was soll konkret heute oder auch langfristig erreicht werden?

Interventionen: Womit wird das Ziel verfolgt, welche Interventionen kommen zum Einsatz?

Ergebnisse und Bemerkungen: Was wurde durch die Arbeit mit den Interventionen bewirkt? Was hat sich verändert? Aber auch, was hat der Klient hierzu bemerkt?

Hilfreich ist hier die Dokumentation in Form von Zitaten des Klienten. So vermeiden wir, dass wir in späteren Sitzungen diese „um die Ohren gehauen bekommen". Es sind schließlich die Worte des Klienten.

Folgethema und mögliche Tools: Zieldefinition und mögliche Interventionen für die nächste Stunde. Unsere eigene Vorbereitung.

Die Auswahl der Methoden zum Thema des Klienten wird in Kap. 13 behandelt. Des Weiteren befindet sich in Kap. 43 eine Liste, die beschreibt, welche Interventionen welchen Nutzen für uns haben.

12.1 Phasen des Coachings und ihre Besonderheiten

Prinzipielles

Happy End, happy client!

Befragungen haben gezeigt, dass der Eindruck des Klienten über die einzelne Sitzung (Yogastunde, Personal Training) in den letzten Minuten gebildet wird. Das hat

Auswirkungen darauf, wie der Klient uns verlässt. Aber auch, wie sein Eindruck von der Sitzung und uns ist.

Des Weiteren ist es in der letzten Phase der Sitzung wichtig, sein Augenmerk auf den Zustand des Klienten zu legen.

- Was kann ich noch tun, damit dieser gut, stabil und gestärkt aus dieser Sitzung gehen kann?

Die eigentliche Veränderung geschieht meist zwischen den Sitzungen. So ist die Haltung „Hilfe zur Selbsthilfe" für den Klienten auch unter diesem Aspekt äußerst hilfreich. Das Erlebte und Erfahrene im Kontakt mit uns darf verarbeitet und integriert werden. Es muss sich erst einmal setzen und erfordert sogenannte *Verdauungsarbeit*. Die Zeit, die der Klient hierfür benötigt, hängt individuell von ihm und seinem Thema ab. Dies ist bei einer weiteren Terminvereinbarung zu berücksichtigen. Auch, um eine möglichst gute Wirksamkeit der einzelnen Sitzung zu unterstützen.

In der Arbeit mit dem Klienten kann es vorkommen, dass wir denken, etwas mehr Gefühl könne nicht schaden. Oder auch, wie ich möglicherweise in dieser Phase etwas mehr Abstand für den Klienten hinbekomme. Man unterscheidet hier *assoziiert* und *dissoziiert*.

Eine gute Möglichkeit bieten hier Fragen zur Steuerung von Emotionen. So können wir eine stark emotionalisierte Situation durch zirkuläre Fragen etwas abkühlen:

- „Wie sieht das der andere?"
- „Was, denkst du, würde der andere an deiner Stelle tun?"
- „Wie würde es XY in dieser Situation gehen?"

Ist der Klient eher dissoziiert, können wir umgekehrt gezielt nach seinen Emotionen fragen oder ihm Angebote machen, über seine Gefühle zu reden. Beispiele hierfür können sein:

- „Das war sicher für dich sehr traurig?"
- „Wie fühlt sich das für dich in dieser Situation an?"
- „Wo genau im Körper spürst du das?"

Wichtiges zur Phase des Erstkontakts

In der ersten Kontaktaufnahme sowie auch beim Erstgespräch liegt die Verantwortung für uns und auch den Klienten darin, Entscheidungen zu treffen. Es bietet sich an, ähnlich wie in einer Psychotherapie, die erste Sitzung zu nutzen, um für Klient und Coach die Entscheidung zu treffen, ob man miteinander arbeiten kann und will. Außerdem muss sich der Coach darüber im Klaren werden, ob er mit dem Thema des Klienten arbeiten kann und will.

Zusätzlich ist es wichtig, gerade in der Erstsitzung, genau zu erarbeiten, was unser Arbeitsauftrag beziehungsweise das Ziel des Klienten ist und dies am besten auch schriftlich zu fixieren. Des Weiteren ist unsere Aufgabe in dieser Phase, die Ziele des Klienten und seine Erwartungen an uns auf den Prüfstand zu stellen.

- Sind diese realistisch und erreichbar?

Zu Beginn der Zusammenarbeit ist es sinnvoll, eine Fallkonzeption zu erstellen. Das bedeutet, wir verschriftlichen unseren ersten Eindruck, der noch frei von Eindrücken und Bewertungen ist, die wir später durch eine vielleicht längere Zusammenarbeit mit dem Klienten gewinnen. Dieser erste, noch mit Abstand zum Klienten, gewonnene frische Eindruck dient der Überlegung, wie eine weitere Zusammenarbeit aussehen kann. Ebenfalls ist sie nützlich als Ziel- und Problembeschreibung.

Auch in der späteren Arbeit mit dem Klienten ist es eine Bereicherung der Arbeit, auf diesen ersten Eindruck zurückgreifen zu können.

- Deckt sich dieser Eindruck mit dem Verlauf und der jetzigen Sichtweise?
- Warum habe ich das damals so wahrgenommen?
- Was macht diesen Unterschied aus?
- Wenn eine große Differenz zwischen der Wahrnehmung von damals und heute festzustellen ist, was sagt das über meine Sichtweise und Bewertungen aus?

So ist es auch möglich, dem Klienten im Laufe der Arbeit oder am Ende des Prozesses, Rückmeldung über das schon Erreichte geben zu können.

Eine mögliche, vereinfachte Struktur, angelehnt an das SORKC-Schema (ein Mitte der 1960er-Jahre entwickeltes, verhaltenstherapeutisches Modell zur Erklärung von Verhalten), welches eine Fallkonzeption ermöglicht, wäre:

- In welchem Kontext (auslösende Bedingungen; Setting; Gegebenheiten) werden welche Bewertungen (Einstellungen; Glaubenssätze; individuelle, durch Erfahrungen geprägte Formen des Umgangs mit dem Kontext) ausgelöst?
- Wie reagiert der Klient auf diese (körperlich; emotional; durch sein Verhalten, Motorik etc.)?

Als nächster Schritt in dieser Kette wird beschrieben, wie regelmäßig diese Reaktion auftritt und welche Folgen dieses Verhalten für den Klienten und seine Umwelt hat.

Wir arbeiten schon länger zusammen

Es bietet sich an, mit Klienten, mit denen man länger arbeitet, einmal im Halbjahr zurückzuschauen auf das, was sich verändern durfte. Wir Menschen nehmen, ohne bewusst den Fokus auf Veränderungen zu legen, diese oft nicht wahr. Das bewusste Erfahren, was schon erreicht wurde, steigert das Selbstbewusstsein, kann neue Energie für den weiteren Weg geben und dient auch der Ressourcensammlung durch die Frage: Wie hast du das geschafft?

Des Weiteren ist für eine längere Zusammenarbeit eine regelmäßige Transferkontrolle wichtig. Dies meint, dass wir gemeinsam mit dem Klienten schauen, inwieweit er seine, bei uns gemachten Erfahrungen in seiner persönlichen Realität umsetzen kann. Dies ist gerade bei Tools, die mit Übungen zwischen den Terminen einhergehen, essenziell.

Coachingphasen und Veränderung

Prinzipiell kann man sagen:

Ist ein Tool mit einem Klienten gewinnbringend, benutze es weiter! Funktioniert es nicht, mache was anderes!

Arbeiten wir mit Klienten schon längere Zeit zusammen, besteht die Möglichkeit, dass es zur Stagnation im Prozess kommt. Dies kann verschiedene Gründe haben. Zum einen kann es sein, dass der Klient selbst gerade in einer Phase der Veränderung ist, die etwas Zeit benötigt. Sowohl wir als auch der Klient können das nicht immer steuern, denn es hängt von vielen Faktoren ab. Vielleicht benötigt der Klient einfach noch etwas mehr Stabilität, um das, was noch unbewusst ist, anschauen zu können.

Eine Alternative kann auch sein, dass der Klient vorerst „satt" ist von dem bisher Erreichten. Dann bietet sich eine Sitzungspause an.

Vielleicht benötigt der Klient auch eine Hilfestellung von uns, um wieder aus der Unbeweglichkeit zu kommen, dies könnte neben den folgenden Fragen auch durch physische Bewegung (Erlernen neuer „Haltungen"-Asanas) geschehen.

Mögliche Ansatzpunkte können hier sein:

- Hat der Klient Sekundärgewinne, weshalb alles beim Alten bleiben sollte?
- Welche sind das und sind sie die Stagnation wert?
- Welche Auswirkungen hat es für den Klienten und stehen diese vielleicht gewollten Veränderungen im Wege?
- Muss am Zielbezug gearbeitet werden?
- Will heißen, müssen Ziele umformuliert werden, sodass sie zum Anliegen und Motivation des Klienten passen?
- Sind die Ziele im Rahmen der Möglichkeiten des Klienten?
- Sind die Tools die Richtigen für unseren Klienten?
- Welche Einflüsse von außen tragen zur Stagnation bei?
- Welche Risiken beinhalten mögliche Veränderungen?

13

Auswahl der Tools

Gerade bei Erstgesprächen bieten sich Fragestellungen aus dem systemischen Beratungskonzept an. Diese dienen zur Auftragsklärung, können aber auch schon kleine Interventionen im Erstgespräch darstellen. Zu Beginn unserer Tätigkeit als Coach bietet eine gute Dokumentation viele Vorteile.

Für eine Arbeit an einem Ziel, das sich über mehrere Sitzungen erstreckt, ist es sinnvoll, mögliche Interventionen zum Ziel gesondert zu dokumentieren. Dies stellt sich als fortlaufender Prozess dar, der in jeder Phase der Zusammenarbeit mit dem Klienten wertvoll ist. Durch diese Dokumentation von Problemstellungen des Klienten und möglichen hilfreichen Tools wird es, wie in einer Zutatenliste, für uns überschaubarer. Wir haben so immer unsere Ideen zu den Themen des Klienten parat.

Hierzu könnten wir uns eine Tabelle anfertigen. Möglich wäre beispielsweise eine Unterteilung in *Lebensbereich (Kontext)*, *Erlebte Perspektiven* und *Auswahl der Tools*, die einander gegenüberstehen. Das Thema des Klienten wäre nun einzutragen in der Spalte *Lebensbereich (Kontext)*.

Die einzelnen Lebensbereiche sind unterteilt in: Familie, Liebe, Partnerschaft, Spiritualität, Beruf, Karriere, Leistung, Körper, Gesundheit, Wahrnehmung bzw. Konstrukte, materielle Sicherheit, Selbstverwirklichung und Umgebung. Nachdem ich den

Lebensbereich oder auch die Lebensbereiche, die das Thema betreffen, eingetragen habe, trage ich in einer nächsten Spalte die *Erlebten Perspektiven* ein. Diese sind mit den Lebensbereichen verwoben.

Der Klient hat sozusagen eine Problemstellung in einem bestimmten Bereich seines Lebens und erlebt diese mit oder in bestimmten Perspektiven oder Dimensionen. Diese Dimensionen des Erlebens sind: Sinnfindung, Identität, Selbstbild, Zugehörigkeit, Werte, Fähigkeiten, Wissen, Kenntnisse, beobachtbares Verhalten, Außenwelt, System, Denken, Emotionen, Ziele, Probleme und Ressourcen.

In einem nächsten Schritt trage ich unter *Tools* die Interventionen ein, die für diese Problemstellung und ihre erlebten Perspektiven sinnvoll erscheinen. Es können zu einem Lebensbereich mehrere Perspektiven oder Dimensionen wichtig sein. Umgekehrt ist es ebenfalls möglich, dass eine Perspektive verwoben mit verschiedenen Lebensbereichen ist.

Ein Beispiel: Wird ein Familienangehöriger pflegebedürftig, hat dies für den Klienten auf mehrere Lebensbereiche Auswirkungen. Vielleicht ist seine Problemstellung in den Lebensbereichen Familie, Leistung, Karriere, Körper und Gesundheit, oder aber beschränkt sich auf nur einen dieser Lebensbereiche zu diesem Thema. Ebenso verhält es sich mit den Dimensionen. Vielleicht sind die verwobenen Dimensionen für ihn Emotionen, Ziele, Ressourcen und Werte. Oder auch in dieser Rubrik nur eines davon.

Habe ich die/den Lebensbereich/e und die damit verwobenen Perspektiven erfasst, trage ich in die Spalte *Tools* die Interventionen, die sinnvoll erscheinen, ein. Kombinationsmöglichkeiten, wie zum Beispiel EMDR/ABC/Systembrett/Schema sind hier möglich. Diese müssen sich an den Ressourcen und Zielbedürfnissen des Klienten orientieren. Die einzelnen Tools sollten nach der Prämisse ausgesucht werden, was einerseits für den Klienten hilfreich ist, aber vor allem hinsichtlich dessen, was für ihn ein gangbarer Weg ist. Ein rational dominanter Klient wird vielleicht eher auf das ABC-Schema ansprechen. Ein emotional dominanter Klient wird möglicherweise eher mit EMDR und/oder inneren Anteilen arbeiten. In dieser Festlegung für den Moment sollte aber immer auch die Möglichkeit für Klient und Coach gegeben sein, jederzeit auf andere Tools im Prozess wechseln zu können.

Dies lässt sich auch wunderbar auf Yoga übertragen. Manche Menschen können gut visualisieren und haben somit eine Affinität zu Bildern in Meditationen und/oder Entspannungen. Andere benötigen physische Unterstützung zum Entspannen, wie z. B. ein PMR (progressive Muskelrelaxation). Auch kann sich dies in der Wahl des Yogastils niederschlagen. Für den einen ist eine herausfordernde Ashtanga-Praxis toll, ein anderer braucht vielleicht eine sanfte und tiefgründige Yin-Praxis.

Die Auswahl und Dokumentation der Tools ist ein fortlaufender Prozess, der sich von Sitzung zu Sitzung weiterentwickelt. Neue Perspektiven, Erkenntnisse, Informationen oder auch neue Ideen für hilfreiche Interventionen können hier eingepflegt werden.

Diese Art der strukturierten und situationsorientierten Arbeit ist gerade am Anfang eigener Coaching- und/oder Yogalehrtätigkeit eine Hilfe, um nicht den Überblick zu verlieren.

Dieses, den Kontext in Bezug zum Erleben des Klienten und den dazu passenden Interventionen herzustellen, sollte sich für die praktische Arbeit auch in unserer Stundenverlaufsdokumentation wiederfinden. Es vereinfacht unsere Vorbereitung und wir behalten den Überblick.

Die noch angedachten Tools für die nächste Sitzung können wir dann in die Spalte *Folgethema und mögliche Tools* eintragen. Ebenfalls bietet es sich an, die Ergebnisse der Stundenverlaufsdokumentation aus den Spalten *Interventionen* und *Ergebnisse und Bemerkungen* abzugleichen. So haben wir in jeder Phase den Überblick, welche Interventionen schon durchgeführt wurden. Auch kann ich hiermit feststellen, ob diese hilfreich waren und welche möglicherweise noch sinnvoll wären. So dient dies auch zur eigenen Reflexion und Evaluation.

14

Veränderungen und Entwicklungsbegleitung

Während meiner Ausbildungen und meiner Arbeit an mir und mit Menschen, stellten sich für mich die folgenden Fragen:

- Was ist das: Veränderung oder Entwicklung?
- Gibt es ein Schema der stattfindenden Abläufe?
- Wie kann ich mehr Sicherheit im Umgang mit diesen Prozessen erlangen?

Um Veränderungen und Entwicklungen jeglicher Art begleiten zu können, aber auch zur Selbstreflexion, ist es hilfreich, deren Abläufe zu kennen. So lässt sich leichter Folgendes feststellen:

- Wo stehe ich?
- Was ist der nächste Schritt?
- Bin ich noch im Prozess oder bin ich irgendwo fixiert und komme nicht weiter? etc.

Für den Klienten kann es sehr erleichternd sein, zu sehen, wo er steht. Stecke ich fest oder aber auch, was kann der nächste Schritt sein? Dieses Verstehen des Prozesses kann ein Gefühl der Sicherheit und Kontrolle schenken. Denn das ist dem Klienten oftmals, weil er sich entwickelt und verändert hat, abhandengekommen.

Nicht nur Kinder und Jugendliche sind in Entwicklungsprozessen. Entwicklung und Veränderung findet ein Leben lang statt. Kommt dieser natürliche Prozess ins Stocken, kommen auch Entwicklung, Veränderung und Wachstum ins Stocken. Unterschiedliche psychotherapeutische Richtungen haben diesen Phänomenen verschiedenste Namen zugesprochen. Beispielsweise spricht die Tiefenpsychologie von *Fixierung* und *Wiederholungszwang*, die Gestalttherapie vom *Unfinished Business*, Hypnotherapeuten und die Systemische Therapie sprechen auch von *Blockaden*.

Gemeinsam haben diese Modelle, dass sie von Ereignissen oder auch Veränderungen ausgehen, die für den Einzelnen eine Überforderung darstellen. Diese Ereignisse in Vergangenheit oder auch Gegenwart führen zu einer Stagnation von psychischen Abläufen, die eine Verarbeitung und Integration dieser behindert. Der Mensch kann sprichwörtlich nicht weitergehen, wenn diese Prozesse nicht abgeschlossen sind.

Ein weiterer wichtiger Faktor, gerade im Kontext des Coachings und der Beratung, sind Ressourcen. Es muss nicht immer die Blockade aus der Vergangenheit oder Gegenwart sein, die uns an Entwicklung oder Veränderung hindert. Vielleicht fehlen uns für unser Vorhaben nur entscheidende Ressourcen (siehe Kap. 32). Oder aber unser Denken hindert uns daran, beispielsweise durch eine Problemtrance (siehe Kap. 29). Vielleicht haben wir Sekundärgewinne, es würde uns also ein Nachteil entstehen, wenn wir Schritte nach vorne gehen, die uns daran hindern. Dies herauszufinden, ist ein wichtiges Stück Arbeit in Coaching und Yoga.

Tipp

Um Veränderungen wahrzunehmen, wäre z. B. die Haltung des *Kriegers II (Virabhadrasana)* möglich. Der Schüler könnte nach hinten schauen, um seine Vergangenheit wahrzunehmen und dann nach vorne, z. B. zum Ziel. Hier wäre es auch möglich, zusätzlich mit Ankertechniken zu arbeiten.

Werden nun diese Blockaden gelöst, kann der natürliche Prozess der Veränderung und Entwicklung weiterlaufen.

Zum Verdeutlichen möchte ich hier zum einen nun beispielhaft ein Modell der Entwicklungsaufgaben vorstellen. Zum anderen ein Modell, das die einzelnen Phasen der jeweiligen Entwicklungsaufgaben beschreibt.

14.1 Modell der Entwicklungsaufgaben

Ein hilfreiches Modell von Entwicklungsphasen sieht die Bewältigung einzelner Lebensereignisse als Anpassungsleistungen, die Auslöser für Veränderungen sind. Die Bewältigung hat ein Wachstum eigener Ressourcen zur Folge. So sind sie eine Chance für Entwicklung.

Björn Migge (2018) hat das in seinem Buch *Handbuch Coaching und Beratung* auf Seite 428 folgendermaßen beschrieben: „Einschnitte und Lebensübergänge schaffen Verunsicherung durch Rollenänderungen und Selbstbildveränderungen. Man löst sich aus Bindungen und erschafft neue. Sicherheiten gehen verloren oder der Wandel durch abwechslungsreiche Aufgaben fehlt. Solche Lebensübergänge sind die Adoleszenz, der Übergang ins Erwachsenenalter oder in den Beruf, das beginnende Altern des Mannes oder das Klimakterium der Frau, der sichtbare Verlust der Jugendlichkeit, der Auszug der Kinder, der Tod der eigenen Eltern, der Eintritt in den Ruhestand."

Diese Übergänge erfordern von uns Anpassungen an das Neue. Dieses Anpassen an Neues kennen wir alle, z. B. als wir selbst in den Kindergarten kamen, unsere Einschulung, Trennung vom Partner, Arbeitsplatzverlust, Umzug etc. Es sind Lebensstationen, die uns bekannt sind und die wir in der Regel durchlaufen. Um sie zu bewältigen, wird uns eine Anpassungsleistung abverlangt.

Anpassungsschwierigkeiten in den Übergangsphasen sind sie, wenn sie bewusst als Problem wahrgenommen werden. Krisen werden, meiner Meinung nach, daraus, wenn man nicht mehr weiter weiß. Wenn Angst und Verwirrung die Oberhand gewinnen. Hier sollte man sehr sorgsam abwägen, inwieweit der Verweis an einen Psychotherapeuten sinnvoll ist.

Zusatzinfo

Eine Sonderrolle spielt hier der Themenbereich **Trauma**, der hier bewusst ausgeklammert wurde. Trauma gehört in den therapeutischen Kontext, nicht in den Coachingbereich.

Wird nun die Anpassungsleistung an die Entwicklungsaufgabe von uns erbracht, entsteht bei uns einerseits die Veränderung. Aber ein weiterer, sehr großer Gewinn ist das *Dazulernen*. Wir werden etwas weiser, neue Veränderungen werden mit jeder bewältigten Situation gelassener gemeistert und wir haben in unserem persönlichen Werkzeugkasten neue Werkzeuge der Lebensbewältigung. Unsere Resilienz wird gestärkt, also die Fähigkeit, schwierige Lebenssituationen ohne anhaltende Beeinträchtigung zu überstehen.

14.2 Modell der Phasenabläufe

Modelle solcher Abläufe bei grundlegenden Entwicklungen gibt es viele. Jedoch sind sich die verschiedenen Modelle in ihrer Grundstruktur sehr ähnlich. Bestimmte Abläufe kommen in den meisten Modellen vor. Ob es nun um ein Modell der Sterbephasen nach Elisabeth Kübler-Ross (1992) oder um Modelle aus der Gestalttherapie (Doubrawa & Blankertz 2000) zu Wachstumsprozessen geht.

Man könnte sagen, all diese Beispiele für Phasenabläufe haben gewisse Gemeinsamkeiten.

Aus meiner Erfahrung heraus können sowohl Coach als auch Klient, unter Zuhilfenahme solcher Abläufe, gut einordnen, wo der Klient gerade steht. Was seine nächsten Schritte sein können. Ob in diesem Prozess eine Stagnation durch Fixierung oder Blockade gelöst werden muss, ist hier ebenso ableitbar.

Die Reihenfolge, wie auch die Geschwindigkeit, mit der solche Prozesse ablaufen, ist individuell zu sehen. Es kommt vor, dass Klienten Phasen überspringen oder nicht bewusst wahrnehmen. Oft jedoch bleiben Menschen in den Phasen der verstandesmäßigen Einsicht und der Annahme der Gefühle hängen.

Ein mögliches Modell für Phasenabläufe könnte Folgendes sein:

- Oft kommt es zuerst zu einer Verleugnung der Entwicklungsaufgabe: „Das ist nicht wahr!"
- Danach folgt die verstandesmäßige Einsicht, dass es ein Problem gibt.
- Darauf folgt erst einmal die Abwehr der damit verbundenen Gefühle: „Ich verstehe es, aber empfinde es nicht."
- Dieser Phase schließt sich die Annahme der Gefühle an. Wut, Trauer, Schmerz, Angst, Ohnmacht kommen hervor.
- Im nächsten Schritt werden die gewohnten Muster als nicht mehr hilfreich erkannt.
- Nun folgt die Phase der Lösungsfindung. Diese wird auf Alltagstauglichkeit geprüft, um dann in das Lebenskonstrukt integriert zu werden. Neue Ziele, Werte und Einstellungen können entstehen. Es entwickeln sich neue Gewohnheiten. Neues wird ausprobiert. Nach und nach tritt die Entwicklungsaufgabe in den Hintergrund, bleibt jedoch als Erinnerung bestehen. Die Anpassungsleistung ist vollbracht. Neue Ressourcen und Erfahrungen bereichern das weitere Leben.

Tipp

Selbsterfahrung:

Kann ich diese Phasen in von mir Erlebtem wiederfinden?

Befinde ich mich selbst vielleicht gerade in einem Veränderungsprozess und, wenn ja, in welcher Phase?

Die Dauer solcher Prozesse ist individuell sehr verschieden. Der Mensch ist hier in seiner Individualität das Maß der Dinge. Auch was der Einzelne zur Bewältigung seiner Veränderung benötigt, ist sehr unterschiedlich. Hier ist es sinnvoll, gemeinsam mit dem Klienten, Mittel und Schritte zu besprechen.

Veränderungen bedeuten auch immer, Neuland zu betreten. Dies bringt Unsicherheiten mit sich und fordert dem Klienten nicht selten viel Mut ab. Auch energetisch ist dies für den Klienten sehr anstrengend. Nach meiner Erfahrung gibt es hier durchaus Zeiten mit großen Fortschritten, die gefolgt sind von eher ruhigen Phasen der Veränderung. Dies ist von uns so zu respektieren, da der Klient diese Phasen benötigt.

Es kann hier hilfreich sein, auch für die Erklärung dem Klienten gegenüber, sich einer Metapher zu bedienen. Beispielsweise die Vorstellung, der Klient stehe auf einem Schwebebalken. Er möchte den nächsten Schritt vollziehen. Dazu benötigt er, dort, wo er steht, einen sicheren Stand im Gleichgewicht.

Hat er diesen Schritt vollzogen, muss hier ebenfalls erst wieder Gleichgewicht gefunden werden, bevor es weitergehen kann. Dieses Gleichgewicht zu finden, bedeutet, übertragen auf die Coachingsituation, das Durcharbeiten emotional zu akzeptieren sowie das Integrieren und Umlernen des Neuen. Dies kann im Yoga beispielsweise durch Üben von Gleichgewichtshaltungen verstärkt werden.

In der Arbeit mit dem Klienten spielt *Mentalisierung* eine zentrale Rolle. Man könnte auch sagen, es ist für uns Menschen eine wichtige Entwicklungsaufgabe, diese Fähigkeit zu entfalten.

Wir *mentalisieren*, wenn wir uns bewusst werden, was in anderen oder in uns selbst vorgeht. *Mentalisierung* ist somit die Fähigkeit, eigenes oder das Verhalten anderer zu interpretieren. In unserem Kontext ist hiermit auch gemeint, Vergangenes, Emotionen, Bedürfnisse, Wünsche, Einstellungen und Verhalten auch in Worte fassen zu können. Erst dann ist es für den Klienten wirklich möglich, diese Dinge wiederzuerkennen. Für ihn war es vielleicht vorher eine unerklärliche Abfolge von sprachlos Erlebtem. Durch die Mentalisierung gerinnt diese zu etwas, das wir wiedererkennen können.

Durch dieses sprachliche „Feststellen" entsteht ein Wiedererkennungseffekt, sowie Sicherheit, Kontrolle und die Fähigkeit, das Erlebte zu verändern. Eigenes inneres Erleben anderen mitteilen zu können, ist ebenfalls eine große Kompetenz, sowie auch das Erleben anderer zu erkennen und in Worte fassen zu können. Viele Menschen haben diese Bezüge bzw. Mentalisierungsfähigkeit in ihrer Kindheit nicht erlernen können.

So helfen wir, indem wir gemeinsam mit dem Klienten Worte finden für das Erlebte, die eigene Mentalisierungsfähigkeit zu verbessern. Das Sprechen über Gefühle und Bedürfnisse fällt vielen Klienten schwer.

- Was ist das gerade für ein Gefühl?
- Was ist gerade mein Bedürfnis?
- Wenn es sich so anfühlt, wie heißt das dann?

Wir stellen sozusagen Bezüge zwischen Erlebtem und Begriffen her. Dies hat auch weitere positive Effekte für den Klienten außerhalb unserer Arbeit.

Tipp

Selbsterfahrung:

Kannst du deine Gefühle, Bedürfnisse in Worte fassen?

Fehlen dir mitunter die „richtigen" Worte zur Beschreibung einer Situation?

Das kannst du üben, indem du z. B. in einer Meditation auf ganz subtiler Ebene deine Gefühle wahrnimmst und sie anschließend möglichst detailliert beschreibst. Je mehr Worte du selbst für Gefühle, Bedürfnisse, Erlebnisse etc. hast, desto besser kannst du deinen Klienten/Schüler in der Findung unterstützen.

15

Im Fall der Fälle – hilfreiche Interventionsmöglichkeiten

Yoga ist ein sehr starkes und kraftvolles Instrument. So kann es durchaus geschehen, dass in Menschen starke emotionale Zustände ausgelöst werden.

In Yogastunden, Gruppen- und Einzelsettings kann es passieren, dass unsere Schüler in, für uns selbst, erst einmal beängstigende Zustände geraten können. Wir sind dann oft hilflos und fühlen uns mit der Situation überfordert. Hier ist es sehr hilfreich, einige kleine Tools zur Hand zu haben, für den Fall der Fälle. Es wird uns auch, wenn wir in unserer täglichen Praxis selten oder gar nicht mit solchen Situationen konfrontiert werden, ein sicheres Gefühl geben, auf diese Fälle vorbereitet zu sein. Sicherlich sind wir keine Therapeuten, geht es hier vielmehr um eine erste Hilfe in bzw. aus der Not.

Grob kann man das, was unsere Schüler erleben könnten, in zwei Kategorien unterteilen. Das eine sind psychotische Zustände, die wir so gut wie nie miterleben. Das meistens auftretende Bild ist jedoch das des *Flashbacks*. Dies meint, dass durch individuelle Trigger (Auslöser) Menschen in vergangene Situationen zurückgeworfen werden. Diese Situationen waren für sie damals überfordernd, weshalb sie nicht als Erinnerungen komplett abgespeichert werden können. Dies wird als *Trauma* bezeichnet und stellt im Moment des Erlebens eine sehr starke Belastung dar.

Auslöser können auf all unseren Sinneskanälen auftreten. Damit ist gemeint, es können beispielsweise Gerüche, Geräusche, Empfindungen, Gesehenes, Geschmecktes, bestimmte Haltungen im Yoga, Berührungen durch Hands-on (Assists), um nur einiges zu nennen, Auslöser hierfür sein. Diese Auslöser werfen den Betroffenen in den Moment des Erlebens, in der Vergangenheit, zurück. Dieser Moment war für den Menschen in dieser Situation mit extremen Gefühlen von Angst, Hilflosigkeit, Anspannung oder Stress verbunden.

Deshalb ist es für denjenigen, der einen Flashback erlebt, das Wichtigste, dass wir ruhig, besonnen, emotional auffangend und beruhigend auf ihn einwirken können. Ihm also die Ruhe und Sicherheit geben, die er in seinem Inneren in diesem Moment nicht hat. Gerade auch unsere Atmung überträgt sich unbewusst auf unser Gegenüber. So ist es helfend für uns und den anderen, die eigene Atmung bewusst ruhig auszuführen.

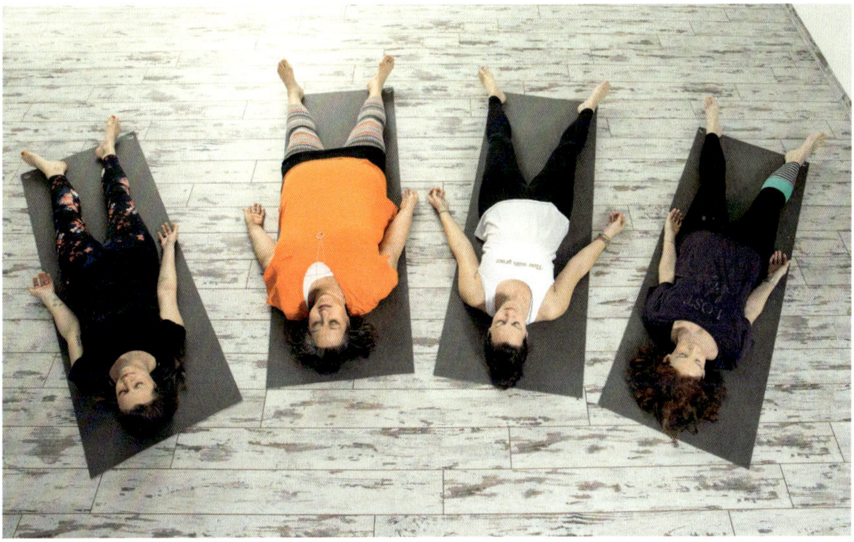

In Erlebnisräumen wie Yoga kann eine solche Situation leicht durch eine Imagination oder auch in einer Meditation geschehen. Für das menschliche Gehirn ist es bei bestimmten Prozessen nicht entscheidend, ob wir etwas wirklich erleben oder es uns nur vorstellen.

Beispielsweise kann ein Schüler, der fast ertrunken wäre und dies nicht wirklich verarbeitet hat, unter Umständen in einer Traumreise, Hypnose oder geführten Meditation, die den Inhalt Wasser hat, durch diesen getriggert werden. Ein aktuelles Beispiel, das in den Ausbildungen für Kinderyogalehrer immer ein Thema bei den Entspannungs- und Fantasiegeschichten ist, sind Reisen ans Meer. Denn was passiert mit einem Kind mit Fluchterfahrungen, das über das Meer zu uns kam, wohl in einer solchen Situation? Sehr wahrscheinlich haben für diesen Menschen das Meer und die Wellen keinen beruhigenden Effekt, ganz im Gegenteil!

So ist diesen Phänomenen gemeinsam, dass der Schüler, der diese Zustände erlebt, nicht im Hier und Jetzt ist. Um dem Menschen in dieser Situation bedarfsgerecht zur Seite stehen zu können, werden hier zwei Ansätze vorgestellt:

Ein Ansatz ist hier beispielhaft mit dem *sicheren Ort* beschrieben. Er bringt den Menschen, in seiner Vorstellung, in eine für ihn sichere Umgebung. Dieser *sichere Ort* ist dann wertvoll, wenn er vorher schon installiert wurde und setzt eine gewisse Übung des Teilnehmers voraus. Der *sichere Ort* lässt sich gut in Yogastunden, z. B. in die Entspannung, einbauen und kann von den Schülern auch ohne fremde Hilfe jederzeit genutzt werden. Das heißt, auch im Alltag, bei Ängsten, um sich zurückzuziehen oder auch einfach, um an einem in der Vorstellung sicheren Ort zu sein. Des Weiteren lässt er sich gut mit einem Körperanker (siehe Kap. 40) verbinden, der später durch oftmalige Wiederholungen auch ohne die Imagination die gewünschten Gefühle auslösen kann.

Ein weiterer, sehr hilfreicher Ansatz ist, den Schüler, der eben nicht im Hier und Jetzt ist, wieder in die Gegenwart zurückzuholen. Hierzu werden für den eigenen Werkzeugkoffer zwei Interventionen vorgestellt. Diese haben beide den Vorteil, dass sie im Vorfeld nicht geübt bzw. installiert werden müssen und sofort wirken. Diese erfordern jedoch für den ersten Einsatz einen Menschen, der von außen den Ablauf steuert. Auch sie sind im Alltag für den Schüler ohne fremde Hilfe nach einiger Übung einsetzbar.

15.1 Der sichere Ort

Der Text ist beispielhaft zu verstehen. Wandle ihn gerne für dich und deine Schüler/Klienten ab, sodass es für euch passt. Wichtige Inhalte sind hier, dass der vorgestellte Ort sicher, individuell und mit guten Gefühlen für den Klienten besetzt ist.

Außerdem ist es für eine starke und gute Verankerung sinnvoll, die Sinneskanäle abzufragen:

- „Was siehst du?"
- „Wie fühlt es sich an?"
- „Was schmeckst du?"
- „Was riechst du?"
- „Was hörst du?"
- „Wie fühlt es sich im Körper an?" = VAKOG

Dies führt zu einer intensiven Erfahrung und das innere Bild des Ortes kann konkreter werden. Für eine möglichst starke Verankerung ist es wichtig, diese Übung mehrfach zu wiederholen bzw. einzuüben.

(Die Absätze stellen Pausen dar. Förderlich ist es, dem Klienten genügend Zeit zu geben, sein Bild entwickeln zu können.)

Ich lade dich nun ein, für einige Minuten mit deiner Aufmerksamkeit nach innen zu gehen.

Ich werde gemeinsam mit dir auf eine Entdeckungsreise nach deinem persönlichen sicheren Ort gehen.

Ein Ort, an dem dich nichts und niemand in Angst versetzen kann.

Ein Ort völliger Entspannung und Erholung.

Kurzum ein Ort, an dem alles nur gut für dich ist.

Für manche ist es ein Ort am Meer, für andere eine einsame Insel, ein Leuchtturm, ein ferner Berggipfel oder auch ein Märchenreich. Es kann eine Höhle sein oder ein Planet.

Jeder Ort ist möglich und du kannst frei auswählen, wie es dort aussieht.

Du kannst dir diesen Ort so gestalten, wie du es benötigst, um dich wohlzufühlen.

Nun geht es daran, diesen Ort zu schützen.

Vielleicht ist er unsichtbar oder nur mit einem fliegenden Teppich erreichbar, vielleicht benötigt man einen Zauberspruch, um ihn zu erreichen, oder ein Tier.

Nun, wenn du an deinem sicheren Ort bist, vergewissere dich noch einmal, ob du an diesem Ort wirklich sicher bist.

Hast du den Eindruck, du benötigst noch mehr Sicherheit, so verändere ihn nach deinen Vorstellungen, bis er sich für dich absolut sicher anfühlt.

Was hörst du an deinem sicheren Ort?

Was siehst du dort?

Wie riecht es?

Was für einen Geschmack hat dein Ort?

Wie fühlt sich dein Körper an?

Wenn sich alles wirklich gut und sicher anfühlt, lade ich dich ein, deinem Ort einen Namen zu geben, um ihn in deinem Gedächtnis einzuprägen.

Und nun bitte ich dich, deinen sicheren Ort wieder zu verlassen und wieder in diesen Raum zurückzukehren. Du kannst jederzeit wieder an diesen Ort zurückkommen, wann immer dir danach ist.

Ich lade dich nun ein, mit deiner Aufmerksamkeit wieder zurück in die Außenwelt zu kommen.

Du hörst die Geräusche um dich, nimmst deine Atmung bewusst wahr, streckst dich und öffnest deine Augen. Du bist wieder ganz im Hier und Jetzt.

Notwendige Materialien: Kissen, bequemer Sessel, Yogamatte oder Ähnliches, um eine bequeme, entspannte Haltung einnehmen zu können.

Zeitaufwand: 10-20 Minuten.

Setting: Einzel- und Gruppensetting.

15.2 Die 5-4-3-2-1-Übung

Die außenorientierte *5-4-3-2-1-Übung* ist eine effektive Stabilisierungstechnik aus der Traumatherapie. Yvonne Dolan entwickelte die Übung speziell für Überlebende von sexuellem Missbrauch. Durch die Orientierung nach außen, mit geöffneten Augen, unterscheidet sie sich von anderen Stabilisierungstechniken und ist für viele Formen von Traumata gut einsetzbar.

Diese Übung hilft dabei, aus dissoziativen Zuständen herauszufinden und wieder assoziiert im Hier und Jetzt zu sein.

Die außenorientierte *5-4-3-2-1-Übung* erfordert vom Klienten keinerlei Vorerfahrung und ist deshalb sehr gut in Akutsituationen anwendbar.

Anleitung

Sage laut oder in Gedanken, was du mit deinen Sinnen im Moment gerade wahrnimmst!

Fünfmal: Ich sehe ...! → Fünfmal: Ich höre ...! → Fünfmal: Ich spüre ...! → Viermal: Ich sehe ...! → Viermal: Ich höre ...! → Viermal: Ich spüre ...! → Dreimal: Ich sehe ...! → Dreimal: Ich höre ...! → Dreimal: Ich spüre ...! → Zweimal: Ich sehe ...! → Zweimal: Ich höre ...! → Zweimal: Ich spüre ...! →

Zuletzt, einige Zeit lang mehrmals:

Einmal: Ich sehe ...! → Einmal: Ich höre ...! → Einmal: Ich spüre ...!

Umkehr der 1-2-3-4-5-Übung: Manche Klienten finden die umgekehrte Reihenfolge hilfreicher, um mit der Wahrnehmung nach außen zu kommen.

Wenn in der Situation möglich, solltest du dafür sorgen, dass der Klient eine für ihn angenehme Körperhaltung einnimmt und sich einen Punkt im Raum sucht, auf den er seinen Blick fixieren kann.

Kommt der Klient mit der Abfolge durcheinander, ist dies kein Problem, da es um die Fokussierung ins Außen und ins Hier und Jetzt geht.

Notwendige Materialien: Keine.

Zeitaufwand: Unterschiedlich, je nachdem, wie lange der Klient benötigt, um sich wieder gut in der Gegenwart zu verankern.

Setting: Einzelgespräch, möglichst ruhige Umgebung, entspannte Atmosphäre, so weit möglich.

15.3 Hier-und-Jetzt-Fragen

Eine weitere, sehr einfache Intervention ist das Befragen nach alltäglichen Kleinigkeiten, wie zum Beispiel:

Was hast du heute gefrühstückt?

Wie bist du hierhergekommen?

Wann bist du gestern ins Bett gegangen?

Welche Farbe haben deine Schuhe oder dein Auto oder ...?

Was machst du nach dem Yoga? etc.

Man könnte auch sagen, es ist Small Talk, aber das Ziel wird durch die gedankliche Fokussierung auf den realen Alltag im Hier und Jetzt gelenkt.

Notwendige Materialien: Keine.

Zeitaufwand: Unterschiedlich, je nachdem, wie lange der Klient benötigt, um sich wieder gut in der Gegenwart zu verankern.

Setting: Einzelgespräch, möglichst ruhige Umgebung, entspannte Atmosphäre, so weit möglich.

16

Menschen mit ihren Besonderheiten und Anliegen

Häufig kommen Menschen zu uns ins Yoga oder in die Beratung, weil sie ein Anliegen haben. Die Auftragsklärung ist hier nicht nur deshalb sinnvoll, um einen Arbeitsauftrag zu erhalten. Er stellt an uns auch die Forderung, diesen und nur diesen Auftrag zu erfüllen. Der Klient mit seinem Anliegen entscheidet über das Ziel der Zusammenarbeit. Alles andere wäre Zwangsbeglücken.

Das Anliegen oder auch Problem muss im ersten Schritt dem Klienten bewusst sein, sonst würde er nicht unsere Hilfe in Anspruch nehmen wollen (das gilt natürlich auch auf der physischen Ebene). Damit hat er schon (unbewusst) formuliert, dass er weiß, dass er etwas verändern möchte, aber noch nicht weiß, wie. Diese Suche ist der Prozess, den wir gestalten und begleiten dürfen.

Dieser Prozess gestaltet sich inhaltlich in der Suche nach Konkretem, das sich verändern lässt. Dies muss einen Realitätscheck bestehen. Im nächsten Schritt folgt die Umsetzung durch den Klienten. Hierzu muss er Neues wagen. Im letzten Schritt geht es darum, das neue Verhalten durch Übung zu verinnerlichen und das alte Benehmen dauerhaft aufzugeben.

Doch nicht immer läuft das so, wie wir uns das vorstellen oder wie es sich der Klient erhofft. Viele Faktoren spielen hierbei eine Rolle. Ein entscheidender Faktor ist, mit welcher Haltung der Klient zu uns kommt. So kann es sehr hilfreich sein, die Menschen, die zu uns kommen, in *Kundentypen* zu unterteilen. Dies vereinfacht es mitunter, die eigene Haltung und den Prozess zu reflektieren. Aber auch Klarheit darüber zu erlangen, welche Arbeit mit dem Klienten sinnvoll ist und was unsere Aufgabe aus seiner Sicht darstellt. So können wir besser entscheiden, ob wir diesen Auftrag so annehmen wollen und ob er zu uns passt.

In dem Buch *Aufstellungen mit dem Systembrett* von Wolfgang Polt und Dr. Markus Rimser (2006) wird dies sehr anschaulich und für unsere Kontexte hilfreich in vier Kundentypen unterteilt.

Der *Typ Kunde* hat recht konkrete Vorstellungen davon, was er von uns möchte und arbeitet mit uns zusammen zielgerichtet und motiviert an der Umsetzung seiner Vorstellungen. Er ist häufig sehr reflektiert.

Der *Typ Besucher* ist oftmals unfreiwillig bei uns. Hier sind mitunter Auftraggeber und Klient zwei verschiedene Personen (das ist z. B. oft im Kinderyoga der Fall!). Aus diesem Grund ist er nicht sonderlich motiviert und er weiß nicht so recht, was er bei uns eigentlich soll und will. So ist es schwierig für ihn, mit uns einen Arbeitsauftrag oder ein Ziel zu formulieren.

Der *Typ Klagender* sieht keine Problemlösung bei sich selbst. Er sieht sich als Opfer, den anderen als Täter. Erleichterung verschafft er sich durch das Klagen, welches wir als Coach oder Zuhörer dann als Last empfinden. Hier gilt es, auch gerade für uns selbst, uns abgrenzen zu können, um nicht der „Mülleimer" zu sein. Der Klagende will klagen, nicht verändern. Deshalb sind häufig Lösungsansätze für ihn nicht umsetzbar. Es ist bisweilen eine Beziehung von Berater und Klient, die man auch als „Rent a Friend" bezeichnen könnte. Hier besteht die Kunst darin, ihn, wenn möglich, in die Verantwortung für sich zu bringen.

In der Transaktionsanalyse spricht man in diesem Zusammenhang vom *Dramadreieck*, welches im folgenden Kapitel noch näher erläutert wird. Wir sollen der Retter sein, der Klient das Opfer und ein Dritter der Täter. Versuchen wir nun, den Klienten aus der Opferrolle in die Selbstverantwortung zu begleiten, so kann es passieren, dass der Klagende eben der Klagende bleiben will und uns zum Täter macht. So kann er als Opfer aus der Beratung oder dem Gespräch gehen und muss keine Verantwortung übernehmen. Man könnte dies auch als Inszenierung sehen, die der Klient immer wieder erlebt.

Der Typ *Co-Berater* kommt bereits mit Lösungen zu uns. Er will von uns nur noch ein professionelles Feedback. Eine weitere Variante stellt hier jener Co-Berater dar, der diese Rolle einnimmt, um beim „Waschen bloß nicht nass zu werden". Er hat einen inneren Widerstand, man könnte auch sagen, es ist ein innerer Beschützer am Werk, der ihn vor seinen Gefühlen und davor, sich mit der eigenen Innenwelt auseinanderzusetzen, schützt.

Auch im Yoga kennen wir unterschiedliche Motivationen, um zum Kurs oder Personal Training zu kommen, und nicht selten sind hier ähnliche Verhaltensmuster am Werk. Auch wenn man Menschen nicht pauschal kategorisieren sollte, bzw. Schubladendenken häufig eher unangebracht ist, so kann uns ein solches Modell doch manchmal helfen, um bestimmte Muster oder Eigenarten zu erkennen. Auch hier gilt: Die Menge macht das Gift. Sich also durchaus darüber bewusst zu sein, dass eine Kategorisierung ein helfendes Tool, aber nicht die Lösung des Problems ist!

17

Das Dramadreieck

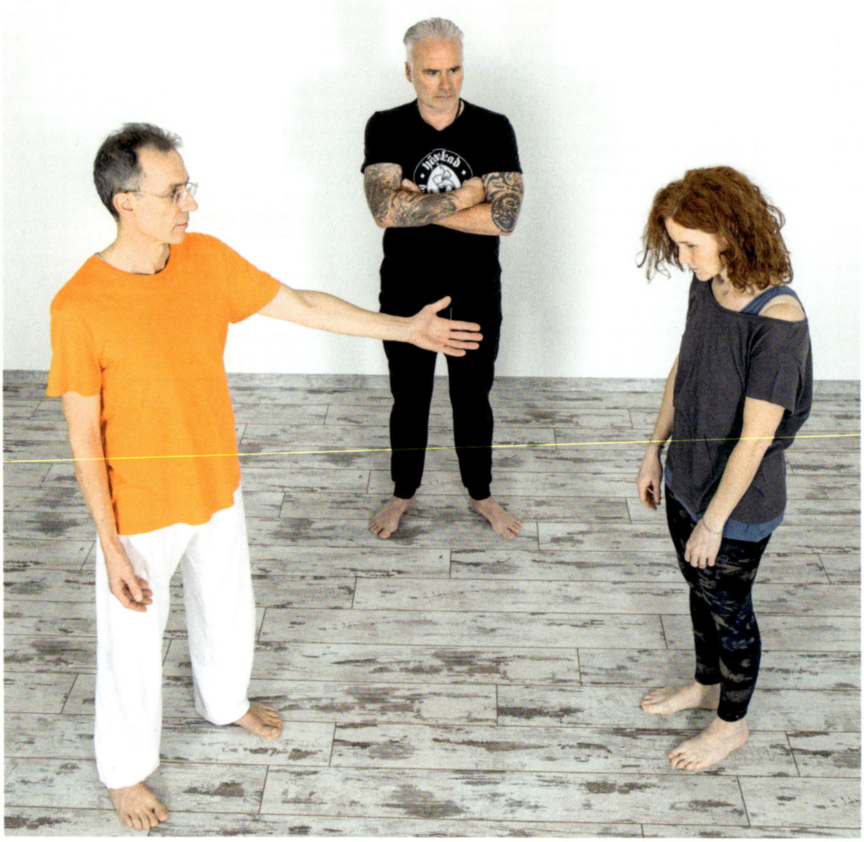

Das *Dramadreieck* entstammt aus der Transaktionsanalyse und ist ein Konzept, das drei Positionen beschreibt. Diese Positionen können zu Verstrickungen und Drama führen.

Es besteht aus der *Retterposition*, der *Verfolgerposition* und der *Opferposition*.

Es zeigt Möglichkeiten auf, wie Konflikte, Streit und Drama im Vorfeld vermieden werden können. Ebenfalls ist es eine nützliche Perspektive, um sich deren Abläufe bewusst zu machen. Dies ist auch dann sehr hilfreich, wenn man bereits auf dem Weg ins Drama oder bereits im Drama ist. Das Dramadreieck stellt ein Interaktionsmuster dar, welches bestimmte Verhaltens- und Kommunikationsmuster aufzeigt und somit aufdeckt.

Menschen sind nicht einfach so immer Retter, Verfolger oder Opfer. Ihr Verhalten stellt sich lediglich in manchen Situationen so dar. Verhält sich nun beispielsweise ein Klient innerhalb des Dramadreiecks, erzeugt dieses Verhalten ein Drama. Dieses äußert sich darin, dass Beteiligte sich schlecht fühlen, man eigentlich nicht wirklich weiterkommt, Schuldgefühle ausgelöst werden, Streit entsteht. Rollen werden eingenommen, die man vielleicht gar nicht einnehmen möchte.

Agieren wir als Coach oder Yogalehrer nun außerhalb des Dramadreiecks, laden wir niemand zum Drama ein, indem wir selbst auf diese Einladungen nicht mehr reagieren. Das heißt, wir nehmen keine der Rollen ein, sondern eine neutrale Position.

Dieses Konzept ähnelt dem *Konzept des Winkelhaltens* (siehe auch Kap. 23) aus der systemischen Beratung. Der Vorteil besteht darin, dass wir durch die genaue Beschreibung der Positionen Bewusstheit über den Prozess gewinnen. Dies gibt uns jederzeit die Möglichkeit, aus dem Drama auszusteigen und wieder die Kontrolle zu erlangen. Wir nehmen keine dieser drei Rollen ein, was dann eben eine neutrale Position darstellt. In dieser Position geben wir dem Dramadreieck kein Futter, besetzen wir keine der unheilvollen Rollen, spielen wir bei diesem unbewussten Spiel, das zum Drama führt, nicht mit.

Es stellt uns jedoch vor die Herausforderung, die Verführungen zu verstehen und ihnen standzuhalten. So sollten wir auch dem nicht anwesenden, vermeintlichen Täter zumindest wertschätzend und nicht abwertend oder verurteilend begegnen.

Opfer ist jedoch nicht gleich Opfer. Ob der Klient ein Opfer im Sinne des Dramadreiecks ist, sollte differenziert betrachtet werden. Wahre Opfer kommen ohne eigenes Zutun in die Situation, tragen selbst nichts dazu bei und sind ihren Rettern dankbar. Opfer in einem Dramadreieck tragen selbst etwas dazu bei, damit ihre Situation so ist. Jedoch tragen sie nichts dazu bei, aus der Situation herauszukommen. Sie laden sich sozusagen Retter ein.

In unserem Coaching- und Yogakontext bedeutet dies, dass oft Klienten in der Opferrolle zu uns kommen und uns die Retterrolle zuschreiben. Diese Rollenzuweisungen werden von uns Coaches/Yogalehrern mitunter nur zu gerne angenommen. Helfen ist großzügig und gebend und Hilfsbereitschaft ein wichtiger Wert. Doch als Retter fixiere ich auch den vermeintlichen Täter und das Opfer in seiner Rolle.

Echte Hilfe kann jedoch nur stattfinden, wenn es mir möglich ist, das Opfer aus seiner Rolle in eine Position hinauszubegleiten, in der es wieder die Verantwortung für sich und seine Gefühle übernimmt und aktiv Beziehungen gestaltet.

Doch nicht alle Klienten wollen das. Sie wollen vielleicht nur kurzfristige Erleichterung, indem sie ihr Leid klagen. Dann dient hier der Coach/Yogalehrer als Retter, der das Opfer in seiner Rolle bestätigen und somit fixieren soll. Nur so kann niemandem wirklich geholfen werden.

Es ist immer einen Versuch wert, diesen Klienten wirklich hilfreiche Angebote zu unterbreiten, jedoch auch zu akzeptieren, wenn diese nicht angenommen werden. Hinter diesen Rollen stecken häufig Sekundärgewinne, die nicht geopfert werden wollen. Der Klient würde vielleicht Zuwendung und Aufmerksamkeit verlieren oder müsste mehr Verantwortung in seinem Leben übernehmen, wenn er die Opferrolle verlassen würde.

Es kann für diese Menschen hilfreich sein, ihnen die Wunderfrage zu stellen. Beispielsweise: Wenn über Nacht ein Wunder geschieht, und du so handeln und denken könntest, wie du willst, was würdest du tun (siehe Kap. 31)?

Tipp

Die eigene „Lieblingsrolle" kennenlernen: Erster wichtiger Schritt für uns ist, die eigene Lieblingsrolle zu kennen. Konkrete Fragestellungen können hier sein:

Was muss passieren, dass ich mich in diese Rolle begebe?

Wie verhalte ich mich dann in dieser Rolle?

Wie fühle ich mich in meiner Lieblingsrolle?

Tipp

Einladungen nicht annehmen: Sich bewusst frei zu entscheiden, wenn mal wieder die Friseurin von ihrer schrecklichen Arbeit klagt. Sie diesmal nicht in ihrer Rolle als Opfer zu bestätigen, sondern vielleicht einfach das Thema zu wechseln. Vielleicht sind wir in diesen Situationen geneigt, mal wieder den Retter spielen zu wollen. Wäre doch auch spannend, es mal nicht zu tun und zu schauen, was passieren darf?!

18

Belastungen und Konflikte meistern

Wenn wir ganz bei unserem Gegenüber sind, ihm zuhören und uns in seine Lage versetzen, ist es für uns und unsere Handlungsfähigkeit wichtig, dass wir uns den Unterschied zwischen Mitgefühl und Mitleid bewusst machen.

Mitleid bedeutet *mit-leiden* mit unserem Gegenüber. Es ist für uns belastend, auch weil es aus einer Haltung der Hilflosigkeit entsteht. Doch genau diese Hilflosigkeit zu durchbrechen, ist der Weg, den wir als Begleiter mitgestalten wollen. Mitleid entsteht meist aus einer Verstrickung mit dem Gegenüber, in der wir uns der Übernahme der Traurigkeit des anderen aussetzen.

Mitgefühl hingegen bedeutet, dass wir den Klienten nicht bemitleiden, sondern mit ihm fühlen. Wir nehmen unser Gegenüber als andere Person wahr, auch mit seinen Gefühlen. Nur so können wir für den Leidenden auch weiterhelfend sein, denn er benötigt etwas anderes als einen Mitleidenden. Er benötigt einen empathischen Menschen, der Hoffnung gibt und ihn begleitet.

Diese bewusste Trennung zwischen mir und meinem Gegenüber lässt mich handlungs- und hilfefähig bleiben. Zusätzlich bringt es mir aber auch den Abstand zum Leid des Gegenübers, der für mich und mein Innenleben wichtig ist, gerade im Kontext der sozialen Arbeit.

Ein weiterer Aspekt, wenn es um Selbstfürsorge geht, ist die *Wahrung des eigenen Raums*. Dies beinhaltet auch den körperlichen Aspekt. Wir arbeiten bisweilen auch mit physischer Berührung und manchmal kann uns dies energetisch aus dem Gleichgewicht bringen.

Deshalb ist es sinnvoll, sich eine Methode anzueignen, mit der wir unsere Energien, wenn nötig, steuern können. Der *sichere Ort*, so, wie er in diesem Buch beschrieben ist, lässt sich hierfür bestens erweitern oder abwandeln. Wir können uns in der Imagination vorstellen, wir hätten eine Seifenblase um uns herum. Die Oberfläche der Blase ist eine Membran, die wir uns je nach Bedarf einstellen können.

Beispielsweise so, dass nur etwas von innen nach außen dringen kann. Oder auch umgekehrt, um in der eigenen Kraft zu bleiben, gelangt nur Äußeres nach innen, aber nichts von innen nach außen. Diese Imaginationsübung muss, wie der Name schon sagt, geübt werden, damit sie den von uns gewünschten Erfolg hat.

Es kann uns bei unserer Arbeit passieren, dass wir es mit Menschen zu tun haben, die zu spät kommen, Termine versäumen, nicht zahlen oder uns, wenn sie da sind, gar nicht zu Wort kommen lassen usw. Wir empfinden uns dann in unserer Arbeit vielleicht nicht wertgeschätzt, gekränkt, sabotiert. Hier kann das offene Ansprechen gegenüber dem Klienten klärend sein.

Ein Gedankenmodell, das für uns selbst ebenso dienlich sein kann, ist das des Widerstands. Der *Widerstand*, in der Definition der Psychologie, basiert auf dem Modell der *Abwehr*. Der Klient tut dies oft unbewusst und es dient ihm als Schutz. Frei nach dem Motto: „Wasche mich, aber mache mich nicht nass." Dies meint, er verhält sich ablehnend gegenüber dem momentanen Thema und/oder der Arbeit daran.

Möglich ist auch ein Ablehnen unserer Person, was aber im Kontext Coaching und Yoga, bedingt durch die freie Wahl des Klienten, und durch den Selbstzahlerstatus des Klienten eher selten ist. Diese Perspektive bringt unseren Fokus weg von unserem eigenen Empfinden, zurück zum Klienten, der uns mit seinem Verhalten etwas mitteilt. Dies tut der Klient meistens unbewusst, also nicht absichtlich, und es ist für ihn auch eine Schutzfunktion, die uns nicht als Coach, Yogalehrer oder private Person direkt betrifft. Die Information, die für uns darin steckt, ist, dass der Klient unbewusst etwas ablehnt. Die Frage ist nun, was dies ist.

- Was brauchst du, um Konflikte in deiner Arbeit als Yogalehrer zu meistern?

Selbstfürsorge: Selbstberuhigung, einen sicheren Ort, Auszeiten, sich auf emotionaler und körperlicher Ebene stabilisieren können.

Selbsterkenntnis:

- Was sind meine Trigger?
- Warum sehe ich mich in einem Konflikt?
- Wann und wo kann was ausgelöst werden?
- Was sind meine Glaubenssätze?
- Welche wiederkehrenden Schemata habe ich?

Es lohnt sich, sich bewusst zu machen, dass es verschiedene Möglichkeiten gibt, auf ein Geschehen zu schauen.

Souveränität: Entwicklung von Schutzmustern, um wieder in die Ruhe und Gelassenheit zu kommen (Auszeit, Luftblase im sicheren Ort); eigene Ressourcen kennen und einsetzen können; Neinsagen als Selbstbehauptung; sich abgrenzen können, nicht jedermanns Mülleimer/Prinzessin sein; den Winkel halten (siehe Kap. 23) und somit keine Koalitionen gegen Dritte eingehen.

Konzept: Systematisch vorgehen; nicht Ursachen oder Schuldige in den Vordergrund stellen, sondern gemeinsame Dynamiken; zirkuläre Sichtweise: keine Täter-Opfer-Dynamiken; Perspektivenwechsel als hilfreiches Instrument einsetzen.

Handlungskompetenz: Suche nach Strategien und Lösungsmöglichkeiten und diese umsetzen können; sich bei Stagnation Hilfe suchen; neue, eigene Ressourcen aufbauen.

Eine besondere Form der Belastung ist die *Sekundärtraumatisierung* oder auch *indirekte Traumatisierung*. Ein bewusster Umgang hiermit ist für uns sehr wichtig. Diese wird mitunter sehr kontrovers diskutiert. Wir finden es gerade für die Arbeit am und mit Menschen wichtig, den Fokus auf diese Gefahr zu lenken.

Sie bezeichnet eine Form der Traumatisierung, die durch die Begleitung traumatisierter Menschen entstehen kann. Dies betrifft gerade auch die Berufsgruppen, die mit diesem Personenkreis beruflich in Kontakt gehen, wie Ärzte, Krankenschwestern, Feuerwehrleute, Polizisten, Therapeuten usw.

Durch die Begleitung traumatisierter Menschen kann es geschehen, dass der Helfer selbst Symptome einer Traumatisierung entwickelt, obwohl er selbst kein Trauma erlebt hat. Dies geschieht durch Zuhören, Einfühlen und bildhaftes Vorstellen. Für unsere Arbeit als Yogalehrer oder Coach besteht diese Gefahr, wenn Klienten über ihr Trauma berichten und wir zu sehr mit ihm in die auslösende Situation eintauchen. Dies kann zur Belastung für uns führen.

Deshalb ist es wichtig, zu wissen, dass es auch ohne selbst erlebtes Trauma zu ähnlichen Symptomen kommen kann. Sollte dies eintreten, ist für uns der Weg zu einem Therapeuten unumgänglich. Vor allem, falls wir feststellen, dass wir mit der Bewältigung überfordert sind.

Als Yogalehrer sind wir in der Regel gut geschult in Meditation. Dies kann eine sehr wertvolle und effektive Methode sein, um mit Belastungen und Konflikten umzugehen. Eine fundierte eigene Praxis ist hier empfehlenswert. Ebenso wie der regelmäßige Austausch mit Kollegen. Es ist sehr wertvoll, sich auszutauschen und mittels anderer Menschen auch einmal einen Perspektivwechsel vorzunehmen.

Tipp

Was brauchst du als Yogalehrer?

Schaffe dir Rituale, die dir helfen, deine Energie bei dir zu behalten bzw. sie aufzufüllen. Denke daran: Aus einem leeren Krug kann man nichts schütten!

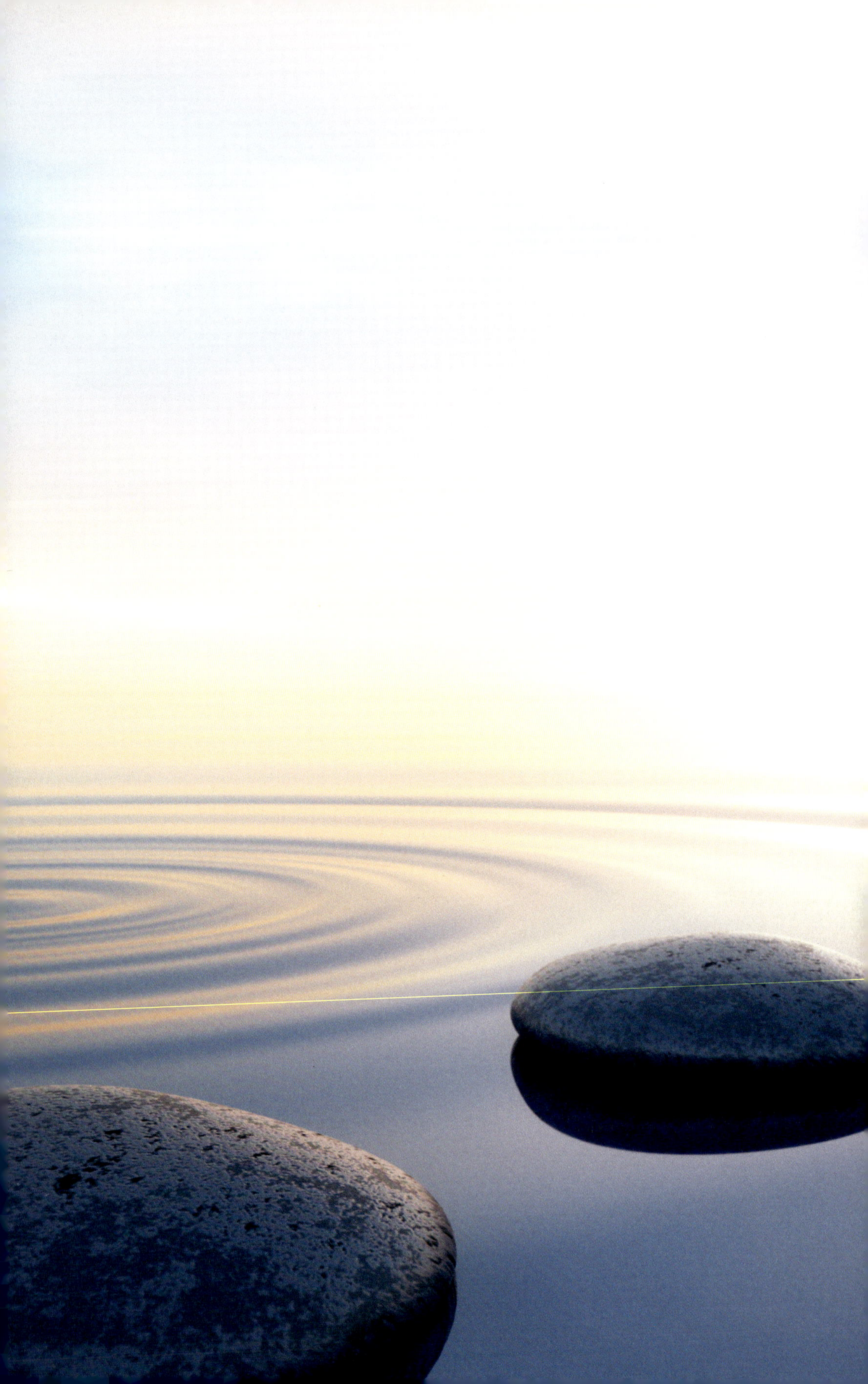

Teil C

Unser Inneres besser verstehen

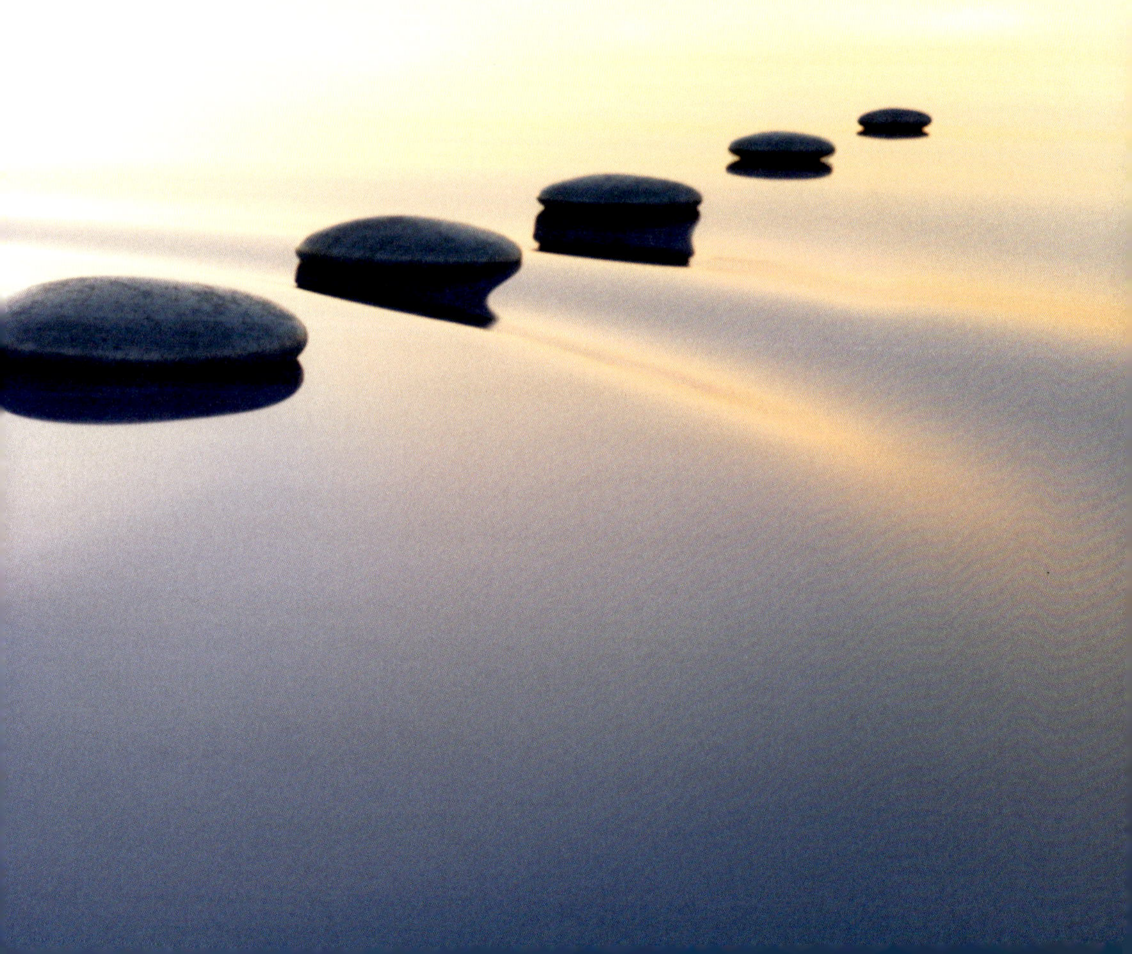

19

Bedürfnisse und Emotionen

Wir alle haben *Bedürfnisse*. Unsere Emotionen geben uns Auskunft darüber, ob unsere Bedürfnisse gerade frustriert oder befriedigt werden. Sie dienen aber beispielsweise auch als „Sprit im Tank", um aktiv zu werden, wenn wir unsere Bedürfnisse erfüllt sehen möchten.

Nicht immer nehmen wir unsere Emotionen als hilfreich für uns wahr. Wenn wir jedoch lernen, ihnen zuzuhören, sie zu verstehen und sie zu regulieren, werden sie zu *Ressourcen*. Außerdem geben sie uns direkte Informationen darüber, wer wir eigentlich sind. In Vorstellungsrunden ist oft zu beobachten, dass Teilnehmer Dinge äußern wie: „Ich bin Klara" oder: „Ich bin Yogalehrer."

Doch genau genommen ist die erste Aussage nicht, wer Klara ist, sondern wie ihr Name lautet. In der zweiten Aussage ist dies ähnlich. Dieser Mensch ist nicht Yogalehrer, sondern sein Beruf oder seine Berufung ist Yogalehrer. Doch wer sind wir dann?

Solche Fragestellungen führen bei vielen Menschen zu Verwirrung. Wer bin ich eigentlich? Sicherlich ist unser Name oder unser Beruf ein Teil unserer Identität und unseres Selbstkonzepts. Doch sind es eben nur kleine Teile eines Ganzen. Gehen wir nun weg von der Ebene des sozialen Selbst zu unserem wahren Selbst, wie Jung

(Kast 2012; 2014) es nannte, so fördert dies unsere Selbsterkenntnis und unsere Selbstannahme. Nur wie können wir dies umsetzen in unseren Alltag?

Emotionen, das liegt schon in der Wortwahl (*Motion* = lateinisch „Bewegung"), haben etwas mit Handlung zu tun. Man könnte sagen, sie stellen Handlungsaufforderungen dar. Sie sind auch ein innerer Kompass, um zu erkennen, was uns in der jeweiligen Situation wichtig ist. Auch unser Gegenüber bekommt so auf nonverbaler Ebene Informationen über uns.

Emotionen sind weder gut noch schlecht, positiv oder negativ. Sie sind immer im jeweiligen Kontext zu sehen.

Einige der neueren Therapie- und Coachingkonzepte, wie beispielsweise die *Schematherapie* von Jeffrey Young (2013), gehen von Grundbedürfnissen aus, die wir Menschen alle haben. Hierzu gibt es verschiedenste Auflistungen und Perspektiven. Wir wollen uns hier auf fünf Grundbedürfnisse beschränken, da dies in der Arbeit mit uns oder den Klienten praktikabler ist.

Diesen Grundbedürfnissen stehen sechs Basisemotionen gegenüber. Hier lässt sich vortrefflich streiten, ob nicht noch Liebe, Scham und Schuld dazugehören. Auch hier ist die Reduktion oder Selektion auf diese sechs nützlich. Gerade bei der in Kap. 42 beschriebenen *Interventionstechnik von EMDR* ist diese Selektion auf die Basisemotionen entscheidend.

Hier wird sogar bei ambivalenten Gefühlslagen (zwei oder mehr Gefühle gleichzeitig) darauf hingearbeitet, sich auf das stärkste, vorrangige Gefühl zu fokussieren. In dem Computeranimationsfilm *Alles steht Kopf* von PIXAR aus dem Jahr 2015, der im Übrigen nicht nur für Kinder sehr lehrreich sein kann, wird die emotionale Innenwelt von uns Menschen auf die Basisemotionen heruntergebrochen, nämlich: Freude, Kummer, Angst, Wut und Ekel.

Was bringt uns nun konkret dieses Konstrukt? Ziel ist es, diese hilfreiche, vereinfachte Perspektive aktiv zu nutzen, um unsere Selbstregulationsfähigkeit durch Bewusstheit unserer Emotionen und Bedürfnisse zu verbessern. Gleichzeitig dient sie auch als liebevolle Art, uns und unsere Mitmenschen wahrzunehmen. Schließlich gehen wir ja davon aus, dass alle Menschen diese Grundbedürfnisse und Basisemotionen in sich tragen. Mit dieser Sichtweise trainieren wir automatisch unser Einfühlungsvermögen.

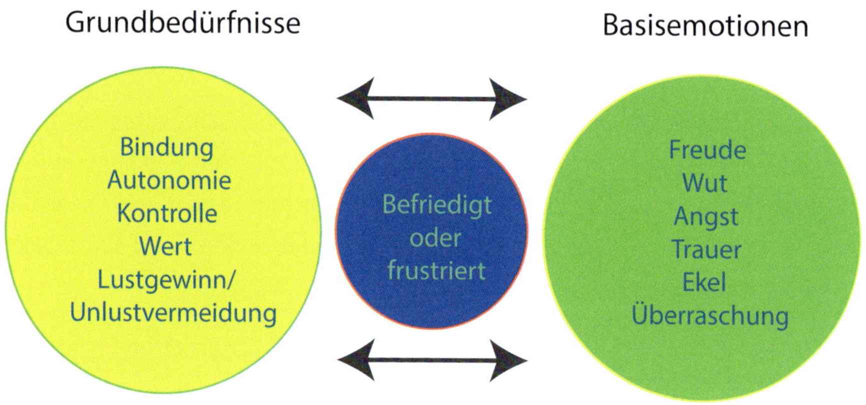

Je nachdem, ob eines oder mehrere unserer Grundbedürfnisse befriedigt oder frustriert wird, werden Emotionen ausgelöst.

Dies gibt uns zwei Möglichkeiten, uns selbst zu erkennen und, darauf aufbauend, auch zu regulieren. Wir können einerseits feststellen, was wir gerade möchten und die daraus folgenden Emotionen als zum Bedürfnis zugehörig wahrnehmen. Andererseits können wir aber auch anhand dessen, welche Emotion wir gerade fühlen, Rückschlüsse daraus ziehen, dass eines oder mehrere unserer Bedürfnisse gerade frustriert oder befriedigt wurde.

Hierzu ist es erforderlich, den Klienten darüber aufzuklären, was die einzelne Emotion an Bedeutung in sich trägt.

- **Freude:** Bekommen wir etwas, das unsere Grundbedürfnisse befriedigt und uns bereichert, empfinden wir Freude und wollen mehr davon. Es sind Erfahrungen in unserem Leben, die wir als für uns gut bezeichnen, weil wir etwas Wichtiges in uns aufnehmen. Sie sagt uns: Unsere Bedürfnisse werden gerade erfüllt. Sie sagt uns auch, was uns wichtig ist und was uns Freude bereitet.
- **Wut:** Wir wollen uns schützen. Je nach Kontext und Einsatz ist sie äußerst hilfreich. Sie ist der Sprit im Tank, dient auch zur Selbstbehauptung und dem Setzen von Grenzen. Sie sagt uns, dass unsere Grundbedürfnisse frustriert sind oder drohen, frustriert zu werden. Sie sagt uns: Deine Bedürfnisse werden gerade bedroht, tu etwas.

- **Angst:** Wir nehmen eine Bedrohung in der Gegenwart oder in der Zukunft wahr. Sie ist ein Signal, dass eine Frustration von Grundbedürfnissen ansteht und wir uns vor der Bedrohung schützen sollen. Sie sagt uns: Sei wachsam, stelle dich auf Verteidigung ein bzw. schütze dich.
- **Trauer:** Wir sind traurig, wenn wir einen Verlust erleben und ihn realisieren. Ein oder mehrere Grundbedürfnisse wurden frustriert. Der Verlust führt zu Verletzung und Schmerz. Wir wollen das Verlorene zurück, die Trauer hilft uns dabei, zu heilen und wieder für Neues offen zu werden. Sie zeigt uns auch den Weg, mit Verlusten umzugehen. Sie sagt uns: Du hast etwas verloren, das verletzt dich und benötigt Heilung.
- **Ekel:** Wir ekeln uns vor etwas, als Prävention gegen für uns Negatives und wenn wir etwas als gefährdend für unsere Grundbedürfnisse ansehen. Er ist eine Art Abwehrmechanismus auf unterschiedlichste Reize mit unterschiedlichsten, physischen Reaktionen. Das Ekelauslösende soll weg von uns, da es uns schadet. Der Ekel sagt uns: Das tut dir nicht gut. Raus oder weg damit. Ich lehne das ab.
- **Überraschung:** Wir haben etwas Unvorhergesehenes wahrgenommen, wissen aber in diesem Moment noch nicht wirklich, wie sich das zu unseren Grundbedürfnissen verhält. Sie sagt uns: Das habe ich nicht erwartet und muss es erst mal auf mich wirken lassen. Dann kann ich feststellen, wie es sich zu meinen Grundbedürfnissen verhält.

Zwischen Angst, Wut und Trauer gibt es einen wichtigen Zusammenhang: Werden ein oder mehrere Bedürfnisse frustriert, so haben wir vielleicht zuerst Angst, da wir eine Bedrohung wahrnehmen. Als Nächstes kommt vielleicht Wut, da sie unser Sprit ist, aktiv dagegen etwas zu tun. Geht dies nicht oder hat es keinen Erfolg, tritt Trauer, als ein Annehmen des Verlustes, ein. Die Bedürfnisfrustration wird als in dem Moment nicht mehr veränderbar wahrgenommen. Dies ist ein Beispiel dafür, dass unsere Emotionen nicht statisch, sondern auch in logischen Abfolgen einen Prozess durchlaufen können. Je nachdem, wo wir uns gerade im Prozess befinden.

Was machen wir damit nun konkret? Wir nehmen unsere Emotionen und Bedürfnisse wahr und entscheiden uns, wie wir uns, daraus resultierend, verhalten wollen.

In einem ersten Schritt ist es förderlich, die Basisemotionen zu erkennen und sich bewusst zu machen. Hier ist es wichtig, zu sehen, dass es keine negativen Emotionen gibt! Gerade Wut, Trauer und auch Angst haben einen schlechten Ruf. Zu Unrecht, denn sie sind alles wichtige Teile von uns allen. Es sind nicht die Emotionen, die schlecht sind, sondern wie wir uns aufgrund unserer Prägungen verhalten, wenn wir sie spüren. So müssen wir uns und unsere Klienten ermutigen, alle diese Emotionen haben zu dürfen, da wir uns sonst wichtiger Ressourcen und Informationsgeber berauben.

Im nächsten Schritt werden wir aktiv in der Selbstregulation. Wir spüren eine Emotion, wissen vielleicht auch, warum wir sie fühlen, stellen also den Bezug zu uns und unseren Bedürfnissen her. Hierbei ist es hilfreich, das oben beschriebene Modell zu benutzen und mittels ihm zu versuchen, sozusagen einen Extrakt dessen, was wir fühlen, herzustellen. Dies tun wir, indem wir versuchen, auf die sechs Basisemotionen zurückzukommen. Wir gewinnen so Informationen über uns selbst.

- Was wollen wir?
- Was ist uns wichtig in diesem Moment?
- Was fühlen wir?

Alleine schon dieser Prozess des Bewusstwerdens (was wir fühlen und wollen) bringt oft schon etwas Abstand, weil wir, sozusagen, nicht mehr das Gefühl sind, sondern eines haben.

Nun gehen wir mittels unserer Innenwelt in Kontakt mit der Umwelt. Dies kann beispielsweise mit den im Buch beschriebenen Methoden der gewaltfreien Kommunikation oder der VW-Technik geschehen, oder wir nehmen uns das Vier-Ohren-Modell zu Hilfe.

Wenn wir in unserem Inneren bleiben, beispielsweise bei einem inneren Konflikt, ist dies noch eine weitere Einsatzmöglichkeit. Oft wird die Metapher von Kopf und Bauch benutzt. Mein Kopf sagt das und das, aber mein Bauch empfindet das so und so. Was soll ich tun?

Hier bietet es sich an, mit uns selbst oder dem Klienten zuerst die Basisemotionen und die mit ihnen zusammenhängenden Grundbedürfnisse zu erarbeiten. Im nächsten Schritt können wir den Gefühlen und Bedürfnissen, als im Bauch verortet, einen Namen geben, beispielsweise das innere Kind.

Nun ist der Kopf an der Reihe. Auch hier wird gesammelt. Oft finden sich hier der innere Kritiker, die inneren Eltern oder auch der fitte Erwachsene mit seinen Ressourcen und Erfahrungen in uns wieder.

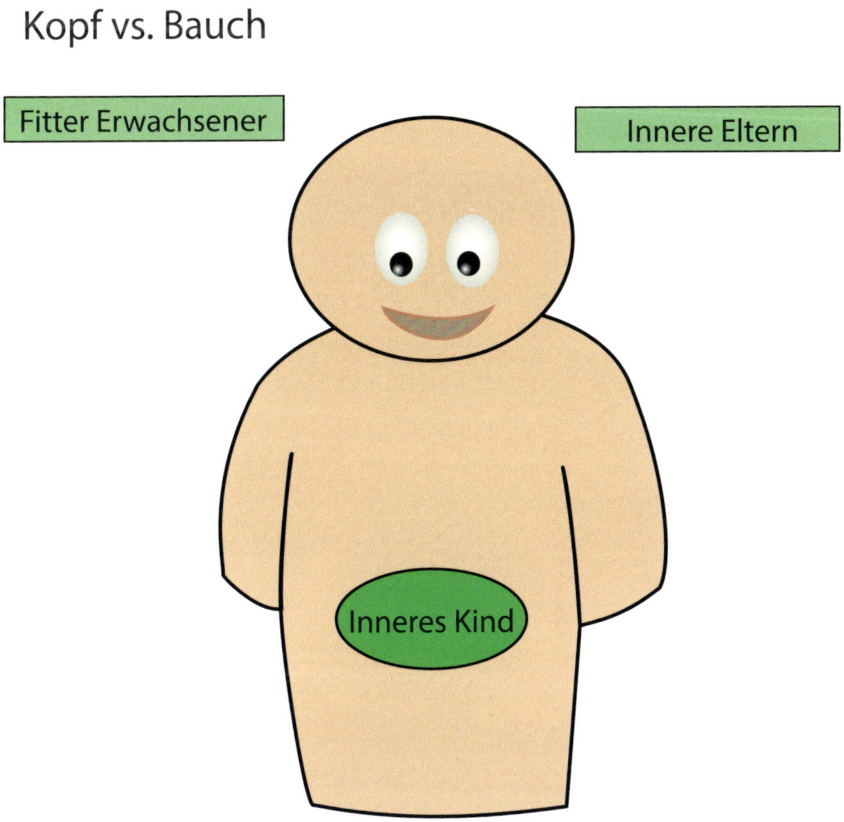

Ankertechniken, wie die Stühlearbeit (*Disney-Methode*) oder auch Timeline mit Bodenankern kombiniert, bieten sich hierfür an. Die Methoden aus Kap. 39 können hier ebenfalls nützlich sein. Des Weiteren lassen sich Aufstellungen mit dem Systembrett gewinnbringend einsetzen.

Tipp

Selbsterfahrung: Erkenne deine Emotionen.

Welches Bedürfnis wurde gerade frustriert oder auch erfüllt?

Je genauer du deine eigenen Bedürfnisse und Gefühle beschreiben kannst, desto besser kannst du deine Klienten/Schüler darin begleiten.

Tipp

Eine Idee aus der Praxis: Bei Schülern, die Schwierigkeiten haben, an ihre Gefühle zu gelangen, können herzöffnende Asanas (z. B. *Anahata Asana*), gegebenenfalls begleitet mit Affirmationen, Afformationen oder gezielten Fragen zu den Emotionen unterstützend wirken. Im Gegenzug wären Standhaltungen (*Tadasana, Vrksasana* etc.) eine Unterstützung, wenn die „Bodenhaftung" fehlt und der Schüler droht, von den Gefühlen überwältigt zu sein. Auch die Standhaltungen lassen sich mittels Affirmationen, Afformationen und zirkulären Fragen verstärken.

20

Konflikte

„Konflikte sind wichtige Wege, die neue Möglichkeiten entstehen lassen."

Konflikte sind ein zentrales Thema, denn man könnte sagen, dass Konflikte hinter fast allen Themen stehen, die für uns ein Problem darstellen.

Konflikte beinhalten immer auch die Anforderung einer Anpassungsleistung an uns (Kap. 14). Diese Leistung stellt unter anderem auch die Lösung des Konflikts dar. Die Lösung selbst ist individuell. Nicht unsere eigene Lösung ist hier die Richtige. Der Klient selbst muss seine eigene entwickeln. Wir sind lediglich Prozessbegleiter.

Resilienz ist die Fähigkeit, Krisen, Veränderungen und Entwicklungen zu bewältigen. Dies geschieht durch Rückgriff auf persönliche und sozial vermittelte Ressourcen. Unsere Ressourcen werden durch jeden bewältigten Konflikt, jede bewältigte Entwicklung und Veränderung gestärkt. So steigt mit jeder Konfliktbewältigung auch gleichzeitig diese Fähigkeit. Vielleicht kennst du das auch, dass du nach einem Konflikt das Gefühl hattest, gestärkt daraus hervorgegangen zu sein.

Konflikte sind ein sehr weitreichendes Thema und viele psychologische Modelle haben sich ihrer angenommen. Hier kann das Thema nur exemplarisch angeschnitten werden, da es sonst den Rahmen dieses Buchs sprengen würde.

Konflikte sind immer gekennzeichnet durch emotionale Spannungen. Meist werden diese bei inneren Konflikten deutlicher wahrgenommen, da Konflikte im Außen oft mehrere, sich überlagernde Emotionen haben. Kleine Konfliktspannungen regen die seelische Tätigkeit an. Große Konfliktspannungen dagegen können überlasten und lähmen. Da sie eine starke Stressbelastung darstellen, verändern sie auch unsere Wahrnehmung. Diese Konfliktspannung könnte man auch als *Handlungs- oder Lösungsdruck* bezeichnen.

Konflikte und ihre Inhalte können bewusst, häufig aber auch unbewusst sein. Der individuelle Umgang mit Konflikten jedweder Art hat für den Einzelnen seinen Ursprung in der Familie. Es sind Lernerfahrungen. Haben wir beispielsweise gelernt, dass Konflikte mit Angriffen auf uns verbunden sind, werden wir Konflikte als eher destruktiv und trennend empfinden. Sie führen dann in unserer Anmutung zum Verlust von Liebe, Vertrauen und Zugehörigkeit. Sie bedrohen unsere Sicherheit.

Haben wir hingegen gelernt, dass Konflikte etwas Neues und Besseres schaffen können, weil wir sie als schöpferisch und verbindend erfahren haben. Als Ausdruck von Vertrauen, Wertschätzung und Zugehörigkeit. Als nicht die Sicherheit gefährdend, dann sind Konflikte für mich mit anderen Emotionen belegt.

Je nach individueller Vorerfahrung werden wir also unterschiedlich mit Konflikten umgehen. Treffen nun diese beiden unterschiedlichen Formen aufeinander, wird es schwieriger sein, eine gemeinsame Lösung zu finden.

Tipp

Selbsterfahrung:

- Wie geht es mir persönlich mit Konflikten?
- Welche Gefühle nehme ich im Konflikt wahr?
- Was habe ich selbst für frühe Erfahrungen mit Konflikten gemacht?
- Welchen Sinn sehe ich in Konflikten?
- Wozu sind sie gut?

Dies kannst du meditieren oder aber auch verschriftlichen, je nachdem, was dir näher ist.

Nicht alle Konflikte sind lösbar. Verschiedene Ansätze der Konfliktbewältigung teilen diese sogar in lösbare und nicht lösbare auf. Es gibt, je nach Themenbereich, prozentuale Erfolgsaussichten, um Konflikte zu lösen.

Aus meiner Erfahrung ist beispielsweise die Paarberatung häufig mit geringen Erfolgserlebnissen verbunden, da die Paare meist erst sehr spät im Konfliktverlauf in die Praxen kommen. Dies wurde wissenschaftlich an der Universität von Washington (2019) untersucht. Das Ergebnis: 69 % aller Konflikte in einer Beziehung sind unlösbar (www.zeitzuleben.de/konflikte-unloesbar/9.7.19). Hier ist eine mögliche Aufgabe für Klienten, sich in Akzeptanz zu üben.

Es ist mir auch hier wichtig, festzustellen, dass wir prozess- und nicht ergebnisverantwortlich sind. Wir haben sonst einen unrealistisch hohen Anspruch an uns. Es ist mit diesem dann vorprogrammiert, dass wir scheitern. Dies führt in der Folge zu Selbstvorwürfen, Selbstabwertungen, sich selbst infrage stellen („Kann ich das eigentlich? Ich war nicht gut genug." usw.).

Ich werde an dieser Stelle Konflikte in zwei Gruppen unterteilen und in für den Coachingkontext für mich wichtigen Tools und Perspektiven darstellen. Zum einen in innere Konflikte, und zum anderen in Konflikte im Außen. Im Außen meint: Konflikte, die mindestens zwei Personen einschließen.

20.1 Innere (intrapsychische) Konflikte

Diese treten auf, wenn in einer Entscheidungssituation bezüglich der möglichen Handlungsalternativen mehrere, unvereinbare, einander entgegengesetzte Handlungstendenzen beziehungsweise Motivationen bestehen. Ich werde im Folgenden das Modell von Kurt Lewin (1968) nutzen. Er unterscheidet folgende Entscheidungssituationen:

1. **Annäherungs-/Annäherungskonflikt:** Beide Alternativen sind positiv besetzt, lassen sich jedoch nicht gleichzeitig umsetzen. Die Entscheidung für die eine ist immer ein Verzicht auf die andere Alternative. Hier ist es für den Klienten wichtig, welche Alternative unter den verschiedensten Aspekten die für ihn persönlich wichtigsten beinhalten. Um diesen Prozess aktiv zu gestalten, bietet es sich an, beispielsweise mit dem Tool *Arbeiten bei Konflikten und Entscheidungen*

mit Timelinearbeit und Bodenankern zu arbeiten. Diese Intervention bietet dem Klienten einen individuellen Blick in die Zukunft, mit der einen oder anderen Entscheidung. Weiterhin kann es hilfreich sein, *Wertearbeit* zu leisten. Sprich: Was ist mir wichtig? Auch lässt sich diese Form des Konflikts wunderbar mit dem Systembrett aufstellen, um Informationen zu gewinnen. Eine weitere Möglichkeit ist es, an einer Flipchart die Vor- und Nachteile der beiden Alternativen aufzuschreiben und zu vergleichen, um Klarheit zu gewinnen.

2. **Annäherungs-/Vermeidungskonflikt:** Das Erwünschte (Annäherung) hat nicht nur Positives, sondern auch Unangenehmes, das vermieden werden will. Dadurch entstehen Ambivalenzen und Konfliktspannungen, die im besten Fall durch eine Kosten-Nutzen-Gegenüberstellung gelöst werden. Im schlechtesten Fall führen sie zu Entscheidungs- und Handlungsunfähigkeit. Auch hier können die Tools aus der vorherigen Konfliktform uneingeschränkt genutzt werden. Ein Sonderfall ist jedoch das Entstehen einer Entscheidungsunfähigkeit seitens des Klienten. Hier empfiehlt es sich, zuerst diese Blockade zu lösen. Oft ist für den Klienten danach die Lösungsfindung ein Leichtes. Diese Lähmung wird bei Klienten oftmals als ein Gefühl der Enge oder Beklemmung wahrgenommen. Der aktivierende, positive Aspekt der Konfliktspannung geht verloren. Bei der Arbeit an dieser Blockade sind hilfreiche Interventionen: die inneren Anteile aufstellen und miteinander ins Gespräch bringen. Gleiches gilt für die Aufstellung mit dem Systembrett. Auch die im Buch beschriebenen Interventionen aus der Verhaltenstherapie können hier zur Lösung der Blockade beitragen.

3. **Vermeidungs-/Vermeidungskonflikt:** Beide Alternativen sind negativ besetzt, der Betreffende möchte beide vermeiden. Er muss jedoch eine Entscheidung treffen. Hier gilt es, möglichst das kleinere Übel, d. h., die Alternative mit den geringsten negativen Aspekten, auszuwählen. Auch die Arbeit an dieser Konfliktform ist mit Timeline, Ego-State, Systembrett und Flipchartarbeit (Vor- und Nachteile herausarbeiten) gut zu bearbeiten. Manchmal gelingt es im Prozess, dass sich durch die Bewusstheit der Inhalte der beiden Alternativen eine der beiden in eine positive Alternative wandelt.

In einem ersten Schritt bietet es sich bei inneren Konflikten grundsätzlich an, mit dem Klienten Bewusstheit über die Form des Konflikts zu gewinnen. Will heißen, gemeinsam zu schauen, welche Konfliktform vorliegt. Je nach Konfliktform kann nun entschieden werden, welches Tool eingesetzt wird, um dem Klienten eine Entscheidungshilfe zu bieten. Außerdem ist dieses Sich-klar-werden auch ein Prozess, bei dem es zu Überschneidungen von inneren und äußeren Konflikten kommen kann. Auch diese Überschneidungen sind wichtige Prozesshinweise. Sie leisten gute Dienste bei der Lösungsentwicklung.

Wurde gemeinsam eine Lösung entwickelt, ist der Realitätscheck unerlässlich. Dies geschieht, indem man die erarbeitete Lösung in Bezug zu den Lebensumständen des Klienten setzt. Möglich ist dies durch Imaginationen („Stelle dir doch einmal vor, du würdest das so machen, was würde beispielsweise deine Frau dazu sagen?"), aber auch durch die weitere Arbeit mit dem Systembrett, auf dem nicht nur der innere Konflikt, sondern nun auch die gefundene Lösung aufgestellt werden kann. Ebenen, die die Realität des Klienten widerspiegeln, sind beispielsweise: Familie, Partnerschaft, Spiritualität, Beruf, Gesundheit, materielle Sicherheit oder Selbstverwirklichung.

20.2 Konflikte im Außen zwischen zwei Personen, Gruppen oder Staaten (interpersonaler Konflikt)

Interpersonale Konflikte entstehen durch das Aufeinandertreffen widerstreitender Auffassungen, Interessen, Bedürfnisse etc. Daraus entstehen schwierige Situationen, die bis zum Zerwürfnis führen können.

Beispiele solcher Konflikte sind Paarkonflikte, Konflikte mit heranwachsenden Jugendlichen, politische Konflikte, soziale Konflikte, innerbetriebliche Konflikte. Sie können aber genauso auch in Yogagruppen auftreten.

Interpersonale Konflikte haben immer auch etwas mit Kommunikation zu tun. Oft ist eine gestörte oder destruktiv-dysfunktionale Kommunikation Ursache oder auch nur Symptom. Sie bietet uns einen guten Ansatzpunkt, die Konfliktparteien von der *Auseinandersetzung* wieder zu einem *Zusammensetzen* zu begleiten.

Die Begleitung startet oft von einer Haltung der Konfliktparteien, die von Macht, Gewinnen und Rechthaben geprägt ist. Ziel ist es, eine Haltung der Konfliktparteien zu erreichen, die sich durch die Bereitschaft, mit Unterschieden und Kompromissen umzugehen, auszeichnet. Die Parteien sind mit sich und dem anderen in Kontakt. Diese Veränderung der Haltung ist meist nötig, um im nächsten Schritt an der Lösung arbeiten zu können. Instinktiv gehen wir diesen Weg, wenn wir uns in Konflikten erst einmal zurückziehen oder eine Nacht darüber schlafen, bis sich die Gemüter beruhigt haben, um danach zu versuchen, noch einmal eine gemeinsame Lösung zu finden.

Unsere Haltung im Prozess ist ein wichtiger Faktor. Diese Haltung wird beispielsweise in der Mobbingberatung *No Blame Approach* genannt. Also ein Ansatz ohne Schuldzuweisung. Mit Schuldzuweisungen werden Positionen verhärtet, was hinderlich bei der Konfliktlösung ist. Wir manifestieren so einen Täter und ein Opfer.

Weiterhin ist die Haltung, den *Winkel zu halten*, bei der Konfliktarbeit essenziell. Will heißen, wir reden immer wertschätzend auch über Abwesende und gehen keinerlei Koalitionen mit Parteien ein. Es sollte nichts Trennendes, sondern nur Vereinendes im Vordergrund stehen. Dies ist umso wichtiger, da hier gerne frühe Erfahrungen zu Triaden (Dreierkonstellationen) ausgelöst werden. Dies meint das Konfliktverhalten aus der Herkunftsfamilie.

Tipp

Selbsterfahrung:

- Was ist mein persönliches Konfliktmuster?
- Woher kenne ich das?
- Wo kann ich mich schon anders verhalten?
- Womit komme ich nicht gut in Konflikten zurecht?
- Was blockiert mich?
- Welches Konfliktverhalten bei anderen blockiert mich, macht mir Angst?

Dies können auch Themen für den Yogaunterricht, z. B. in einer Meditation, sein.

Eine wertvolle Frage ist ebenso, welche Wünsche beziehungsweise Bedürfnisse hinter dem Konflikt stecken. Sich diese bewusst zu machen, ist für Coach und Klienten sehr hilfreich. Es ist ein bisweilen wesentlicher Schritt für Konfliktparteien, über diese in Austausch zu kommen (siehe auch Kap. 28).

Für die Arbeit mit jeglichen Konfliktparteien ist es essenziell, im Erstgespräch herauszuarbeiten, was die Ziele der einzelnen Konfliktparteien sind. Ein gewisses Maß der Schnittmenge an Zielgleichheit ist für die Arbeit unerlässlich. Ansonsten ist es keine Konflikt-, sondern eher eine Trennungsarbeit.

Hilfreiche Methoden für die Arbeit an interpersonalen Konflikten sind:

Gewaltfreie Kommunikation: Hier wird eine Technik eingeübt, die eine Kommunikation zwischen Konfliktparteien gewaltfrei und konstruktiv gestaltet.

VW-Technik: Ähnelt der gewaltfreien Kommunikation; ist jedoch ohne Weiteres sofort mit wenig Übung einsetzbar. Benötigt wird hierfür eine starke Unterstützung vom Coach. Dies ist gerade deshalb vonnöten, da es für Konfliktparteien, die emotional stark beteiligt sind, ohne Unterstützung von außen schwierig ist, konsequent von Vorwürfen abzusehen und diese in Wünsche umzuformulieren. Eine Vorarbeit in Form des Herausarbeitens der Bedürfnisse der einzelnen Klienten ist ebenfalls sinnvoll und bietet sich gerade für Paarkonflikte an.

Innere Teilearbeit: Diese ist sehr wirksam, um in Einzelsettings mit den Klienten zu arbeiten. Sie dient der Bewusstmachung innerer Anteile und Konflikte. Außerdem kann sie Klarheit über eigene Ziele bringen. Einzelarbeit im Kontext interpersonaler Konflikte ist immer dann von Nutzen, wenn die Arbeit mit beiden Konfliktparteien ins Stocken gerät. Aber auch, um am Anfang des Prozesses beiden Parteien die Möglichkeit der Selbstreflexion ohne den anderen zu bieten. Es ist für den einzelnen Klienten wie auch für den Coach ein Informationsgewinn, der für die gemeinsame Arbeit am Konflikt nützlich sein kann.

Systembrett: Gleiches gilt für die Arbeit mit dem Systembrett. Bei der Brettarbeit ist es jedoch zusätzlich möglich, mit beiden Klienten gleichzeitig, jeder für sich, ein Problembrett stellen zu lassen. Hierüber lässt sich durch das Medium der Visualisierung ins Gespräch kommen. Der andere gewinnt ein Bild von dem, was im anderen Menschen vorgeht und wie er den Konflikt wahrnimmt. In einem nächsten Schritt wäre es möglich, ein Lösungsbrett zu stellen. Oder, ist dies fehl am Platz, zwei Lösungsbretter zu stellen. Diese Arbeit hat den Vorteil, dass Brettarbeit auch immer etwas Spielerisches und Leichtes hat. Gleichzeitig hilft es manchem Klienten, emotional etwas Abstand zu gewinnen.

Eine gute Möglichkeit, gerade auch bei der Arbeit an interpersonalen Konflikten, ist ein Verknüpfen der oben genannten Methoden. In der ersten Sitzung wird mit beiden Konfliktparteien eine Anamnese durchgeführt. Hier wird erarbeitet, was gerade problematisch ist, und welche Konflikte im Raum stehen.

Nun folgt je eine Sitzung im Einzelsetting, mit je einem Partner oder Konfliktelement. Hier werden gemeinsam weitere Informationen gesammelt. Dies kann unter Zuhilfenahme verschiedenster Methoden, wie beispielsweise dem Systembrett, Ego-State, Timeline, Ressourcenarbeit etc., erarbeitet werden. Hierbei sollte das Herausarbeiten der Bedürfnisse im Vordergrund stehen.

Diese Einzelgespräche sind vertraulich. Will heißen, dass den Konfliktparteien Verschwiegenheit gegenüber der anderen Partei über das Einzelgespräch zugesichert wird. Nun trifft man sich im nächsten Schritt und wendet die VW-Technik, wie in Kap. 28 beschrieben, an. So ist es den Konfliktparteien möglich, in eine konstruktive und gewaltfreie Kommunikation einzutreten und eigene Bedürfnisse und Gefühle in einem strukturierten Rahmen auszutauschen.

All diese Techniken sind individuell im Prozess einzusetzen, abhängig von den Klienten und dem Prozessverlauf.

Tipp

Selbsterfahrung: Mittels Meditation üben wir, unseren Geist zur Ruhe kommen zu lassen (erinnere dich an YS 1.2). Wenn wir Ruhe bewahren, ist es auch in Konfliktsituationen leichter, den Überblick zu behalten und aus einer inneren Haltung heraus zu handeln, anstatt in Unruhe einfach zu reagieren. Vielleicht ein Grund, warum dieser Satz (Ruhe bewahren!) als Erster auf fast allen Rettungstafeln steht?!

21

Verzeihen und Vergeben

Wir alle haben die Fähigkeit, zu vergeben. *Vergeben* steht am Ende eines Verarbeitungsprozesses. Der Prozess, also der Weg des Vergebens, ist ein für uns wichtiger. Er fordert von uns, aus der Opferrolle herauszukommen und sich dem zu stellen, was uns verletzt oder gekränkt hat. Dieses Lösen aus der Opferrolle ist für uns oft schwer und bisweilen ist der Weg des Verarbeitens nicht ohne Hilfe möglich. Anderen zu verzeihen, aber auch mir selbst zu verzeihen, und somit aus den Schuldspiralen auszusteigen, ist ein sehr heilsamer Prozess, der Zeit benötigt und uns Wachstum bescheren kann.

Bereits die Wortgebung *nachtragend* sagt aus, dass ich belastet bin durch den Vorgang des Tragens. So geschieht Vergebung in erster Linie auch für mich. Kann ich vergeben, komme ich aus meiner Wut, Verbitterung und Verletztheit heraus und gewinne meine Freiheit zurück. Ich bin erleichtert von der Last. Vergeben heißt auch, dass ich Gefühle wie Schmerz, Wut, Angst, aber auch die krank machende Verbitterung, die mit der Zeit entstehen kann, loslasse.

Wichtig ist jedoch, dass Vergebung nichts mit dem Gutheißen des Geschehenen zu tun hat oder in einer Versöhnung münden muss, sondern mit Loslassen und Wiederfreiwerden in Verbindung steht.

Um vergeben zu können, müssen wir uns dem Erlebten stellen, aus der Opferrolle herauskommen, und im Ergebnis die Vergangenheit hinter uns lassen können. Ein Vergebungsprozess kann so initiiert werden.

Wir finden verschiedene Modelle in der Vergebungsarbeit, die allesamt einige Gemeinsamkeiten aufweisen.

Wir wollen hier stellvertretend das Modell von Robert Enright (2006) erwähnen, das aus 20 Schritten, die in vier Phasen aufgeteilt sind, besteht. Unser hier vorgestelltes Modell lehnt sich unter anderem an das oben genannte Modell an, enthält aber auch Anteile anderer Prozessmodelle.

Menschen durchlaufen diese Phasen nicht nacheinander, sondern springen oft von einer in die nächste Phase und wieder zurück.

Ein erster und wesentlicher Schritt ist das Verständnis darüber, dass der Vergebungsprozess für uns wichtig und befreiend sein kann. Deshalb benötigt es eine bewusste Entscheidung, diesen Weg zu gehen. Auch wenn es nicht immer angenehm ist und sicherlich auch ein Stück Arbeit bedeutet.

Gefühle zuzulassen und sie verstehen zu lernen, ist ein nächster Schritt. Dies erfordert, sich mit den eigenen Verletzungen auseinanderzusetzen und sie nicht zu ignorieren. Gefühle benennen zu können und sich selbst in der eigenen Emotionalität zu verstehen, kann hieraus folgen. Vielleicht ist Wut ein Thema und man sieht den Zusammenhang in der Frustration des Bedürfnisses nach Wert, Bindung etc. Hilfreich sind hier die Interventionen aus Kap. 19. Auch das Aufstellen mit dem Systembrett aus Kap. 33 kann hier nützlich sein.

Es folgt, bewusst die Entscheidung zu treffen, den Weg der Vergebung zu gehen. Hier können wir den Menschen gut unterstützen, indem wir mit ihm erarbeiten, dass er dies in erster Linie auch für sich selbst tut. Er entlastet sich, statt nachzutragen. Den Entschluss zu bestärken, kann auch dazu führen, dass der Klient erkennt, dass er mit seiner bisherigen Denkweise nicht an sein gewünschtes Ziel gekommen ist. Dann könnte das Ziel sein, konkret auf diesen Kontext bezogen, den Entschluss zu treffen: Ich will verzeihen!

Auch hier ist die Systembrettarbeit eine effektive Unterstützung. Um verzeihen zu können, ist es wichtig, einen Perspektivenwechsel zu vollziehen.

Wie sehen das andere?

Entscheidend ist hier vor allem, sich in den „Täter" hineinzuversetzen: in seine Sichtweise, seine Welt. Der Versuch, ihn zu verstehen. Dieser Teil ist der sicherlich schwerste und ein Zurückspringen in vorherige Phasen des Prozesses ist durchaus normal. Helfend und unterstützend kann hier die Arbeit mit dem ABC-Schema sein, da es strukturierte Perspektivenwechsel ermöglicht. Auch systemische Fragen oder die Wunderfrage können an dieser Stelle gewinnbringend eingesetzt werden. Auf physischer Ebene können wir hier mit Umkehrhaltungen arbeiten.

Dem Täter ein Geschenk machen. Das klingt erst einmal nach einer harten Nuss. Wie kann das aussehen? Eine Möglichkeit kann sein, dass ich ihn mit meiner Vergebung beschenke. Aber auch etwas Materielles, gute Wünsche oder bei der nächsten Begegnung freundlich zu ihm zu sein, sind Ideen hierzu. Wenn wir uns klarmachen, dass der Täter auch eine bedürftige Person ist, erleichtert das diesen Teil des Prozesses sehr.

Vielleicht sind wir in der Lage, für uns Positives am Geschehenen zu entdecken. Vielleicht haben wir dazugelernt. Vielleicht hat uns die Erfahrung weitergebracht, uns neue Perspektiven ermöglicht oder es war ein Arbeitsplatzwechsel oder Umzug möglich. Vielleicht haben wir neue Menschen durch das Geschehene kennengelernt. Hier ist es oft dienlich, zurückzuschauen und zu erkennen, was seit der Verletzung, die wir erfahren haben, passiert ist und was daraus entstanden ist. Diese Retrospektive kann dazu führen, dass so etwas wie Dankbarkeit entstehen darf. Hier hat sich das *Reframing* (Kap. 30) als sehr hilfreich erwiesen.

Mit dem Erlebten abschließen, es loslassen und das eigene Bedürfnis nach der Vergebung befriedigen. Dies bedeutet nicht, zu vergessen, zu rechtfertigen oder gutzuheißen, was geschehen ist. Entscheidend für uns ist nur, dass wir unsere Wut, unseren Hass, unsere Rachegelüste loslassen können. Abschließend beinhaltet es auch, dass wir uns wieder auf uns, unsere Lebensziele und Wünsche fokussieren können.

Dies kann durch Ritualarbeit unterstützt werden. Beispielsweise durch das Aufschreiben der Erlebnisse und diese Niederschrift ritualisiert zu verbrennen. Vielleicht das Loslassen zu feiern und symbolisch einen Neuanfang zu zelebrieren.

Wenn wir etwas ganz bewusst in unserem Leben verändern, wie z. B. einen anderen Weg zur Arbeit zu fahren oder andere minimale Veränderungen, hat das immer eine Wirkung auf uns und unsere Perspektive. Ebenfalls kann man Vergebungsmantras einsetzen oder auch mit Afformationen (Kap. 36), wie beispielsweise: „Warum tut es mir gut, loszulassen und zu vergeben?", arbeiten.

Wie die Beziehung zum Täter weiter verläuft, ist für den Prozess sekundär. Es kann möglich sein, dass wir nach der Vergebungsarbeit die Beziehung weiterführen. Manchmal erfährt sie durch unsere Vergebung und das Erlebte sogar eine höhere Qualität. Es kann aber auch sein, dass wir mit dem Täter keinen Kontakt mehr wünschen. Das vordergründige Ziel der Vergebungsarbeit ist nicht, eine Beziehung zu retten oder etwas für den Täter zu tun. Das Ziel ist eine Vergebung um unserer selbst willen. Wir wollen gestärkt und ohne die negativen Gedanken und Gefühle, befreit von der Last, sein. Darum geht es in dieser Arbeit.

„Vergib anderen. Nicht, weil sie Vergebung verdienen, sondern weil du Frieden verdienst."

– Jonathan Lockwood Huie

Notwendige Materialien: Je nach eingesetzten Tools unterschiedlich.

Zeitaufwand: Dieser ist stark schwankend und sollte dem Klienten angepasst werden.

Setting: Einzelsetting, aber auch in einer Gruppe ist das Thema möglich, sicherlich nicht so tief gehend, wie im obigen Prozess beschrieben, jedoch passt die Vergebungsarbeit auch ganz wunderbar zu unseren yogischen Werten!

Schon Buddha sagt, dass das Loslassen der Schlüssel zum Glück sei und auch in den Weisheitstexten des Yoga finden wir immer wieder dieses Thema. Wir sollen lernen, nicht anzuhaften (*kaivalya*). Patanjalis *achtfacher Pfad* kann uns hierbei unterstützen.

Tipp

Metta-Meditation

Nimm eine bequeme Sitzhaltung ein und sprich die folgenden Sätze zu dir selbst:

Möge ich in Sicherheit sein.

Möge ich gesund sein.

Möge ich glücklich sein.

Möge ich leicht durchs Leben gehen.

Anschließend sprichst du die Sätze für einen Menschen, den du liebst. In der nächsten Runde für einen Menschen, mit dem es gerade nicht so leicht ist.

22

Yin und Yang – Schattenanteile und das Entwicklungsquadrat

Nur wer sich in Selbsterfahrung übt, ist in der Lage, mit Menschen zu arbeiten, ohne eigene Schatten zu werfen.

Wir alle haben in unserer Kindheit Prägungen erfahren. Ein bestimmtes Verhalten, Persönlichkeitsanteile oder Gefühle waren vielleicht nicht erwünscht oder geduldet in Schule, Kindergarten, Elternhaus etc. Diese Anteile werden dann in der Folgezeit vor der Umwelt verborgen.

Der *Schatten* ist ein Konzept von C. G. Jung (Kast 2012; 2014), einem Schweitzer Psychoanalytiker. Er beschreibt unseren Schatten als die Anteile, die wir durch die von uns erfahrene Prägung nicht haben durften. Er spricht von *Individuation* als Lebensziel. Die *Individuation* können wir als Selbstwerdung des Menschen beschreiben. Individuation wird auch als die *dritte Geburt* bezeichnet.

Die erste Geburt ist die eigentliche Geburt, wir kommen auf die Welt. Die zweite Geburt ist der Moment, in dem wir feststellen, dass Mutter und ich zwei eigenständige Persönlichkeiten sind. Die dritte Geburt ist die Selbstwerdung, hier die Individuation, die als Prozess lebenslang andauert. Sie hat auch etwas mit der Entwicklung in unserer zweiten Lebenshälfte zu tun, in der es immer mehr um Selbstverwirklichung und Entwicklung geht.

Diese Ganzwerdung erfolgt durch Schattenintegration. Ist der Schatten, das, was wir nicht haben dürfen, integriert, wird er sozusagen zur Ressource, die unser Leben bereichert. Die Individuation ist auch das Auffinden und die Stabilisierung der eigenen Persönlichkeit.

So ist es eine Aufgabe, unseren individuellen Schatten bzw. Schattenanteile zu erkennen und zu integrieren. Diese Schattenanteile sind zwanghaft, absolutistisch und starr. Diese Art der Arbeit nennt man auch das *Paradox der Veränderung*. Das, was ich nicht sein möchte, will ich weghaben.

Dies ist eine (für uns gewohnte und menschliche) Denkweise, die man auch *Maschinenmodell* nennen könnte. Der Mensch funktioniert jedoch nicht wie eine Maschine. So ist der Weg nicht, Fehlerhaftes auszubauen, sondern zu integrieren und in Ressourcen zu verwandeln. So heißt der Weg der Veränderung nicht, anders zu werden als man ist, sondern er funktioniert über die Selbstannahme.

22.1 Ziel ist Ganzheit

Diese Integration durch Aufdecken und Annehmen führt in der Folge zu innerer Freiheit und emotionaler Balance.

Ein Beispiel ist die Aggression: Durfte ich als Kind nicht wütend sein, durfte ich nicht trotzen, mich selbst behaupten, dann musste ich infolgedessen dieses Gefühl abspalten. Ich werde jeden, der wütend ist, wahrscheinlich dafür abwerten. Mir fehlt so einerseits die Ressource der Selbstbehauptung und Abgrenzung. Gleichzeitig aber auch die Information der Emotion, dass ein Bedürfnis von mir gerade frustriert ist.

Möglicherweise ist die Wahrscheinlichkeit nun hoch, dass meine abgespaltene Wut ein Eigenleben führt. Somatische Beschwerden, Angststörungen oder aber auch cholerisches Verhalten können hieraus entstehen. Die aufgestaute Wut entlädt sich dann abrupt oder führt ein Eigenleben. Anschließend ärgern wir uns darüber, dass wir uns nicht besser im Griff hatten (Aggressionsverbote finden wir häufig bei „hilflosen Helfern"). Meist ist der Schatten mit dem Gefühl der Scham verbunden, da wir für unser Verhalten damals beschämt wurden. Je extremer die bewusste Einstellung ist, desto extremer ist der unbewusste Schatten.

Die im Verlauf des Lebens abgespaltenen Persönlichkeitsanteile sollten wir nun wieder in die Gesamtpersönlichkeit integrieren. Diese Integrationsarbeit kann auf verschiedenste Weise geschehen. Man könnte sie auch als *Verflüssigen* bezeichnen, da wir das Absolutistische infrage stellen und neu bewerten.

Dies ist beispielsweise durch Techniken, wie den sokratischen Dialog (Diskussion), die innere Teilearbeit, Imaginationen, Meditationen, „The Work", Reframing etc. möglich.

Tipp

Selbsterfahrung: Alles, was ich an anderen wahrnehmen kann, ist auch in mir. Unseren Schatten erkennen wir leicht daran, was uns an unseren Mitmenschen gar nicht gefällt. Es sind meist Projektionen, die uns Aufschluss über uns selbst, und nicht über unser Gegenüber, geben können. Entgegengesetzt ist dies ebenfalls eine wichtige Informationsquelle im Kontakt mit anderen. Man könnte auch sagen, dass Kritik in erster Linie etwas über den Kritiker aussagt.

Zeigen wir mit dem Zeigefinger auf unser Gegenüber, sind nicht umsonst drei Finger auf mich selbst gerichtet. Die Brille, durch die wir gesehen wurden, diese Brille benutzen wir auch, um uns und andere zu sehen.

So ist für uns die folgende Frage entwicklungsfördernd: Was hat das mit mir zu tun? Natürlich muss es nicht immer etwas mit meinen Schattenanteilen zu tun haben, doch oft ist dies sicherlich der Fall und es lohnt sich, hinzuschauen. Es kann auch hilfreich sein, sich aufzuschreiben, was uns an anderen und an uns selbst extrem stört (Eigenschaften, Emotionen, Verhaltensweisen, Gewohnheiten).

22.2 Nun, was hat das alles mit Yin und Yang zu tun?

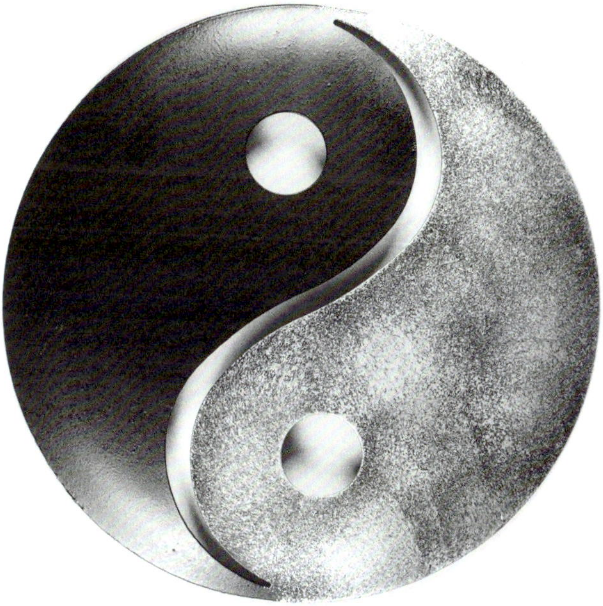

Yin und Yang sind beides chinesische Begriffe aus dem Bereich der Philosophie. Sie sind Stellvertreter zweier einander entgegengesetzter Kräfte, die dennoch aufeinander bezogen sind. Sie ergänzen einander. Der Schatten beschreibt eine Sichtweise, die in Polaritäten denkt. Gegensätze werden bekämpft. Hier gibt es das Gute und das Böse, falsch und richtig, schwarz und weiß, entweder oder.

Yin und Yang beschreiben ein Sowohl-als-auch. In jedem der Teile ist ein kleiner Teil des Gegenpols enthalten. Diese Integration der beiden Seiten führt zu Harmonie und Selbstregulation, was ein flexibles und kontextabhängiges Denken, Fühlen und Verhalten ermöglicht. So ergibt sich aus dem Yin und Yang eine recht konkrete Zielbeschreibung.

- Wohin müssen wir uns bewegen, um ein Ganzes zu werden?

Wir wissen schon, wie wir den Schatten erkennen können. Auch haben wir darüber gesprochen, wie wir den Schatten verflüssigen bzw. infrage stellen können.

Der nächste Schritt für uns und unsere Klienten wäre nun die Frage, wie wir den Schatten mit seinem Gegensatz in uns integrieren und vereinen. Vor allem auch hinsichtlich der Idee, daraus eine Ressource werden zu lassen. Es ist eine Vereinigung.

Hier kann das *Modell des Werte- und Entwicklungsquadrats* von Friedemann Schulz von Thun (2019) eine große Hilfe für uns und unsere Klienten sein. Es stellt eine Visualisierung der Pole und des Entwicklungsziels dar. Gleichzeitig beinhaltet es aber auch eine konkrete Anleitung. Auch er hat bereits die Verknüpfung zwischen dem Entwicklungsquadrat und der Symbolik des Yin & Yang hergestellt.

Das Wertequadrat geht, ähnlich wie das Yin und Yang, davon aus, dass alles, was wir an Persönlichkeit in uns tragen, nur dann für uns seinen Wert zeigen kann, wenn es sich in einer Balance zu seinem Gegenwert befindet. Ansonsten kommt es zu einer entarteten Übertreibung, die für uns und andere negative Folgen hat.

Beispielsweise verkommt Hilfsbereitschaft, ohne den Gegenwert des Abgrenzenkönnens und der Achtsamkeit der eigenen Bedürfnisse, zur bedingungslosen Aufopferung.

Ein weiteres Beispiel, das in unserer hektischen, von Leistung geprägten Umwelt oft zu sehen ist: Etwas gut machen zu wollen, sich Mühe bei etwas zu geben, verkommt zu einem: „Ich muss immer perfekt sein", wenn wir nicht in der Lage sind, auch fehlerfreundlich mit uns zu sein.

Flexible Selbstregulation, sowohl als auch

Ich gebe mein Bestes.

Ich bin fehlerfreundlich.

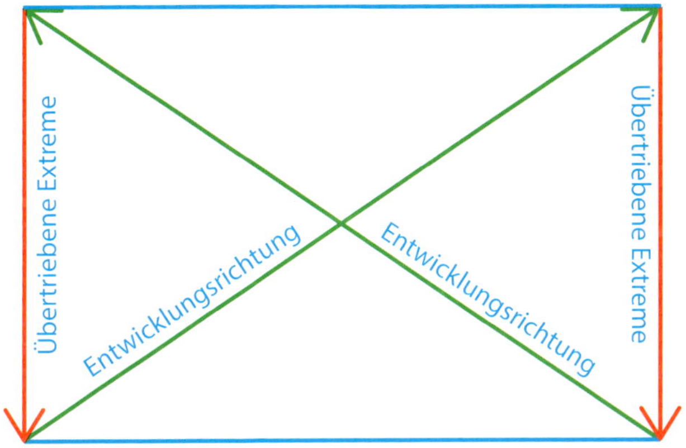

Ich muss immer perfekt sein.

Ich pfusche, das Ergebnis ist mir gleichgültig.

Starre, Angst, Fixierung

Flexible Selbstregulation, sowohl als auch

Ich bin hilfsbereit.

Ich nehme eigene Bedürfnisse wahr und kann auch mal „NEIN“ sagen.

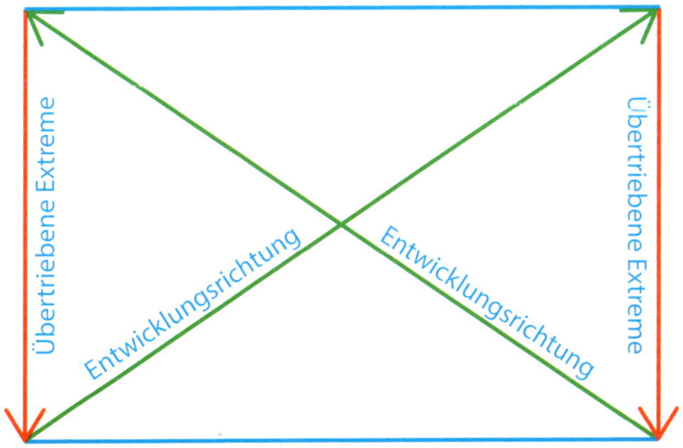

Ich opfere mich auf (hilflose Helfer).

Andere sind mir egal, nur ich bin wichtig.

Starre, Angst, Fixierung

In diesem hilfreichen Schema finden wir den Schatten bei den Untugenden, die durch Übertreibung ins Extreme entstanden sind. Das Gegenteil dürfen wir nicht, ist abgespalten und wird bei anderen als negativ angesehen. Typisch für den Schatten ist hier das Absolutistische, das Richtige und Falsche, das Schwarz und Weiß. So sind wir der Ressourcen beraubt, die uns ein Sowohl-als-auch bieten können. Es geht sozusagen um den Mittelweg und den Einsatz, der flexibel ist. Werden Tugenden, Bedürfnisse, Strategien einseitig betont und die gegenteiligen abgespalten, verlieren sie ihre Kraft. Diese können sie nur im Spannungsverhältnis beider bewahren.

Es ist wie im Symbol des Yin und Yang. Nur wenn ich auch mal Rücksicht nehmen kann, ist die Durchsetzungsfähigkeit eine Ressource. Bin ich rücksichtslos, fehlt mir etwas von der gegenteiligen Tugend. Bin ich vorsichtig, ist das eine Ressource, wenn ich auch mal mutig sein kann. Darf ich hingegen nicht auch mal mutig sein, bin ich feige. Es fehlt uns das, was wir an uns nicht wahrhaben wollen und dürfen: der Schatten.

Das *Entwicklungsquadrat* zeigt auch die Entwicklungsrichtung auf, die wir mit unseren Schatten zu leisten haben. Bleiben wir auf der unteren Ebene der Polaritäten oder auch Extreme, tauschen wir nur eine Übertreibung durch die andere aus. Die Entwicklungsrichtung ist die jeweils entgegengesetzte Tugend auf der oberen Ebene. So können wir im Entwicklungsquadrat alle Anteile finden, die wir zur Integration und Individuation benötigen. Wir haben alle diese Tugenden, die, gemeinsam mit der entgegengesetzten Tugend, flexibel einsetzbare Ressourcen für unser Leben darstellen.

Dürfen wir einen Teil nicht leben, resultiert daraus eine Übertreibung des entgegengesetzten Teils, die durch Einseitigkeit zur Untugend wird.

In der Arbeit mit uns selbst, im Einzelsetting, aber auch mit Gruppen, ist es sinnvoll, zuerst eine Sammlung zu machen. Aufzuschreiben, was mich stark an anderen stört. Diese Liste kann Aufschluss geben, welche Untugenden mein Schatten beinhaltet. Es sind sicherlich nicht alles abgespaltene Anteile, jedoch gibt uns diese Auflistung gute Anhaltspunkte.

Im nächsten Schritt kann zu jeweils einem Thema ein Entwicklungsquadrat aufgemalt werden. Hierzu folgt der vermutete Schattenanteil (das, was ich am anderen so negativ sehe, was ich nicht sein darf) und kann im unteren Bereich eingetragen werden. Ein nächster Schritt wäre, die entgegengesetzte Untugend herauszuarbeiten. Das, was ich muss und von dem ich denke, dass es nur so richtig ist.

Ein weiterer Schritt ist nun, im oberen Bereich, die jeweiligen Tugenden zu definieren. Habe ich diese eingetragen, wird aus dem Bild ebenfalls meine Entwicklungsrichtung klar. So muss der Aufopfernde lernen, auch einmal Nein zu sagen. Derjenige, der immer perfekt sein muss, lernt, fehlerfreundlich zu sein. Dieses Konstrukt bringt uns Bewusstheit, wie wir aus der Polarität heraus Ressourcen gewinnen können.

Oft ist es nötig, die alten Muster aufzudecken und anschließend zu verflüssigen. Dies ist im oberen Teil mit Hinweisen auf mögliche Interventionen beschrieben. Auch hierzu passt wunderbar der Transfer zur Yogaphilosophie und Patanjalis *achtfacher Pfad!*

Notwendige Materialien: Zettel und Stift.

Zeitaufwand: Ca. 30-45 Minuten bis lebenslang.

Setting: Einzelsetting, Personal Training, im Gruppensetting etwas abgewandelt, oder mit Hausaufgaben (z. B. ein eigenes Entwicklungsquadrat aufzeichnen).

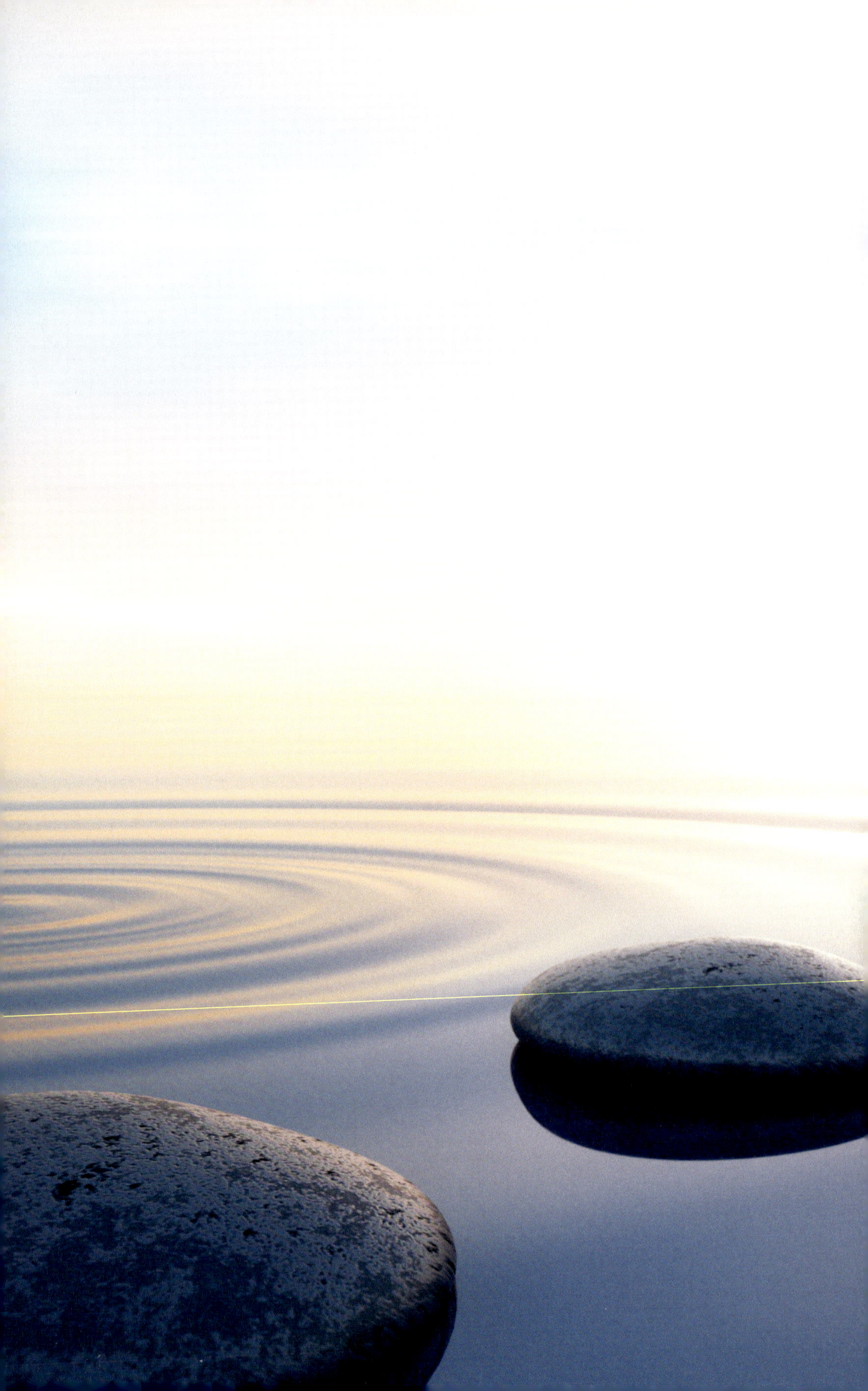

Teil D

Kommunikation

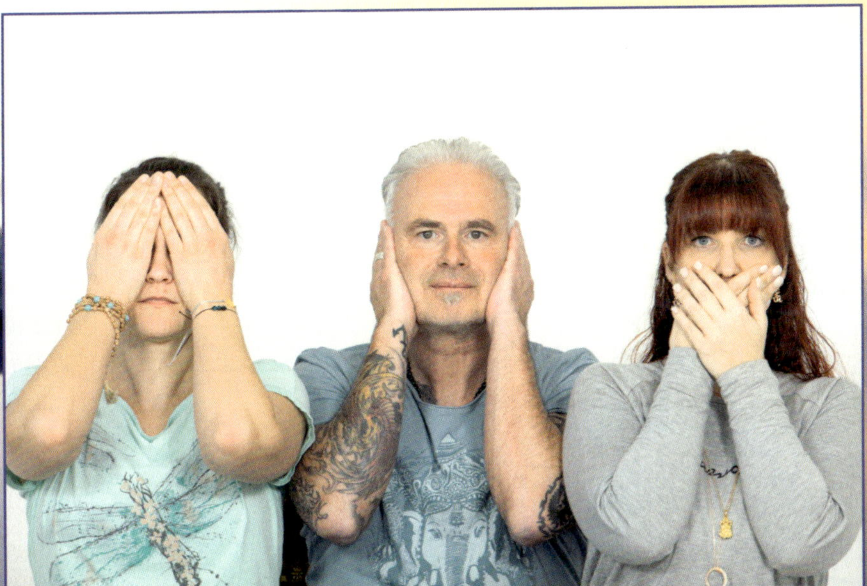

23

Die Macht der Sprache

„Die Botschaft bestimmt der Empfänger." – Paul Watzlawick

Sprache ist ein sehr machtvolles Instrument. Uns dessen bewusst zu sein und unsere eigene Sprache zu überprüfen, ist ein wichtiger Faktor in der wertschätzenden Arbeit mit Menschen.

Die Bewertungen, die wir vornehmen, wenn wir der Empfänger von Botschaften sind, sind die unseren und entscheidend dafür, was wir hören. Die Bedeutung von Wahrnehmung wird durch Vorerfahrungen geprägt. Das heißt, wahrnehmen, ohne zu bewerten, bedeutet, ohne die eigenen Vorerfahrungen wahrzunehmen. Dies wird sehr deutlich im *Vier-Ohren-Modell* von Schultz von Thun (2019). Das Ohr, mit dem wir vorrangig hören, ist auch unser Handlungsohr. Dieses ist prägend für unser Handeln.

Es kann in der Arbeit mit mehreren Personen sehr hilfreich sein, den Empfänger einer Botschaft zu fragen, was er genau verstanden hat. Der Sender kann daraufhin zurückmelden, was er übermitteln wollte. Dies beugt Missverständnissen vor und ist manchmal die Auflösung eines solchen. Sind wir in einer Einzelsituation, ist es für uns förderlich, das vom Gegenüber Gesagte zusammenzufassen. Am besten mit einem Satzanfang, der unsere Subjektivität in den Vordergrund stellt und das Gegenüber zur Richtigstellung einlädt. Dies geschieht beispielsweise durch den Satzanfang: „Ich habe verstanden, dass du ... Ist das so richtig, fühlst du dich verstanden?"

Eine weitere nützliche Intervention, wenn wir in Gruppen kommunizieren, ist die Regel, nur in der Ich-Form zu formulieren. So hat das Du, das die Einleitung eines Vorwurfs ist, keine Chance. Wir sind gezwungen, über uns und unsere Gefühle zu reflektieren und zu kommunizieren.

Förderlich für Gespräche, im Allgemeinen, ist das Vermeiden von Vorwürfen. Diese sollten besser in *Wünsche* umformuliert werden. So erhöhen wir die Effizienz unserer Gespräche. Einem Vorwurf zu entgegnen, bringt den anderen in eine Haltung, die nicht zweckdienlich für eine Kommunikation miteinander ist. Das Verwandeln der Vorwürfe in Wünsche hingegen kann für den Empfänger eine konstruktive Einladung darstellen (siehe Kap. 28).

In der Kommunikation mit anderen ist es wichtig, wie der Einzelne sich in der jeweiligen Situation fühlt. Aktives Zuhören heißt: Ich sehe dich, ich höre dich. Dies löst bei unserem Gegenüber frühe Bindungserfahrungen von Geborgenheit aus (siehe auch Kap. 9.2).

Ein weiterer wichtiger Aspekt betrifft unsere Haltung gegenüber den Menschen, mit denen wir arbeiten. In der Arbeit mit Gruppen und einzelnen Klienten, aber auch im Gespräch mit dem Nachbarn, dem Kollegen oder an der Supermarktkasse begegnet uns eine Dynamik, die in der systemischen Arbeit eine wichtige Rolle spielt. Wir zu zweit, gehen eine Koalition ein und reden nicht wertschätzend über einen Dritten, der nicht anwesend ist. Dabei verlieren wir oft unsere eigene Position.

Es geht hier um unsere frühen *Triadenerfahrungen*, die sehr prägend für unser weiteres Leben sind. In diesem Zusammenhang ist mit der *Triade* eine Dreierkonstellation gemeint (in der Kindheit meist: Mutter, Vater, Kind). Die frühen Erfahrungen in diesen Dreierkonstellationen werden häufig als starre Muster weitergeführt.

Gerade wir im sozialen Bereich haben oft prägende Triangulierungserfahrungen. Diese Triangulierungen führen zu Koalitionen, wobei eine Stabilisierung durch Dritte stattfindet. Der Konflikt wird sozusagen umgeleitet. Konkret heißt das, wenn wir nicht bewusst mit diesen Dynamiken umgehen, ist die Gefahr von Gruppenbildung, Ausgrenzung, Entwertung und Koalition groß. Wie kann ich nun aktiv und konkret damit umgehen?

Meine Haltung sollte von der Bewusstheit über diese Prozesse und meine eigenen Erfahrungen geprägt sein. Wir sollten aktiv „den Winkel halten". Damit ist gemeint, dass wir zu beiden Parteien eine gute Beziehung unterhalten, auch wenn eine der beiden nicht anwesend ist. Es gibt kein Entweder-oder, sondern nur ein Sowohl-als-auch. Ich mache meine Haltung auf wertschätzende Weise klar.

Ich achte auf Angebote, Koalitionen einzugehen. Ich handle nach dem Grundsatz: „Einer für zwei, zwei für einen."

Diese Triadenkompetenz, die wir damit erlangen, hat auch noch eine emotionale Komponente, die uns ebenfalls bewusst sein sollte. Das Widerstehen von Koalitionsangeboten bedeutet auch, dass wir einerseits einer Verlockung widerstehen müssen, andererseits aber auch mit dem Gefühl der Angst, ausgeschlossen zu werden, umgehen müssen (triadische Grundangst).

Tipp

Im Yoga erleben wir die Macht unserer Sprache ebenfalls in der Ansprache. Es macht einen Unterschied, ob ich die Gruppe mit „du" oder als „ihr" anspreche. Keines davon ist besser oder schlechter. Deshalb finde für dich heraus, welches Wording dir mehr liegt!

Ebenfalls machen Worte einen großen Unterschied, wenn du von der Yogatruppe sprichst. Eine Truppe hat im hergebrachten Sinn einen militärischen Verweis. Es mag kleinlich klingen, macht aber definitiv etwas mit uns Menschen.

Ebenfalls können wir bei Anleitungen auf unsere Worte achten. Statt: „Ziehe nicht die Schultern hoch" lieber: „Lasse die Schultern ganz bequem nach unten sinken. Nimm wahr, wie es sich für dich anfühlt."

Unser Unterbewusstsein nimmt Verneinungen nicht wahr, deshalb macht es Sinn, Anleitungen positiv zu formulieren. Zusätzlich geht unsere Aufmerksamkeit auch dahin, was nicht funktioniert und wir wollen unsere Aufmerksamkeit beim Yoga auf unseren Körper, auf das Fühlen und unsere eigene Ausrichtung lenken. Weg vom defizitären Denken, denn das finden wir im Alltag bereits genug.

Tipp

Selbsterfahrung zum Thema Triangulierung: Stelle dir folgende Fragen:

- Wodurch bin ich heute verführbar?
- Wie ist es mir als Kind ergangen?
- Wie habe ich mich dabei gefühlt?
- Welche Schwierigkeiten habe ich in Dreierkontexten?
- Welche schwierigen Triaden kenne ich?

Zusatzinfo

Es ist wichtig, zentrale Aussagen von Klienten, Schülern und Gesprächspartnern in wörtlicher Rede, also Wort für Wort, zu zitieren. Können wir uns das nicht merken, ist es hilfreich, die für uns wichtigen Zitate zu notieren. Sollten wir später unseren Gesprächspartner auf seine Aussage ansprechen und geben diese nur sinngemäß wieder, besteht die Gefahr, dass er uns dies „um die Ohren haut". Ein Zitat ist etwas anderes, es lässt sich schlecht wegdiskutieren.

Weiterhin kann es nützlich sein, bestimmte Wortkonstellationen zu verändern, oft mit verblüffenden Ergebnissen. Es kann zu Veränderungen der Haltung des Klienten, aber auch zur Bewusstheit über die Situation und das Gesagte führen: „eigentlich" infrage stellen mit dem Gegenteil „uneigentlich".

Dieses Wort gibt es nicht. Dies fordert den Klienten auf, neu und ohne „eigentlich" zu formulieren. Denkprozesse werden so angeregt. „Aber" durch ein „und" ersetzen. Das aber trennt das, was ich will, von dem, was die Eltern wollen. Oder es trennt Kopf und Bauch. Der Satz bekommt durch den Tausch von „aber" zu „und" eine neue Bedeutung, die die Selbstverantwortung des Klienten hervorhebt. Ein weiterer spannender Austausch eines Worts ist der Tausch von „trotzdem" (Trotz) durch „gleichwohl" (obwohl). Dies verändert auch die Satzaussage völlig. Der Gesprächspartner kommt auch hier in die Selbstverantwortung und gleichzeitig wird sein Handeln und seine Aussage hinterfragt.

24

Aktives Zuhören

Carl Rogers (1985; 2012), Entwickler der *klientenzentrierten Gesprächstherapie*, hat das aktive Zuhören als erster als selbstständiges Tool beschrieben. Rogers hat einen hohen Wert auf die Begegnung gelegt. Diese sollte die emotionale Ebene, die nonverbale Ebene und eine auf Gegenseitigkeit beruhende wohlwollende Haltung beinhalten.

Wir alle können es, setzen es jedoch meist unbewusst ein. So gehört es nicht zu unserem Repertoire an Tools, die wir gezielt einsetzen, um eine aktive Gesprächsführung zu gestalten. Ähnliche Konzepte sind im **NLP** *Rapport herstellen* oder das *Joining* in der **systemischen Beratung**, wobei das aktive Zuhören insofern einen Schritt weitergeht, indem es nicht nur für einen guten Rahmen sorgt, sondern für sich schon eine Methode darstellt.

Es geht hier auch darum, durch die eigene Haltung und das Nachfragen dem Klienten und sich selbst mehr Klarheit zu verschaffen und Missverständnissen vorzubeugen.

Das, was wir uns alle in Gesprächen und im Miteinander wünschen, ist die volle und ungeteilte Aufmerksamkeit unseres Gegenübers. Doch es ist nicht nur dieses große Interesse am Gegenüber, aktives Zuhören geht noch einen Schritt weiter. Es hilft uns, Missverständnisse in der Kommunikation zu erkennen und durch Nachfragen ein Verstehen zu erzeugen, sodass der andere sich wirklich auch verstanden fühlt.

So könnte man sagen, die Ziele des aktiven Zuhörens sind unter anderem: eine Vertrauensebene aufzubauen, ein wertschätzender Umgang miteinander, die Vermeidung von Missverständnissen und die Förderung von Empathie.

Voraussetzung hierfür ist, dass wir uns unvoreingenommen auf den Klienten konzentrieren. Wir fragen nach, wie der Klient etwas meint und nehmen einfühlsam Anteil am Gesagten. Dies gewährleistet, dass die wichtigste Bedeutung, nämlich die emotionale Unterstützung des Gegenübers, verwirklicht werden kann. Hierzu werden dem Klienten emotionale Anteile des Gesagten wiedergegeben. Dies sind sowohl nonverbale als auch verbale Reaktionen.

Diese Mittel, eine vertrauensvolle Ebene aufzubauen und Missverständnisse zu vermeiden, werden in zwei Gruppen unterteilt: die verbale und die nonverbale.

Verbale Mittel sind: freundliches, wertschätzendes Nach- und Rückfragen; nicht dazwischen reden; eigene Bewertungen und Meinungen für sich behalten; Zustimmen mit emotionalem Ausdruck; Zusammenfassung des Gesagten ohne eigene Wertung.

Nonverbale Mittel sind: offene Körperhaltung; Mimik; Gestik; Blickkontakt; Nicken; Notizen machen.

Über das Anwenden dieser Mittel hinaus stellt das aktive Zuhören hohe Anforderungen an uns als Person. In uns selbst, als Coach/Yogalehrer und im Sinne der Selbstregulation. Dies gilt es zu üben, indem wir lernen, mit Kritik umzugehen, uns empathisch in den Klienten zu versetzen, geduldig zu sein und nicht zu unterbrechen, unsere eigenen Gefühle sowie die Gefühle des Gegenübers wahrzunehmen, diese zu erkennen und gegebenenfalls anzusprechen und schließlich, dass wir uns auf den Klienten einlassen.

Tipp

Aktives Zuhören lässt sich wunderbar im Alltag üben. Im Small Talk mit Freunden oder auch mit den Yogis vor und nach der Stunde. Lasse dir etwas erzählen und agiere als „aktiver Zuhörer".

Ist das Gegenüber eine vertraute Person, hole dir Feedback. So kannst du dich selbst reflektieren und verbessern. Mache vielleicht auch mal das Gegenteil, um zu sehen, was es für einen Unterschied macht, wie dein Gegenüber die Situation empfindet.

Konkret heißt das: Der Coach/Yogalehrer hört zu und sagt wenig. Wenn etwas gesagt wird, sollte ihm immer auch bewusst sein, dass vor allem, wie etwas gesagt wird, die Botschaft bestimmt.

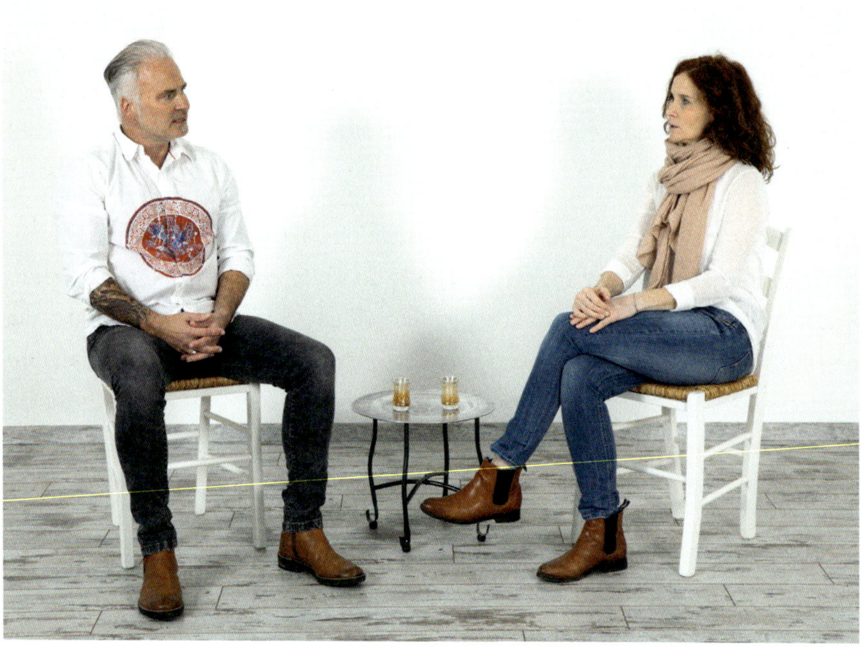

Durch eine Mischung aus verbalen und nonverbalen Signalen zeigt der Coach/Yogalehrer, dass er aktiv am Gespräch teilnimmt. Beispielsweise durch nonverbale Signale wie Nicken, Blickkontakt, Mimik und Gestik. Gleichzeitig durch verbale Signale, wie beispielsweise ein „Ah" oder „Hm", „Interessant", „Nein wirklich?", „Aha", „Oh" oder Ähnliches.

Im nächsten Schritt fassen wir selbst verbal das Gesagte mit unseren Worten zusammen. Wichtig ist hier besonders, auf die emotionalen Botschaften des Klienten einzugehen. Dienliche Satzanfänge können sein:

„Ich möchte das, was bei mir angekommen ist, zusammenfassen ..."

„Ich habe den Eindruck gewonnen, dass ..."

„Es kommt mir so vor ..."

„Ich habe für mich herausgehört ..."

„Ich habe verstanden ..."etc.

Hier ist es wesentlich, dass wir für den Klienten herausarbeiten, dass das Gesagte nur unsere subjektive Wahrnehmung ist. Wir sind uns bewusst, dass es auch ganz anders gemeint sein kann und die Richtigstellung durch den Klienten sogar wichtig und erwünscht ist. Dies hat für uns und den Klienten sehr positive Effekte. Zum einen kommt beim Klienten an: „Ich kann mich zeigen und es ist okay. Der Coach hat wirklich Interesse an dem, was ich sage. Es ist wichtig." Außerdem gelingt es so, Missverständnisse zu vermeiden.

Oft ist diese kurze Zusammenfassung der Beginn einer neuen Runde von Kommunikation und aktivem Zuhören. Weiterer positiver Effekt ist, dass der Klient sich selbst und dem, was er sagt, zuhört. Dies kann für den Klienten selbst eine wichtige Informationsquelle darstellen und mehr Bewusstheit herstellen.

Notwendige Materialien: Keine.

Zeitaufwand: Variabel.

Setting: Einzelsetting.

25

Vier-Ohren-Modell

Das *Vier-Ohren-Modell*, auch *Kommunikationsquadrat* genannt, wurde vom Kommunikationswissenschaftler Friedemann Schulz von Thun (2019) entwickelt, der unter anderem als Professor für pädagogische Psychologie in Hamburg unterrichtete. Schulz von Thun beschreibt in seinem Modell vier Arten, eine Botschaft zu kommunizieren. Diese vier Sachebenen sind:

- Sachinhalt,
- Beziehung,
- Selbstoffenbarung und
- Appell.

So sprechen wir dann sozusagen mit vier Mündern oder Zungen und hören die Botschaft mit vier Ohren. In der Kommunikation gibt es immer einen Sender und einen Empfänger.

Interessant für uns ist es, herauszufinden, mit welchem Ohr wir eine Botschaft hören und warum. Schauen wir uns also zuerst an, was die einzelnen Ebenen bedeuten.

Auf der Ebene des *Sachinhalts* geht es um die reine Information. Fakten, Daten und ob etwas wahr oder unwahr ist, zählen hierzu.

Die *Beziehungsebene* sagt aus, in welcher Beziehung Sender und Empfänger zueinander stehen.

Die *Selbstoffenbarungsebene* gibt, wie der Name schon sagt, Informationen über uns selbst preis. Dazu gehören auch Werte, Bewertungen, Glaubenssätze.

Die *Appellebene* gibt Aufschluss darüber, was der eine vom anderen will. Vonseiten des Senders können hier Anweisungen, Ratschläge, Erwartungen und Wünsche beinhaltet sein. Als Empfänger höre ich, was ich tun oder nicht tun soll.

Es gibt also auch vier Ohren, mit denen wir hören:

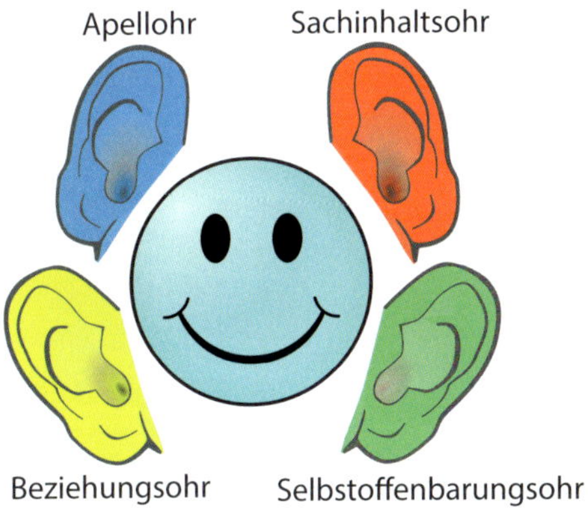

Ein Beispiel:

Die Frau kommt mit neuen Schuhen vom Shopping zurück und zeigt sie ihrem Mann. Der Mann sagt: „Hast du nicht schon so ein Paar?" Auf der Sachebene findet sich also die Information, ob solch ein Paar Schuhe bereits vorhanden ist. Auf der Beziehungsebene hört die Frau: „Wieso gibst du mein schwer verdientes Geld schon wieder für neue Schuhe aus?" Das Selbstoffenbarungsohr hört: „Ständig muss er mich kontrollieren. Er gönnt mir nichts." Und das Apellohr hört: „Hör auf, dir ständig neue Schuhe zu kaufen."

So oder ähnlich könnte eine solche Kommunikation aussehen. Je nachdem, welches Ohr nun dominant ist, wird die Reaktion der Frau mehr oder weniger unterschiedlich auf das Gesagte ausfallen. Andererseits hat der Mann vielleicht ganz unterschiedliche Botschaften auf den vier Ebenen mitgeteilt. Welche könnten das sein?

Missverständnisse entstehen in der Regel dadurch, dass die einzelnen Ebenen von Sender und Empfänger unterschiedlich gefüllt und gewichtet werden. Da jeder seine eigene Wahrheit, seine eigenen Glaubenssätze, inneren Antreiber usw. hat.

Hören wir vornehmlich mit dem Sachohr, kann es uns passieren, dass wir möglicherweise die eigentliche Problematik nicht hören, da wir so auf den sachlichen Inhalt ausgerichtet sind.

Steht das Beziehungsohr im Vordergrund, kann es sein, dass wir alles auf uns persönlich beziehen und uns dann vielleicht sogar angegriffen fühlen.

Ist das Selbstoffenbarungsohr dominant, psychologisieren wir vielleicht zu viel, stellen Diagnosen und sind nicht in der Lage, Kritik wahr- und/oder anzunehmen.

Das Apellohr als starkes Ohr verleitet uns möglicherweise, anderen (ungewollt) alles abzunehmen und hierdurch auch unsere eigenen Bedürfnisse zu vernachlässigen.

Das Modell kann uns dabei helfen, unsere Kommunikation genau zu prüfen. Um Missverständnisse zu vermeiden, sollten wir möglichst klar und differenziert kommunizieren.

Tipp

Selbsterfahrung:

Was ist das Hauptohr, mit dem ich höre?

Dieses ist auch mein Handlungsohr, das mein Verhalten prägt.

Dies aktiv zu erleben, kann uns die Möglichkeit bieten, eine neue Perspektive der Selbsterfahrung zu gewinnen! Außerdem kann die Frage, wodurch wir gelernt haben, dieses Ohr als unser Hauptohr zu nutzen, uns weiterbringen. Eine weitere gewinnbringende Frage lautet:

Wo und wie schadet oder nützt es uns in unseren verschiedenen Lebensbereichen?

Notwendige Materialien: Keine (außer, man möchte das Modell aufmalen oder verschriftlichen).

Zeitaufwand: Je nach Gespräch wenige bis mehrere Minuten.

Setting: Im Prinzip überall ....

26

Umgang mit Kritik

Der Umgang mit *Kritik* stellt sehr hohe Anforderungen an uns. Auch deshalb, weil Kritik nicht immer wertschätzend und als konstruktive Kritik uns gegenüber geäußert wird. Kritik ist verbunden mit unserem Grundbedürfnis nach Selbstwert. Oft werden bei uns frühe Kränkungserfahrungen ausgelöst, die wir in Kindergarten, Schule, Elternhaus o. Ä. erlebt haben.

Diese frühen, meist unverarbeiteten Erfahrungen sind gekoppelt an die selbstreflexiven Affekte von Schuld und Scham. Diese beiden Gefühle sind verbunden mit unserem Wert und lösen „Minderwertigkeitsgefühle" aus. Frei übersetzt könnte man sagen: Schuld heißt, ich bin nichts wert, weil ich etwas so oder so getan habe. Scham heißt, ich bin nichts wert, weil ich so oder so bin.

Werden nun bei Kritik, an mir oder meinem Handeln, Schuld (für das Tun) oder Scham (für so sein) ausgelöst, wird ein Grundbedürfnis frustriert. In der Folge ist es nur verständlich, wenn wir wütend werden. Reagieren wir nun aus dieser Wut heraus, wird etwas entstehen, das wiederum Wut produziert und wir geraten mit dem Gegenüber in einen, zum Schluss vielleicht nur noch schwer zu bereinigenden, Streit. Bei beiden Parteien ist nun das Gegenüber Sinnbild für Kränkung, Wut, Verletzung und Rachegelüste.

Außerdem wird es für uns sehr schwer, das Konstruktive der Kritik zu sehen. Oft geraten wir in Du-Botschaften oder wir versuchen, uns zu verteidigen durch Rechtfertigen (wir fertigen uns ein Recht für das Kritisierte an). Mit diesem Verhalten machen wir uns selbst klein und geben die Verantwortung, also die Schuld, auf alles an andere ab, um sie nicht bei uns selbst zu sehen. Sinnvoller ist es, bei einer puren Erklärung zu bleiben, die Missverständnisse vermeidet und wir somit in unserer Verantwortung bleiben können.

Es hat sich als sinnvoll herausgestellt, diesem Problemfeld auf zwei Ebenen zu begegnen.

Zum einen ist es hilfreich, die eigenen Emotionen in der Selbstreflexion und Selbstregulation im Auge zu haben.

Schon Safi Nidiaye (2009) sagte, dass das Verhalten eines Menschen erst einmal etwas über ihn aussagt und dass das, wie ich darauf reagiere, etwas über mich.

Man könnte auch sagen, dass Kritik eigentlich erst mal nur etwas über den Menschen aussagt, der sie äußert. Darüber, wie er persönlich die Dinge sieht. Das, was danach in uns vorgeht, das hat etwas mit uns zu tun.

Diese Sichtweise steht stellvertretend für eine Differenzierung von meinen eigenen Anteilen und denen des Gegenübers. Zugrunde liegt hier ein Persönlichkeitsbild, das in der Weisheitstherapie, der rational-emotiven Verhaltenstherapie, systemischen Ansätzen und anderen, Anwendung findet. Nämlich, dass jeder Mensch die Dinge durch seine persönliche Brille sieht. Diese Brille besteht aus seinen Vorerfahrungen und Prägungen.

In der systemischen Sichtweise wird dies als *zirkuläre Sichtweise* gesehen, die im Gegensatz zu einer kausalen Sichtweise steht. So sagt das, wie ein Mensch die Welt sieht, nur etwas über ihn und seine Vorerfahrungen aus. Was wir dann dabei wiederum empfinden, sagt etwas über unsere eigenen Erfahrungen/Prägungen aus.

Ein Beispiel: An einer belebten Straße geschieht ein Unfall. Die Polizei kommt hinzu und befragt die Augenzeugen. Die Beamten bekommen sicherlich sehr stark voneinander abweichende Beschreibungen, obwohl doch alle Zeugen das Gleiche gesehen haben. Gleiches kennst du vielleicht auch, wenn ein gemeinsames Erlebnis von deinem Partner etwas anders beschrieben wird, als du es selbst empfunden hast.

Stellen sich nun die folgenden Fragen:

- Wie kommuniziere ich in einem professionellen Kontext?
- Wie spreche ich als Yogalehrer zu meinem Schüler, ohne Negativspiralen auszulösen und ohne gleichzeitig meine Abgrenzung zum Schüler nicht zu verlieren?

Hier ist das *Vier-Ohren-Modell* sehr hilfreich. Ebenso wie das Tool der gewaltfreien Kommunikation, das uns sprachlich unterstützt. Beide Modelle findest du in Kap. 25 und 27 gesondert vorgestellt.

Noch ein kleines Beispiel, wie wir konkret mit geäußerter Kritik umgehen können:

Der Klient äußert:

„Du arbeitest viel zu sehr am Ziel vorbei. Du bist nicht offen für mein Anliegen!"

Mögliche Reaktion des Coachs, die keine Problemlösung herstellt:

Sich gekränkt rechtfertigen oder zum Gegenangriff starten.

Mögliche kommunikative Erstentschärfung des Konflikts:

„Bei mir kommt an, dass du unzufrieden bist. Für dich ist es sehr wichtig, dass wir zielorientierter arbeiten. Du möchtest sichergehen, dass ich zu jedem Zeitpunkt für dein Anliegen offen bin. Ich bin froh, dass du das so mir gegenüber geäußert hast, denn es ist mir wichtig, dass wir zielorientiert arbeiten und du dir gewiss sein kannst, dass ich für dich und dein Anliegen offen bin. Kannst du mir sagen, an welcher Stelle du dich so gefühlt hast?"

So gehen wir nur auf das vom Klienten Geäußerte ein, nicht aber auf sein Bild von uns. Der Klient fühlt sich gesehen und verstanden. Wir stellen so eine sachliche Ebene her, und es ist für beide Seiten einfacher, sachlich und lösungsorientiert weiterzugehen und Emotionales davon zu trennen.

Natürlich löst diese Kritik etwas in uns aus, doch wir sind hier in einem professionellen Kontext. Wir sind für den Prozess verantwortlich. Das, was die Kritik mit uns emotional macht, was sie in uns auslöst, bekommt seinen Platz in der Selbstreflexion und Supervision. Das heißt, wir beschäftigen uns damit *nach* der Sitzung. Während der Sitzung geht es um den Klienten.

Man kann solche Situationen durchaus als Geschenke sehen, die uns Möglichkeiten der eigenen Entwicklung bieten.

26.1 Kränkungen und ihr Ablauf

Eine Kritik an uns kann schnell zur empfundenen Kränkung werden.

Kränkung und *krank* entspringen dem gleichen Wortstamm. Die Gemeinsamkeit ist: Man fühlt sich schlecht. Wir fühlen uns schlecht, weil unser Grundbedürfnis nach Wert frustriert wurde. Auf diese Frustration folgen Emotionen. Wir fühlen uns entwertet, wertlos. Wir reagieren beleidigt, nehmen es persönlich, sind wütend oder traurig und hilflos. Wir fühlen Scham, Angst und Zorn, weil eine Grenze überschritten wurde. Inwieweit wir für Kränkungen empfänglich sind, hängt stark von unserem Selbstwertgefühl ab. Oft stehen hinter einer leicht kränkbaren Persönlichkeit Verletzungen des Selbstwerts in der Vergangenheit.

Hier ist es prinzipiell hilfreich, Bewusstheit über den Ablauf einer Kränkung beim Gekränkten zu erlangen.

Meist verspüren wir zuerst eine Art Leere oder Blockade. Diese kommt dadurch zustande, dass wir alte, unverarbeitete Kränkungen abwehren und diese Blockade uns so vor ihnen schützt. Diesen Teil kennen wir insofern, als dass uns nach der Situation vieles einfällt, dass wir hätten sagen oder tun können. Wir ärgern uns vielleicht, dass es uns nicht gelang, direkt in der Situation darauf zu reagieren. Aber wir waren ja in der Situation blockiert.

Der nächste Punkt ist der Schmerz. Die Frustration des Bedürfnisses, die empfundene Entwertung tut weh.

Dann ist da noch die Wut, die Aggression. Rachegelüste kommen hoch. Man versucht, vielleicht auch später, den anderen zu kränken, um die vermeintliche Entwertung zu kompensieren.

Zuletzt noch die Scham. Wir schämen uns, weil wir uns beschämt fühlen.

Meist ist dieser Ablauf auch in dieser Reihenfolge zu finden. Ist mir dieser Ablauf bewusst, habe ich die Möglichkeit, aus diesem Prozess auszusteigen. Meist gelingt dies am Punkt der Wut, aber auch schon beim Schmerz. Beides sind gute Indikatoren für Kränkungen.

Nach diesem Ausstieg kann es gewinnbringend sein, sich vor Augen zu führen, dass gerade das Bedürfnis nach Wert frustriert wurde.

- Woher kenne ich das?
- Vielleicht aus der Vergangenheit?

Außerdem kann die Aussage von Safi Nidiaye (2009), vom Kapitelanfang, von großem Nutzen sein. Sie hilft uns, zu unterscheiden, was meins ist und was den Anteil meines Gegenübers darstellt. Dies nennt man auch Selbst-Objekt-Differenzierung und bringt uns wieder in die Selbstverantwortung. Sinnvoll kann es ebenfalls sein, mittels Vergebungsarbeit die Kränkung zusätzlich zu bearbeiten.

Tipp

Erlebst du eine vermeintliche Kränkung bzw. die Kritik von Dritten, ist es hilfreich, den „Winkel zu halten". (siehe Kap. 23).

27

Gewaltfreie Kommunikation

Die gewaltfreie Kommunikation wurde in den 1970er-Jahren von Marshall B. Rosenberg (2007) entwickelt. Sie baut auf den Erkenntnissen der humanistischen Psychologie nach Carl Rogers (1985; 2012) auf. Rogers war klinischer Psychologe, der sich mit Psychoanalyse und Verhaltenstherapie auseinandersetzte und, darauf aufbauend, die *klientenzentrierte Gesprächspsychotherapie* entwickelte.

Die *gewaltfreie Kommunikation* (*GfK*) wird in vielen Ländern erfolgreich eingesetzt, um in Konflikten zu vermitteln.

Wichtig ist: Sie ist eine Haltung, keine Methode!

Was kann GfK?

- Bedürfnisse und Gefühle ausdrücken, ohne andere zu beschuldigen.
- Eigene Bedürfnisse und Gefühle kennenlernen.
- Bitten klar formulieren zu können, ohne andere zu manipulieren, zu bedrohen oder gar zu erpressen.
- Kritik, Forderungen und/oder Vorwürfe nicht persönlich zu nehmen, sondern durch mitfühlendes Zuhören klären zu können, was dahintersteckt.

Hilfreich ist in jedem Fall, sich mit den eigenen Gefühlen und Bedürfnissen auseinanderzusetzen bzw. zuallererst einmal Worte für diese zu finden. Denn ohne diese in Worte fassen zu können, können wir uns nur schwer mitteilen. Dies ist, nach unserer Auffassung, mithin ein Grund für Konflikte, Missverständnisse, Unzufriedenheit. Hier ist ein Verweis auf Kap. 19 sinnvoll.

Worum es geht:

Wäre es nicht schön, wenn wir uns weniger ärgern müssten? Das ist tatsächlich ein Ziel der GfK. Mittels dieser Haltung sollen wir in die Lage versetzt werden, Konflikte offen und authentisch zu bewältigen. Uns selbst und unsere eigenen Bedürfnisse besser kennenzulernen und zu verstehen. Dadurch lernen wir, Ärger bewusst auszudrücken, aber gleichzeitig, Eskalationen zu vermeiden. Das *Mussturbatorische* entfällt sozusagen. Es geht nicht darum, Dinge schönzureden oder „Everybody's Darling" zu sein, indem wir allen Ärger schlucken und immer lieb und nett sind. Ein für mich sehr hilfreicher Satz einer meiner Lehrerinnen war: „Du musst nicht jedermanns Prinzessin sein."

Das Vier-Stufen-Modell der GfK:

1. **Was ich beobachte** (ohne Bewertung!)
   „Wenn ich sehe/höre ..."
2. **Wie es mir geht** (meine Gefühle)
   „Ich fühle mich/mir geht es ..."
3. **Was ich brauche** (meine Bedürfnisse)
   „..., weil ich brauche/mir wichtig ist, dass ..."
4. **Was der andere tun/sagen kann, um mein Bedürfnis zu erfüllen** (eine konkrete Bitte)
   „Wärst du bereit ..." / „Würdest du bitte ..."

Es geht in der gewaltfreien Kommunikation um Selbstbehauptung, also auszudrücken, was wir möchten, was uns bewegt, sowie um emphatisches Zuhören. Es geht weder darum, die eigenen Bedürfnisse hinten anzustellen, noch darum, die des anderen zu unterdrücken.

„Das Ziel dieses Prozesses ist der Ort, an dem alle Bedürfnisse erfüllt sind."
– M. Rosenberg

Wie kann das konkret aussehen?

Stelle dir vor, du unterrichtest eine Yogastunde. Du möchtest die Teilnehmer in Stille in die Asanas führen, damit sie genau spüren können. In dieser Stille redet ein Teilnehmer ständig dazwischen und kommentiert deine Anleitung. Ihm jetzt zu sagen, er möge doch bitte einfach mal ruhig sein, hilft da wahrscheinlich nicht weiter ... Nach dem Vier-Stufen-Modell der GfK könntest du folgendermaßen reagieren:

„Ich höre deine Worte, während wir in die Haltung gehen und diese in Stille spüren zu können. Ich empfinde dies als Unterbrechung meiner Anleitung und fühle mich nicht wertgeschätzt. Wenn ich gerade eine Haltung anleite, brauche ich die Aufmerksamkeit aller, und Ruhe, um mich zu konzentrieren. Würdest du bitte erst einmal mitmachen und das Asana fühlen, danach können wir über das Erlebte sprechen."

Wichtig hierbei ist, dies dem Teilnehmer unter vier Augen zu sagen, denn vor allen anderen würden wir ihn sehr wahrscheinlich beschämen. Das ist natürlich nicht in unserem Sinne und wäre somit auch kontraproduktiv.

Sicherlich klingen die Formulierungen (wenn man sie ganz im Sinne der GfK formuliert) etwas abgehoben oder gar gestelzt. Auch sind sie häufig nicht in jeder Situation und in dieser Form abrufbar bzw. umzusetzen. Jedoch ist es wirklich lohnenswert, sich einmal näher mit dieser Haltung zu befassen. Zum einen lässt sich dann feststellen, wie gewalttätig unsere Sprache häufig ist und wir erhalten den Gewinn, dass wir einen besseren Kontakt zu uns und unseren Gefühlen und Bedürfnissen erhalten. Ein starker Schritt in Richtung Selbstbehauptung und gleichzeitig zu wertschätzendem Umgang (mit uns selbst und unseren Mitmenschen). Es lohnt sich!

Tipp

Die Anwendung der vier Schritte

Beobachte dich selbst. Versuche, objektiv zu sein und nicht zu (be-)werten. Das bedeutet, auch nicht zu interpretieren oder irgendwelche Vermutungen, Diagnosen o. Ä. zu stellen.

Als nächsten Schritt nimm deine Gefühle wahr. Frage dich, was sie in dir auslösen und wie es dir damit geht.

Frage dich dann, was du konkret brauchst, um mit der Situation umgehen zu können.

Abschließend formuliere deine Bitte. Vermeide dabei Drohungen, Aufforderungen und Anschuldigungen. Natürlich darf hierbei diskutiert werden, aber immer wertschätzend und konstruktiv!

Das wertfreie Beobachten kennen wir aus der Yogapraxis, also auch hier eine wunderbare Ergänzung/Verbindung!

Tipp

Wie lerne ich, Wertschätzung auszudrücken?

Bisweilen entsteht der Eindruck, dass in unserer meist schnellen Zeit kaum die schönen Dinge wahrgenommen werden. Dankbarkeit und Wertschätzung auszudrücken, macht zufrieden und glücklich (beide Parteien). Wer freut sich nicht über ein Lächeln, ein nettes Wort oder eine andere wertschätzende Geste?

Nimm dir einen Moment Zeit und denke an den bisherigen Tag.

- Gab es heute ein Erlebnis, eine Begegnung mit einer Person, das besonders schön war?
- Wenn ja, wie hat die Person zu deinem Wohlergehen beigetragen?
- Was hat sie konkret, handelnd, getan?
- Was hat sie gesagt?

Nimm nun wahr, welche Bedürfnisse sich hierdurch für dich erfüllt haben und welches Gefühl dadurch entstanden ist.

- Wie könntest du nun deine Wertschätzung dafür ausdrücken?

Notwendige Materialien: Keine.

Zeitaufwand: Je nach Situation einige Sekunden bis hin zu mehreren Minuten oder Stunden.

Setting: Immer und überall, aber selbstverständlich auch im Einzel- oder Gruppensetting.

28

Die VW-Technik

Wir möchten an dieser Stelle die *VW-Methode* von Manfred Prior (2002) vorstellen.

Die VW-Regel besagt, dass hinter jedem Vorwurf ein Wunsch steckt.

Es liegt auf der Hand, dass ein formulierter Wunsch beim Empfänger auf offenere Ohren stößt, als ein Vorwurf. Er ist gezielt formuliert eine Selbstoffenbarung und begegnet dem Gegenüber meist wertschätzend. So erleichtert dieses Umformulieren, dass wir aus Vorwürfen und Schuldzuweisungen aussteigen und die Kommunikation in eine lösungsorientierte Richtung lenken.

Vorwürfe haben zum Ziel, den anderen für etwas verantwortlich zu machen. Das kommt einer Schuldzuweisung gleich. Dementsprechend fühlt sich der Adressat angegriffen. Dies ist jedoch destruktiv und dysfunktional, da wir so in der Regel unser Ziel, dass sich etwas ändert, nicht erreichen.

Die andere Person hat nun drei Möglichkeiten, auf diesen Angriff zu reagieren: erstarren, flüchten oder sich verteidigen. Die Möglichkeit, konstruktiv an einer beiderseitigen Lösung zu arbeiten, ist hiermit meist verbaut.

Um den Vorwurf in einen Wunsch umzuformulieren, ist es natürlich wichtig, zu ergründen, welche Wünsche hinter dem Vorwurf stehen. Man kann die Wünsche mit

Bedürfnissen gleichsetzen. Dies erleichtert uns das Herausarbeiten der Wünsche. Ähnlich wie in der gewaltfreien Kommunikation (siehe voriges Kapitel) ist es bei der Formulierung erwünscht, von den eigenen Gefühlen und der eigenen Meinung zu sprechen. Eigene Wünsche und Erwartungen sollen formuliert werden, sodass das Gegenüber mit diesen Informationen umgehen kann.

Gerade auch in der Arbeit mit Paaren hat es sich als sehr hilfreich erwiesen, erst einmal die hinter den Vorwürfen stehenden Bedürfnisse herauszuarbeiten, und dies getrennt voneinander. Diese sind oft nicht bewusst. Dieses Herausarbeiten fällt im Einzelsetting leichter und das Umformulieren dem anderen gegenüber wird erleichtert.

Bei der Formulierung ist es hilfreich, die Sätze mit *Ich* statt *Du* oder *Dir* zu beginnen. Außerdem sollten die Wünsche für das Gegenüber umsetzbar sein. Es sollten auch keine Dritten darin involviert sein. Des Weiteren sollten sie sich klar auf bestimmte Situationen beziehen.

Bei der Formulierung ist darauf zu achten, dass sie keine Vergleiche beinhalten und Wörter wie beispielsweise *immer*, *wenigstens*, *nur*, *endlich*, *einmal* vermieden werden.

Wie kann das Umformulieren aussehen? Zum Beispiel so:

„Du kommst immer zu spät!", stattdessen: „Ich wünsche mir von dir, dass du bei unserem nächsten Treffen pünktlicher bist, da uns sonst gemeinsame Zeit verloren geht und ich mich nicht gewertschätzt fühle."

„Du bist faul!", stattdessen: „Ich wünsche mir von dir, dass du mehr machst, weil es mir zu viel ist, ich es nicht alleine schaffe und ich mich auch gerne mal ausruhen möchte."

„Du hast dich jetzt schon drei Wochen nicht mehr bei mir gemeldet!", stattdessen: „Ich wünsche mir von dir mehr Kontakt, da du mir sehr wichtig bist und ich dich gerne öfter sehen würde."

Formuliert nun der Klient seine Bedürfnisse und Kritik in Wunschform, fühlt sich der Gesprächspartner wertgeschätzt. Er weiß konkret, was von ihm erwartet wird und kann so sein Verhalten ändern und/oder eigene Wünsche mit einbringen. Er erfährt etwas über sein Gegenüber als Person und hat die Freiheit, selbst zu entscheiden, wie er sich verhält.

Der Klient selbst ist gezwungen, an sich selbst zu denken und eigene Bedürfnisse wahrzunehmen. Selbstreflexion und Selbstverantwortung werden so angeregt. Es ermöglicht eine Kommunikation, die ohne Angriff und Verteidigung auskommt (siehe auch Kap. 20).

Diese Intervention lässt sich wunderbar mit anderen kombinieren. Das Einüben kann auch als Hausaufgabe gestellt werden. Sie ist meist leichter umzusetzen als die gewaltfreie Kommunikation, geht aber dafür auch nicht so sehr in die Tiefe wie diese. Man könnte fast sagen, es ist eine vereinfachte Form, die uns weniger an Selbstreflexion und Übung abverlangt.

Tipp

Die VW-Methode eignet sich für den Umgang mit Mitarbeitern, in der Partnerschaft, mit Freunden und Kindern. Außerdem auch in der Mediation und Supervision, eigentlich immer und überall, wo Menschen mit unterschiedlichen Bedürfnislagen aufeinandertreffen.

Diese aktiv einzuüben, ist auch für uns selbst sehr hilfreich. Nicht nur in unserer Funktion als Coach oder Yogalehrer, sondern ganz holistisch als Mensch. Auch und gerade in Situationen, die noch nicht konfliktträchtig sind, ist das Üben meist leicht.

Zusätzlich kann der Sekundäreffekt entstehen, dass wir uns unserer Bedürfnisse bewusster werden. Im Folgenden können wir dann für diese die Verantwortung übernehmen und so ein Stück mehr Selbstverantwortung für uns gewinnen.

Notwendige Materialien: Keine.

Zeitaufwand: Unterschiedlich, je nach Konfliktfeld und Selbstreflexion der Klienten.

Setting: Einzel- und Gruppensetting, situationsabhängig, eigentlich immer und überall.

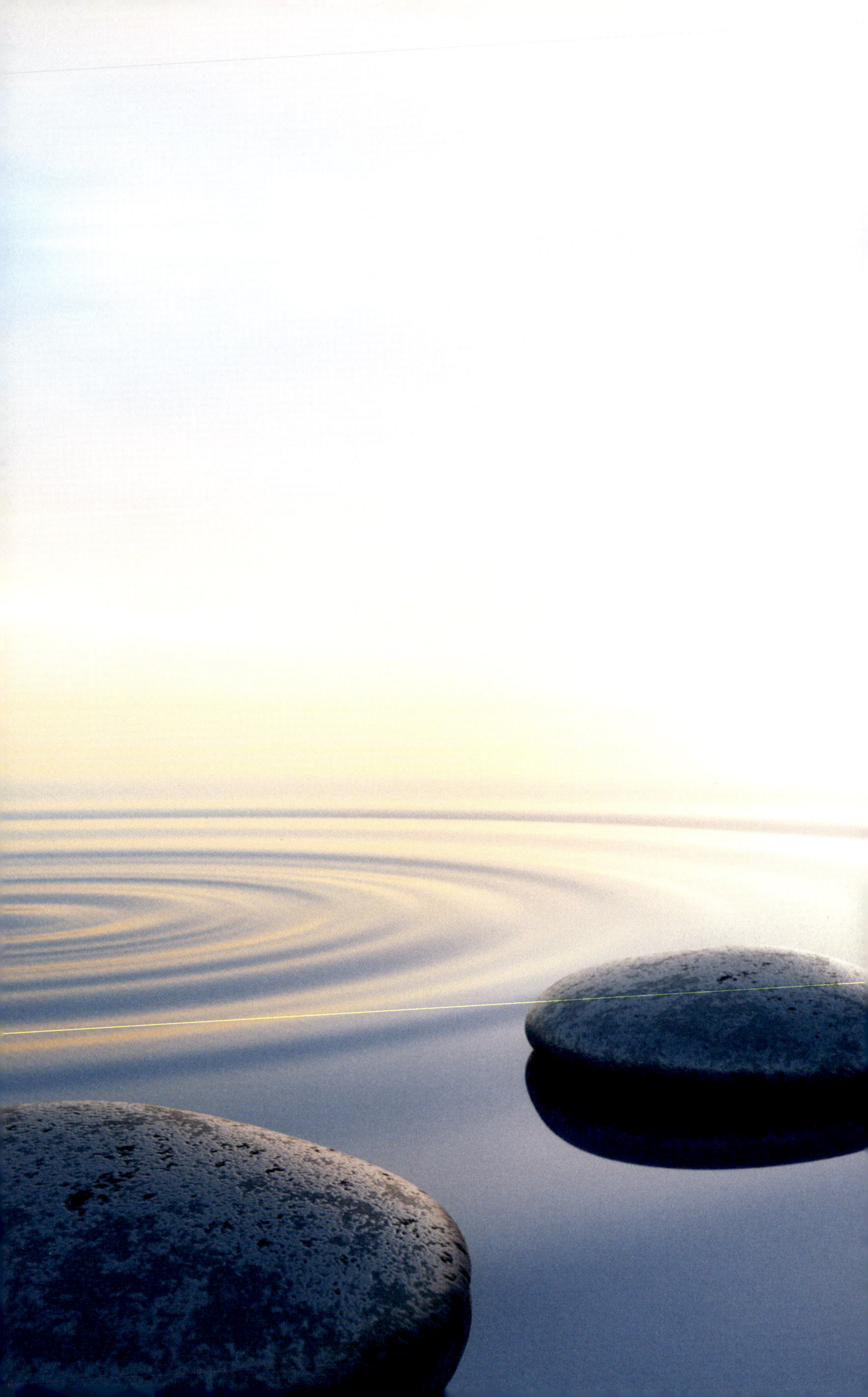

Teil E

Hilfreiches aus der systemischen Beratung

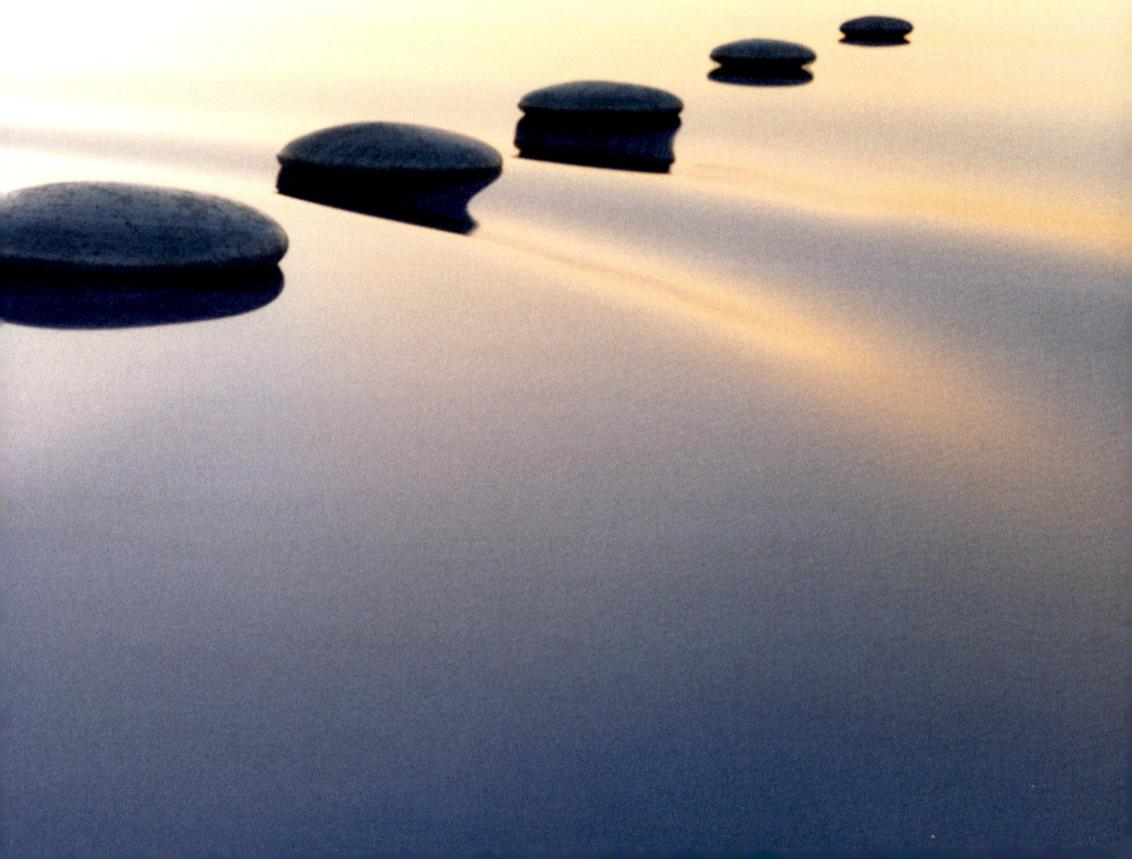

29

Systemische Fragen als Intervention und ihr Nutzen im Einzelnen

In der systemischen Beratung gibt es Grundannahmen, von denen sich der Berater leiten lässt. Eine, für mein Verständnis zentrale, lautet: „Jede Beschreibung eines Problems enthält schon eine Lösung. Wir können kein Problem benennen, ohne innerlich zu wissen, wie es anders, besser sein könnte" (Schwing & Fryszer, 2014, S. 57).

Daran anknüpfend, schreibt die Psychologin Insa Sparrer: „Auch wenn etwas heilend wirkt, weist dies nicht darauf hin, was die Ursache ist. Kopfschmerz ist schließlich kein Aspirinmangel" (in: Ankowitsch, 2018, S.54).

Die Metapher Kopfschmerz/Aspirin ist beispielhaft für viele Lösungsmöglichkeiten in der systemischen Beratung. Die Lösung für den Klienten sollte grundsätzlich, von seinem Problem weg, hin zu seiner Lösung sein. Allerdings muss sie nicht mit den Ursachen in Zusammenhang stehen, das heißt, die Lösung muss nicht zwangsläufig auf die Ursache hinweisen.

Eine einfache und doch hilfreiche Regel in der systemischen Beratung ist: **Funktioniert etwas, mache mehr davon! Funktioniert es nicht, mache was anderes!**

Eine weitere förderliche Haltung ist: Wir sind von jeder Beziehung zu einem Menschen 50 %. Dies bringt uns in eine selbstverantwortliche Haltung, auch und gerade unseren Klienten oder Yogaschülern gegenüber. Wir sind nicht nur für die Beziehungsgestaltung (mit-)verantwortlich. Die gute Nachricht ist, wir können diese mit einem Anteil von 50 % auch aktiv gestalten.

In diesem Zusammenhang ist es wichtig, sich auch den Unterschied zwischen *kausal* und *zirkulär* bewusst zu machen. Ein Beispiel, das sicher jeder von uns kennt: Ist die Kassiererin an der Kasse schlechter Laune, empfinden wir sie wahrscheinlich als unfreundlichen Menschen. Sind wir mal unfreundlich, haben wir in der Regel eine Erklärung dafür: Wir haben einen schlechten Tag, uns geht es nicht so gut, wir fühlen uns krank usw. Dies nennen Verhaltenspsychologen einen *Attributionsfehler*.

Aus der systemischen Perspektive beschreibt dies zwei mögliche Perspektiven menschlichen Verhaltens. Die eine ist *kausal*, also eine feste Verbindung zwischen Ursache und Wirkung. Der Mitmensch ist ein unfreundlicher Zeitgenosse.

Die Perspektive, die die systemische Beratung einnimmt, ist *zirkulär*. Damit ist gemeint, dass wir mit unserer Gesamtheit als Person, unseren Erfahrungen und dem momentanen Zustand auf die Dinge reagieren und agieren. Nun tut dies natürlicherweise unser Gegenüber ebenfalls, da wir Menschen nun einmal zirkuläre und nicht kausale Wesen sind.

Diese Denkweise eröffnet uns eine realistische und in die Verantwortung bringende Perspektive auf uns und unsere Beziehungen. Ursache und Wirkung wird zirkulär gesehen und so wird unter anderem das Täter-Opfer-Prinzip aufgebrochen (im Bereich der Mobbingberatung nennt sich dies beispielsweise „No Blame Approach").

Durch eine kausale Weise, die Dinge zu sehen, erklären wir uns unsere Aktionen als Reaktionen auf die Umwelt. Dies bringt uns zu Gefühlen der Ohnmacht, wir schieben Verantwortung und Schuld von uns, da wir dagegen nichts tun können. Unser Gegenüber hat als Verursacher unseres Verhaltens die Macht über die Situation. Dies gebiert das Gefühl der Ohnmacht, wir sind das Opfer.

Mögliche Denkmodelle

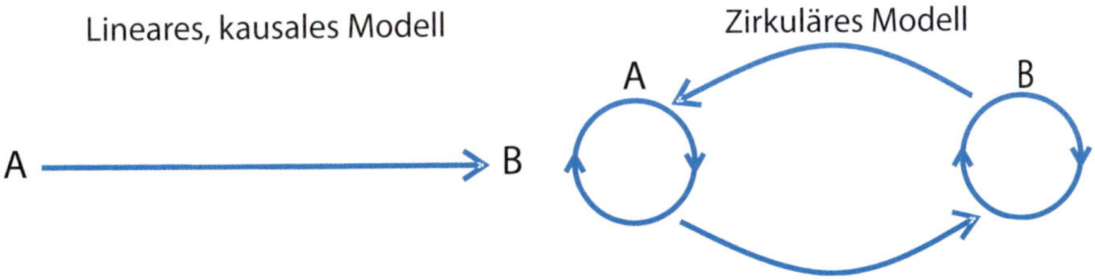

Einige systemische Fragen und ihre Einsatzmöglichkeiten:

Prinzipiell sind *systemische Fragen* nicht nur für Einzelsettings, sondern auch für die Arbeit in Yogastunden geeignet. Ebenso sind sie als Eingangsintervention für Meditationen wunderbar zu verwenden.

Gerade die *Wunderfrage* (Kap. 31) kann hier in Gruppen als sehr hilfreiche und starke Intervention eingesetzt werden. Sie sind ebenfalls für unsere Tür- und Angelgespräche oder auch zur Gestaltung von Einzelsitzungen hervorragend geeignet. Manchmal bringt einen Menschen eine gute Frage weiter, als dies jedes längere Gespräch je hätte tun können.

Hier nun beispielhaft einige Möglichkeiten, gewinnbringende Fragen zu stellen:

29.1 Systemische Fragen für das Erstinterview

- „Was soll erreicht werden?"
- „Was sind deine Erwartungen heute?"
- „Was müsste ich tun, damit wir gut zusammenarbeiten?"
- „Was sollte aus deiner Sicht auf keinen Fall passieren?"
- „Was erwartest du von mir als Berater beim ersten Treffen?"

Diese Fragen dienen der Klärung des Anliegens, der Erwartungen und des Auftrags.

- „Woran würdest du am Ende des Treffens merken, dass sich deine Erwartungen erfüllt haben?"
- „Woran würde der Klient merken, dass das Coaching erfolgreich war?"

(Eine konkrete Beschreibung ist hier wichtig. Zentralfrage, wo ist das Ziel, konkrete Zieldefinition, aber auch Lösungsfindung.)

- „Woran würde der Coach merken, dass das Coaching erfolgreich war?"

(Zirkuläre Frage, Vermutungen über andere werden geäußert, Informationsgewinn und neue Sichtweisen sind dienlich zur Veränderung.)

- „Woran würden andere merken, dass das Coaching erfolgreich war?"

(Zirkulär, eine Projektion in die Zukunft, der Empfänger der Botschaft wird befragt, Informationsgewinn und neue Sichtweisen zur Veränderung. Ziele des Klienten finden.)

- „Woran würdest du am Ende des Treffens merken, dass das Coaching erfolgreich war?"

(Die Antwort liefert eine konkrete Zielbeschreibung.)

- „Was machst du anders, wenn das Coaching erfolgreich war?"

(Das bringt den Klienten dazu, in Richtung Lösung zu denken. Die Beschreibung ist oft die Lösung des Klienten. Der Klient kreiert eine Lösungsvision, die anzieht.)

29.2 Problemkontexte mit systemischen Fragestellungen explorieren

Der systemische Ansatz geht davon aus, dass jede Problembeschreibung schon eine Lösung enthält. Der Klient würde nicht mit dem Problem zu uns kommen, wenn er nicht wüsste, dass es anders geht.

- „Seit wann ist das so?"
- „Was geschah zur Zeit des Auftretens?"
- „Was hatte positiven Einfluss auf die Problementwicklung?"
- „Was hatte negativen Einfluss auf die Problementwicklung?"
- „Was wurde schon unternommen, um das Problem zu lösen?"
- „Wie sehen die anderen das Problem?"

(Diese Fragestellungen helfen uns und dem Klienten, das Problem zu erforschen und Informationen zu sammeln.)

29.3 Lösungssuche mit systemischen Fragestellungen

- „Welche Ausnahmen gibt es?"

(Ressourcen werden gefunden. „Was ist da anders?" Die Stimmung ändert sich mit dieser Frage oft völlig. Ressourcen können erkannt werden, das Gelingende konkretisiert, Lösungen zeigen sich.)

- „Was genau machst du dann anders und wie wirst du dich dann fühlen?"

(Konkretisieren des Lösungsverhaltens, das mit Zielenergie aufgeladen wird.)

- „Was machen die anderen anders, wenn das Coaching erfolgreich war?"

(Zirkulär, aus der Sicht der anderen, dient dem Informationsgewinn, bringt das Denken in eine lösungsorientierte Haltung.)

29.4 Fragen nach Ressourcen

- „Wann ist es besser?"
- „Was kannst du, was gelingt dir gut?"
- „Was in deinem Leben sollte so bleiben, wie es ist?"

29.5 Fragen zum Arbeitskontrakt und zur Definition von Zielen

- „Was wirst du stattdessen tun?"

(Positive Sichtweise und Konkretisierung des zukünftigen Verhaltens.)

- „Wie wirst du das tun?"

(In Verben formuliert, beschreibt der Klient prozesshaft, wie er sich verhalten möchte.)

- „Wenn du heute aus der Sitzung gehst, was wirst du anders machen?"

(Bringt den Klienten konkret ins Hier und Jetzt und in sein Tun.)

- „Wie wirst du das im Einzelnen tun?"

(Der Klient wird hier dazu angehalten, so konkret wie möglich zu schildern, was er anders machen will.)

Tipp

Die folgende Abfolge systemischer Interventionen eignet sich hervorragend für Kurzgespräche, aber auch im Einzelcoaching, um Klienten eine lösungsorientierte Haltung zu vermitteln und sie zu bestärken.

In der Meditation können wir besonders gut mit den Fragen zur Lösungssuche bzw. den Ressourcen arbeiten. Auch in bestimmten Asanas können diese Fragen unterstützend genutzt werden.

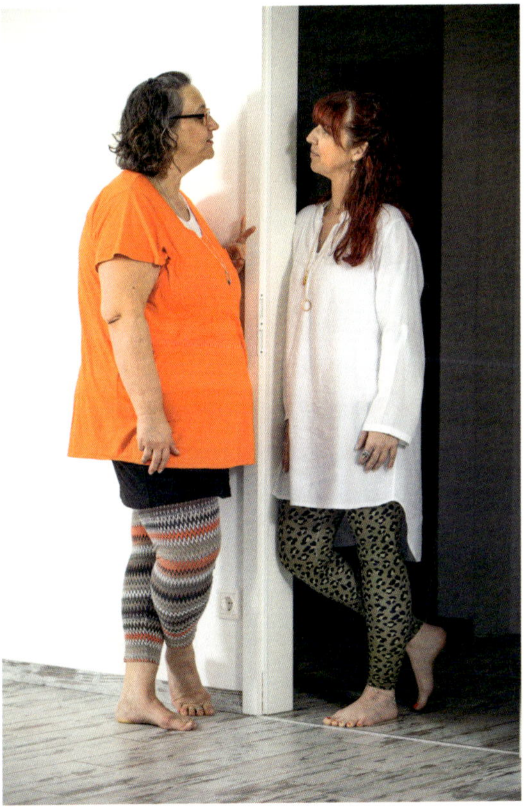

Eingangs wird das, vom Klienten als negativ geäußerte Verhalten in einen positiven Rahmen gesetzt. Dies nennt man *Reframing*. Ein Beispiel dafür, etwas in einen anderen Rahmen zu setzen: Der Klient kommt mit der Aussage: „Ich kann einfach nicht Nein sagen", zu uns. Reframt könnte man ihm entgegnen: „Sie haben die Fähigkeit, auf die Bedürfnisse anderer einzugehen und Ihre eigenen Bedürfnisse zurückzustellen."

So wird das Unerwünschte zur Ressource, der Klient fühlt sich augenblicklich erleichtert. Diese Information in Form einer veränderten Perspektive ermöglicht Veränderung. Dies zum Beispiel in Tür- und Angelgesprächen anzuwenden, kann sehr dienlich sein.

Nun kann ich, in einem nächsten Schritt, die Ausnahmen erfragen:

- „Welche Ausnahmen gab und gibt es?
- Wann ist es besser?"

Die Antwort beinhaltet das Herausarbeiten von Ressourcen. Das, was klappt, wird konkret, eine Lösung zeigt sich. Nicht immer können dann diese Ressourcen außerhalb der Ausnahmen eingesetzt werden, da unter Umständen noch Blockaden vorhanden sind, die dies verhindern. Beispielsweise könnte es sein, dass es dem Klienten im Urlaub möglich ist, mit seinen vorhandenen Ressourcen zu entspannen, jedoch nicht am Wochenende zu Hause.

Um eine Verhaltensänderung zu erreichen, ist es oft sinnvoll, den Klienten von einem: „Ich bin so und so", zu einem: „Ich verhalte mich so und so", zu bewegen. Dies stellt ein Verflüssigen, weg von der Identitätsebene, hin zu einer Verhaltensebene dar. Es macht einen großen Unterschied, ob ich denke, ich bin halt so, oder ob ich denke, ich verhalte mich. Dies kann beispielsweise mit der Frage: „Wie genau machst du das?", geschehen.

Diese Trennung von Person und Verhalten ist allgemein im Umgang mit Menschen sinnvoll. Doch gerade in der Arbeit mit Kindern und Jugendlichen findet diese Trennung leider häufig nicht statt.

Wichtig: Der Mensch ist NICHT sein Verhalten!

Schon allein diese „kleine" Veränderung der eigenen Haltung kann eine unglaublich große Wirkung auf unseren Umgang und auch unsere Arbeit mit Menschen haben! Deshalb ist auch hier die Sprache unglaublich wichtig.

„Du bist ...", ist eine klare Botschaft, dass der Mensch sein Verhalten ist. Anders: „Dass du eben das und das getan hast, finde ich nicht gut." Um dann auch im Nachhinein das Signal zu geben, dass der Mensch als solcher aber in Ordnung ist.

Notwendige Materialien: Keine.

Zeitaufwand: Minimal.

Setting: Einzelgespräche, aber auch im täglichen Umgang miteinander!

30

Reframing

Es ist nicht, wie es kommt, es ist, wie man es nimmt.

„Nicht die Dinge an sich sind es, die uns beunruhigen, sondern vielmehr ist es unsere Interpretation der Bedeutung dieser Ereignisse, die unsere Reaktion bestimmt."
– Marc Aurel

Reframing heißt so viel wie *Umdeutung* oder etwas in einen neuen Rahmen setzen. Es bezeichnet eine Technik, die ihren Ursprung in der systemischen Familientherapie und in der Hypnotherapie nach Milton H. Erickson hat (Rosen, 2009). Es meint ein kreatives Suchen nach einer neuen, veränderten Deutung.

Heute ist diese Technik in diversen Coaching- und Therapieansätzen, wie zum Beispiel im NLP, zu finden. Abgeleitet vom englischen Wort *Frame* für *Rahmen*, bedeutet Reframing wörtlich „den Dingen einen neuen Rahmen geben". Mit dieser Umdeutung können wir beispielsweise den Blick auf eine Beobachterposition verschieben.

Es ist möglich, die eigene Sicht vom Problemdenken zu einem Lösungsdenken und zu den eigenen Ressourcen hin zu verschieben. So können wir für den Kontext einen neuen Rahmen oder auch für den Rahmen einen neuen Kontext finden. Meist jedoch kommt das Reframing sehr gewinnbringend zum Einsatz, nämlich wenn wir für einen negativen Rahmen einen positiven Rahmen finden. Jedes Reframing ist irgendwo auch mit einer Art Suggestion verbunden.

Reframing als Fähigkeit, diverse Situationen oder auch Verhalten aus unterschiedlichen Perspektiven sehen zu können, macht uns beweglich und frei in unserer Wahl. Gerade auch in schwierigen Situationen ist es gewinnbringend, die Dinge positiv sehen zu können. Diese Perspektiven (wie etwas wahrgenommen wird) als der Rahmen, der eine Art Ordnung, Schema oder Regel darstellt, sind individuell. Meist ist dieser Rahmen (Frame) fixiert, also wie bestimmte Dinge durch den Rahmen wahrgenommen werden.

Reframing bedeutet Auslösern, Glaubenssätzen, Aussagen, dem Verhalten usw. einen neuen Rahmen zu geben und damit eine neue Bedeutung. Ein Lieblingsbild kann durch einen neuen Rahmen völlig anders wirken und aussehen. Dieses Verändern des Rahmens hat auch sehr starke Auswirkungen darauf, was und wie wir empfinden. Auf dieser Ebene können und werden wir automatisch auch die Gefühle des Gegenübers verändern.

Es werden zwei Arten des Reframings unterschieden:

- *Bedeutungsreframing* oder auch *Inhaltsreframing:*

  Durch einen veränderten Blickwinkel auf den Kontext, finden wir eine andere Perspektive auf das problematisch Erlebte.

- *Kontextreframing*

  Hier geht es darum, für ein unerwünschtes Verhalten einen passenden Kontext zu finden und für den bisherigen Problemkontext ein anderes passendes Verhalten.

Wird beispielsweise ein Problem von meinem Gegenüber in einer Weise benannt, wie: „Ich kann mich schlecht abgrenzen, deshalb kommt jeder mit seinen Problemen zu mir", gestattet das Reframen neue Reaktionen, da die neue Perspektive eine veränderte Wahrnehmung ermöglicht. Dies wäre zum Beispiel möglich, indem wir entgegnen: „Du bist sicher ein sehr empathischer Mensch, der die Eigenschaft hat, anderen gut zuzuhören" oder: „Die Menschen kommen wohl gerne zu dir, weil du eine vertrauenserweckende Ausstrahlung hast."

Nicht nur, dass der Klient vorher ein problematisches Verhalten an sich selbst sah, das plötzlich eine Ressource darstellt, fühlt sich diese auch völlig anders an. Weg von einem: „Ich bin so und so und das stört mich", zu einem: „Ich habe wichtige Eigenschaften." Der Klient fühlt sich bestärkt, wertvoll und gut. Er muss nicht mehr gegen sich selbst ankämpfen, sondern kann mit seinen Ressourcen die für ihn richtigen Kontexte suchen.

Weitere Beispiele:

„Es gibt einfach keine Lösung!" Reframing: „Es ist gut, dass Sie sich nicht mit der erstbesten Lösung abfinden."

„Ich fühle mich durch meinen Partner eingeengt!" Reframing: „Sie scheinen Ihrem Partner sehr wichtig zu sein, sonst würde er nicht so intensiv Ihre Nähe suchen."

„Mein Perfektionismus hindert mich daran, einfach mal fünf gerade sein zu lassen!" Reframing: „Sie sind wohl sehr bestrebt, immer Ihr Bestes zu geben."

„Ich bin immer so nachdenklich, das zieht mich oft runter!" Reframing: „Ich habe den Eindruck, dass Sie ein sehr tiefgründiger Mensch sind, der die Dinge genau durchleuchten möchte."

„Ich bin im Yoga nicht gut, ich schaffe ja nicht mal dieses Asana!" Reframing: „Ich glaube, Sie sind sehr bemüht, die Übungen möglichst perfekt auszuführen, da Sie eine starke Fähigkeit zur Selbstreflexion und Eigenbeobachtung haben."

30.1 Ist das Glas halb voll oder halb leer?

Ein weiteres Beispiel ist das positive Denken. Hier werden Ereignisse positiv betrachtet. Auch das Führen eines Glückstagebuchs und Ähnliches ist eine Art der Reframingübung.

Tipp

Reframing, also das Umdeuten einer Aussage mithilfe einer neuen Bewertung, ist ein Tool, das sich überall und schnell einsetzen lässt. Dies zu üben, ist im Alltag leicht, da wir in jedem Gespräch Bewertungen beim Gegenüber feststellen und umdeuten können. Dies gerade auch bei uns selbst auszuprobieren, hat nicht nur allein den Übungseffekt. Wir erfahren so am eigenen Leib, wie sich der gleiche Sachverhalt durch eine veränderte Deutung für uns selbst emotional verändert. Diese Erfahrung ist ein wichtiger Schritt zu einer reflektierten Selbstdistanzierung und birgt ungeahnte Möglichkeiten der Veränderung in uns selbst.

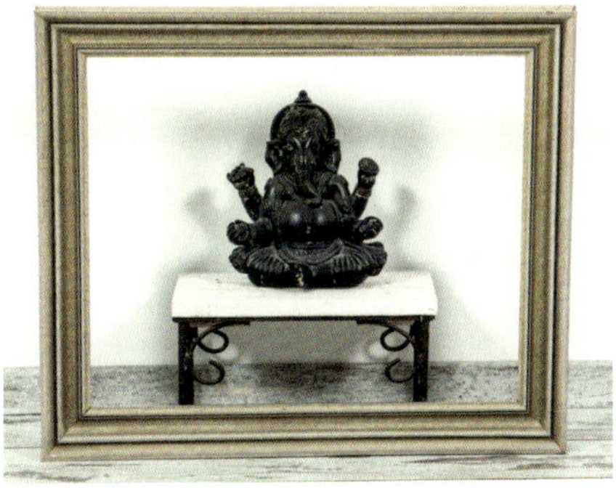

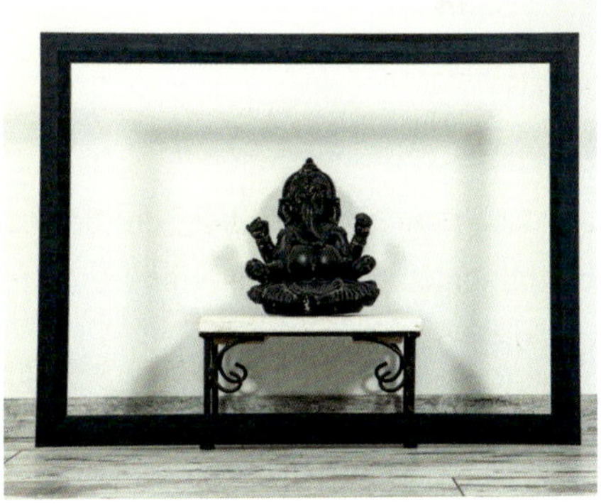

Reframing lässt sich sehr gut mit anderen Interventionen, auch gerade in einer lösungsorientierten Arbeit, kombinieren. Beispielsweise kommt ein Klient, mit, in seinen Augen, übertriebenen Zukunftsängsten zu uns. Dann könnte das Reframing wie folgt sein: „Sie sind ein Mensch, der wohlüberlegt und gut für sich in der Zukunft sorgen kann."

Durch ein Reframing am Beginn der Arbeit kommt der Klient aus der Belastung in eine spürbare Erleichterung, denn das Reframing beschreibt die Ängste des Klienten als normale Reaktion, die sogar einen wichtigen Stellenwert hat. Ein nächster Schritt könnte sein, nach den Ausnahmen zu fragen. In welchen Situationen sind diese Ängste nicht oder nicht so stark?

Dies verändert die Gefühlslage noch einmal positiv, da der Klient sieht, dass es auch anders sein kann. Es eröffnet den Blick auf Ansätze und Fähigkeiten, die der

Klient aus den Augen verloren hat. Diese Ausnahmen sind auch schon der folgende Schritt, nämlich die Ressourcenarbeit.

In der Ausnahme sind die Ressourcen und die Lösung oft schon vorhanden, denn hier existiert ja das Problem nicht. Diese gilt es, gemeinsam herauszuarbeiten. Anschließend können diese Ressourcen benutzt werden, um sie von der Ausnahme für den Klienten nutzbar zu machen. Hierfür ist es sinnvoll, mit dem Klienten Mittel und Möglichkeiten zu explorieren, um diese in den Alltag zu integrieren.

Möchte ich in der Yogagruppe reframen, so kann ich dies prinzipiell mit jedem Thema tun. Es ist für die Schüler immer wieder eine gute Übung, das Gleiche aus verschiedenen Blickrichtungen zu sehen.

Es ist ein passendes Tool beim Thema Umkehrhaltungen. In einer Umkehrhaltung werden wir nicht nur aufgefordert, den Blickwinkel buchstäblich auf der körperlichen Ebene zu vollziehen, sondern dürfen auch einen Perspektivwechsel auf psychischer Ebene vornehmen. Es schult die Bewusstheit, dass ich die Wahl habe, wie ich die Dinge sehe und wie sehr das eigene emotionale Erleben von persönlichen Einstellungen, Sichtweisen und Deutungen abhängt.

Bei absolut gleichen Ereignissen sind gleichberechtigt verschiedenste Bewertungen möglich. So kristallisiert sich heraus, dass es nicht nur eine „Wahrheit" gibt. Dies ist beispielsweise in der *Weisheitstherapie* eine grundsätzliche Einsicht. Anlass für dieses kreative Umdeuten bieten im Prinzip alle Begebenheiten, die in der Gruppe vorkommen können: Kommt jemand zu spät, kann das heißen: „Dir ist es wichtig, dass die anderen genügend Zeit haben, um sich auf die Gruppe einzustellen." Werde ich mit meiner Stunde nicht rechtzeitig fertig, heißt das möglicherweise: „Der Unterricht ist mir wichtiger als das pünktliche Ende."

Man kann dies auch in die entgegengesetzte Richtung versuchen, indem wir Negativbewertungen einsetzen oder einfach mit verschiedenen Bewertungen spielen.

In der *Verhaltenstherapie (ABC-Modell)* stellt die Art, wie ich etwas sehe, den Frame (Rahmen), das **B**, dar. **A** ist der Kontext und **C** das, was in mir ausgelöst wird. Auch hier wird ein neuer Rahmen gesucht, jedoch gemeinsam mit dem Klienten. So ist auch bei der Arbeit mit der ABC-Technik in manchen Situationen der Einsatz eines Reframings sinnvoll.

Das ABC-Schema geht insofern über das eigentliche Reframing hinaus, da es exploriert, wie der Frame entstand, wie der neue Frame aussehen könnte und auch wie er eingeübt wird. Auch die *Wunderfrage* und *The Work* bieten Parallelen zum Reframing.

Notwendige Materialien: Keine, außer aufmerksam zuzuhören und einen positiven und funktionaleren Rahmen für das Gegenüber zu finden.

Zeitaufwand: Sekunden.

Setting: Einzel- und Gruppensetting. Genauso geeignet für das Tür- und Angelgespräch wie für das Einzelcoaching oder auch in der Yogagruppe.

Tipp

In der Yogagruppe können wir beispielsweise im Rahmen einer angeleiteten Meditation unterschiedliche Rahmen (Frames) anbieten. So können wir einen Kontext mit verschiedenen „Brillen" anschauen, um so herauszufinden, was der Perspektivenwechsel für einen Unterschied meiner jeweiligen Situation und meiner Gefühle darstellen kann. Dies kann auf physischer Ebene durch das Üben von Umkehrhaltungen verstärkt werden.

31

Die Wunderfrage

Die *Wunderfrage* ist nicht nur ein zentraler Teil der lösungsorientierten Therapie und Beratung, sondern eignet sich auch wunderbar als Hilfestellung bei „alltäglichen Problemen, bei denen nur noch ein Wunder helfen kann".

Die Basis der lösungsorientierten Kurzzeittherapie ist der Ansatz, dass jede Person über alle Ressourcen verfügt, die zur Lösung des Problems erforderlich sind (was sicherlich nicht immer so ist, aber als Ansatz sehr hilfreich sein kann). Beispiele für die Arbeit an Ressourcen sind im dazugehörenden Kap. 32 zu finden.

Die *Lösung* ist in uns vorhanden, wir müssen nur unseren „inneren Scheinwerfer" darauf richten. Jede Beschreibung eines Problems enthält nach dieser Sichtweise bereits die Lösung. Wir können nur dann ein Problem als solches beschreiben, wenn wir wissen, dass es anders oder auch besser gehen kann. Die Hilfe beim Erarbeiten des *Wie?*, sowie die Unterstützung mittels hilfreicher Fragen, um die Lösung zu kreieren, ist unsere Aufgabe.

Ein Ziel der Wunderfrage ist es, den Klienten aus der Problemtrance in die Lösungstrance zu führen. Dies bedeutet, dass Menschen im Problemzustand eine eingeengte Perspektive haben. Sie haben einen Tunnelblick, nehmen eher das Negative wahr, fühlen sich wie hypnotisiert. Im Lösungszustand sind wir lösungsorientiert, auf die

Ressourcen und die Veränderung fokussiert, im Suchprozess, die Perspektive weitet sich, Ressourcen werden zugänglicher.

Hier passt auch wieder der Bezug zum Yoga Sutra 1.2. Wenn mein Geist zur Ruhe kommt, bin ich eher in der Lage, Lösungen zu finden, da ich mehr „Raum" habe!

Um diese Veränderung herbeizuführen und Lösungen zu finden, ist die Wunderfrage ein sehr effizientes Instrument. Ja, fast spielerisch ist es möglich, die Blickrichtung des Klienten in Richtung Lösung zu drehen. Sicherlich auch, da die Wunderfrage in uns etwas Kindliches auslöst.

Es gibt verschiedenste Texte, um die Wunderfrage zu stellen. Gemeinsam ist ihnen, dass „über Nacht ein Wunder geschieht", welches das Problem löst. Der Klient weiß nichts davon, wenn er am nächsten Morgen aufwacht und erarbeitet in dessen Folge, was er bei sich und anderen an Veränderung bemerkt. Dies stellt dann die Lösungsansätze dar.

So kann der Text oder die Geschichte, wie das Wunder geschieht, individuell abgewandelt werden. Das Entscheidende ist die Problemfreiheit, die nach dem Wunder vorhanden ist. Dies führt zu einer neuen Perspektive und einer hypothetischen Lösung.

Hier nun ein recht einfach gehaltener Beispieltext für die Wunderfrage (die hier aufgrund der Zitation in der Sie-Form steht, Anm. d. Verf.):

„Darf ich Ihnen eine etwas ungewöhnliche Frage stellen, die außerdem einiges Nachdenken erfordert? Nehmen Sie einmal an, dass eines Nachts, wenn Sie schlafen, ein Wunder geschieht, und das Problem, weswegen Sie zur Beratung gekommen sind, einfach verschwunden ist. Ganz einfach so .... (Schnippen mit den Fingern, längere Pause). Aber das passiert, während Sie schlafen, deswegen wissen Sie gar nicht, dass dieses Wunder stattgefunden hat. Wenn Sie nun morgens aufwachen und Ihren Tag beginnen, woran werden Sie merken, dass dieses Wunder geschehen ist? Was wird dann anders sein? Was werden Sie dann anders bzw. anderes tun?" (aus: Bamberger, 2001)

Nach der Wunderfrage können weitere Fragen folgen.

- Hypothetische Fragen wie: „Woran wirst du merken, dass du dein Ziel erreicht hast oder das Problem nicht mehr vorhanden ist?
- Kontextualisierende Fragen: „Woran merken es andere?" (zirkuläre Frage)
- „Wer merkt es zuerst?", „Wer ist erfreut?", „Wer ist irritiert?"
- Konkretisierungsfragen: „Was genau machst du anders?", „Wie fühlst du dich dabei?", „Wie bewegst du dich?", „Was sagst du zu dir innerlich?"

Die wichtigste Frage ist die folgende: „Was machst du dann anders?" Die Antwort hierauf stellt den Kern der Lösung dar. Es ist das, was der Klient tun kann, um sein Ziel zu erreichen. Der Klient ist gezwungen, ein konkretes Verhalten von sich zu schildern. So gefragt, steckt in der Wunderfrage auch die Visualisierung der Lösung, da der Klient ja aufgefordert ist, sich die Problemfreiheit vorzustellen.

Für uns als Coach ist es eine sehr elegante Form der Lösungssuche. Der Klient erarbeitet diese sozusagen spielerisch. Wir und ebenfalls unsere Vorstellungen und Projektionen sind außen vor, die Lösungen kommen direkt und individuell vom Klienten.

Die lösungsorientierte Arbeit ist nicht zu empfehlen, wenn:

- der Klient in Schicksalsprozessen ist;
- in Krisen (vielleicht später);
- für klagende Menschen;
- er ein Typ Klient ist, der Entlastung durch Klagen möchte und noch nicht die Eigenmotivation zur Veränderung mitbringt.

Notwendige Materialien: Gegebenenfalls einen vorbereiteten Text der Wunderfrage. Papier und Stift, um die Lösungsansätze des Klienten bzw. seine Antworten mitschreiben zu können.

Zeitaufwand: Etwa 25-45 Minuten.

Setting: Einzelsetting, abgewandelt auch in der Gruppe.

Tipp

Etwas abgewandelt eignet sich diese Interventionstechnik wunderbar für den Einsatz in der Yogastunde bzw. für Gruppen. Hierzu werden die Schüler aufgefordert, sich ein Thema oder Problem auszusuchen, das den Einzelnen gerade belastet. Im nächsten Schritt werden die Schüler durch die Imagination (wie oben beschrieben) geführt.

Die Teilnehmer stellen sich nun letztendlich vor, sie hätten das Problem nicht, und wie sie sich ohne das Problem, anders als bisher, verhalten würden. Außerdem bemerken sie, wie sie die Umwelt anders wahrnehmen würden. Es ist für die Gruppe und das Ergebnis wichtig, am Ende darauf hinzuweisen, dass das, was sich verändert hat an eigenem Verhalten und Sichtweise, die Lösung für das eigene Problem darstellen kann. Dies lässt sich gut in einer liegenden und entspannten Position durchführen, z. B. in *Shavasana*.

Auch möglich wäre die Anleitung der Wunderfrage während der Asanas. Wir beginnen beispielsweise im Einbeinstand (gegebenenfalls wackelig, unsicher), stellen die Wunderfrage und führen dann in einen stabilen Stand (z. B. *Tadasana*), um das Erleben der positiven Veränderung auch über die physische Ebene zu verstärken.

32

Ressourcenarbeit

Die Arbeit mit und an *Ressourcen* bietet sich in Kombination mit anderen Tools, aber auch ohne diese an. Erfahrungsgemäß sehen die meisten Menschen eher das, was sie nicht können. In der Praxis zeigt sich dies oft daran, dass es Menschen unheimlich schwerfällt, zu beschreiben, was sie an Fähig- und Fertigkeiten haben, was sie liebenswert macht, worin sie besonders gut sind oder welche Eigenschaften in ihrem bisherigen Leben hilfreich waren.

Die Arbeit an Ressourcen stärkt das Selbstwertgefühl schon in dem Moment, wenn man daran arbeitet. Meist stecken wir doch in einer Art Problemtrance und kommen hierdurch leichter in eine Lösungstrance. Es ist ein wenig, wie gefühlt immer an der roten Ampel warten zu müssen oder immer an der Kasse zu stehen, an der es nicht vorangeht.

Würden wir uns notieren, wie oft wir an der roten und wie oft eine grüne Ampel kommt, oder wie oft wir an der langsamen/schnelleren Kasse stehen, würde sich ein reales Bild abzeichnen. Wir Menschen neigen dazu, nur das zu sehen, was wir in den Fokus nehmen, das andere blenden wir aus. So ist es oft auch mit den eigenen Ressourcen.

„Jeder, der einen Hammer hat, sieht überall einen Nagel." – Wazlawick

Tipp

Selbsterfahrung: Konzentriere dich mindestens sechs Wochen nur auf die grünen Ampeln und freue dich bewusst über diese. Vielleicht kannst du danach beobachten, dass du die roten gar nicht mehr so intensiv und hochfrequent wahrnimmst.

Im Gruppensetting, also in der Yogastunde, ist die Fokussierung auf unsere Stärken beispielsweise mit einer *Afformation*, also einer positiven Fragestellung, wie: „Warum bist du ein so liebenswerter Mensch?", o. Ä. möglich. Dies funktioniert sowohl in der Meditation als auch in der Asanapraxis, indem wir mittels der Ressourcenfindung bestimmte Haltungen verstärken.

Im Einzelcoaching ist diese Form der Selbstwertarbeit gut einsetzbar, um auf die gesammelten Ressourcen bei Problemstellungen zurückgreifen zu können. Des Weiteren ist es eine interessante Feststellung, wenn man gemeinsam herausfindet, dass man in bestimmten Kontexten Fähigkeiten nicht einsetzen kann, die man augenscheinlich schon besitzt, und an anderer Stelle mit Leichtigkeit einsetzt.

Es ist eine spannende Frage, zu entdecken, was uns daran hindert, die bereits erworbenen Ressourcen an diesen Stellen einsetzen zu können. Hier finden sich meist Blockaden, die erst beseitigt werden müssen, beispielsweise mittels innerer Teilearbeit, EMDR oder einer Systembrettarbeit. Es ist aber auch möglich, dass wir dabei entdecken, welche Ressourcen uns für die Erreichung des Ziels oder des erwünschten Zustands noch fehlen.

In der Praxis haben sich hierzu zwei Arbeitsweisen bewährt. Zum einen die Möglichkeit, diese gezielt mit dem Klienten zu erfragen und zu sammeln. Für die Arbeit ist es hilfreich, diese konkret auf einem Flipchart zu notieren. Dies hat mehrere Effekte. Zum einen ist es eine Visualisierung und es ist oft für den Klienten beeindruckend, diese Sammlung so vor sich zu sehen. Das gibt ihm das Gefühl: Ich kann etwas. Ich bin wertvoll. Ich habe einiges, auf das ich zurückgreifen kann.

Diese Visualisierung lässt sich nun in jeder Sitzung wieder aufhängen, um so darauf zurückzugreifen. Man könnte beispielsweise bei Problemstellungen auf die

Ressourcenliste schauen, welche Ressourcen zur Lösung hilfreich wären. Es kann für Klienten auch gewinnbringend sein, die eigenen Ressourcen mit dem Handy abzufotografieren, um sie im Alltag zur Hand zu haben.

Eine andere Möglichkeit der Sammlung ist das Mitschreiben von Ressourcen, während der Klient erzählt. Hören wir genau zu, liefert uns der Klient diese. Dieses Vorgehen bietet sich für Menschen an, denen es schwerfällt, eigene positive Eigenschaften bewusst zu erarbeiten. Die Ressourcenarbeit kann auch hier durch das Aufgeben einer Hausaufgabe in Form einer Afformation, also einer positiven Fragestellung, unterstützt werden.

Notwendige Materialien: Wenn möglich Flipchart, Stifte.

Zeitaufwand: In Gruppen ca. fünf Minuten, im Einzelcoaching ca. 15-20 Minuten.

Setting: Einzel- und Gruppensetting.

32.1 Der Ressourcenkuchen

Ich möchte hier exemplarisch noch eine weitere Möglichkeit zur Ressourcenfindung vorstellen. Es ist eine Art Kuchentechnik, in der ein Kreis in verschiedene Lebensbereiche aufgeteilt wird. Beispielsweise könnte man den Kuchen in fünf Teile aufteilen. Die einzelnen Teile könnten sein: Beruf, Karriere, Leistung/Körper, Gesundheit/Familie, Liebe/Partnerschaft, materielle Sicherheit/Selbstverwirklichung, Spiritualität. Diese Lebensbereiche spezifizieren die Suche nach den Ressourcen.

Diese Abgrenzung macht es vielen Klienten leichter, einzelne Ressourcen zu finden. Außerdem ist es auch für den Coach in seiner Funktion als Fragensteller einfacher, diese gezielt zu erfragen. Beispielsweise könnten Fragestellungen wie:

- „Was magst du besonders in der Familie/Liebe?"
- „Welche Dinge würden dir fehlen, ohne den Kontakt zu deiner Familie/Partner?",

hier hilfreich sein.

Es ist auch hier sinnvoll, das Instrument der Visualisierung zu nutzen, da bei den meisten Menschen der Sinn des Visuellen eine hervorgehobene und wichtige Rolle spielt.

Ein Flipchartpapier, auf das wir vorher einen Kreis, der den Kuchen symbolisieren soll, und fünf möglichst gleich große Kuchenstücke eingezeichnet haben, dient als Grundlage. Gemeinsam mit dem Klienten können wir nun den Kuchenstücken Namen geben. Diese gemeinsame Arbeit an den Überschriften ist insofern sinnvoll, da hier noch einmal Grundsätzliches zur Sprache kommen kann. Das heißt, falls der Klient eine andere Vorstellung seiner Lebensbereiche hat oder diese anders benennen möchte, kann dies nun geschehen. Es gilt im Coachingkontext immer die Regel: Störungen haben Vorrang!

Diese fünf Lebensbereiche wären:

Familie, Liebe, Partnerschaft,

Beruf, Karriere, Leistung,

Körper, Gesundheit,

materielle Sicherheit sowie

Selbstverwirklichung, Spiritualität.

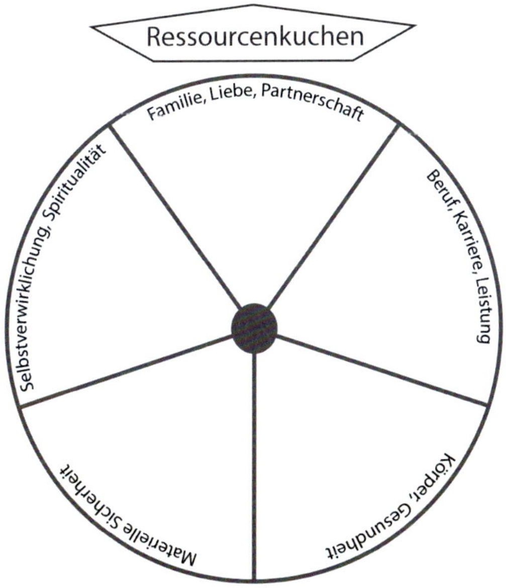

Nach und nach kann man nun in beliebiger Reihenfolge die Kuchenstücke füllen. Unsere Aufgabe ist hier, mittels Fragen den Prozess wieder in Bewegung zu bringen, falls die Suche schwerfällt oder ins Stocken gerät. Diese Intervention, eigentlich gedacht für das Personal Coaching, eignet sich durchaus auch für Gruppen.

Notwendige Materialien: Papier, Stifte.

Zeitaufwand: Ca. 20 Minuten.

Setting: Einzel- und Gruppensetting.

33

Das Systembrett

Das *Familienbrett* wurde Ende der 1970er-Jahre von einer Arbeitsgruppe im Rahmen der Familientherapie in Hamburg entwickelt.

In den 1980er-Jahren wurde es als Folge der Weiterentwicklung zum *Systembrett*. Heute kommt es in der systemischen Arbeit, in Beratungsprozessen des Coachings, der Lebensberatung, der Supervision, der Mediation, im Personalwesen und Unternehmensberatung zum Einsatz. Außerdem fand es Einzug in verschiedenste Therapie- und Coachingansätze.

33.1 Grundsätzliches

Die Arbeit mit dem Systembrett ist keine eigene therapeutische Methode, sondern ein Hilfsmittel, welches vielfältig einsetzbar ist.

Es stellt einen Rahmen für Metakommunikation (eine Kommunikation, die mittels Mimik, Körpersprache etc. über die verbale hinausgeht) dar, und ist aufgrund seiner großen Variabilität für eine Vielfalt von Fragestellungen und Themen geeignet.

Der Klient entwirft mit dem Systembrett ein Bild seiner, bis dahin, meist nicht bewussten und unreflektierten Ansichten und Bewertungen und bringt damit sein

Inneres nach außen. Es wird visualisiert und „begreifbar". Die Aufstellungsarbeit mit dem Systembrett vereint Teile aus der Arbeit des Familienstellens, der repräsentierten Wahrnehmung systemischer Strukturaufstellungen sowie räumliche Ankerelemente aus dem NLP.

33.2 Das Brett

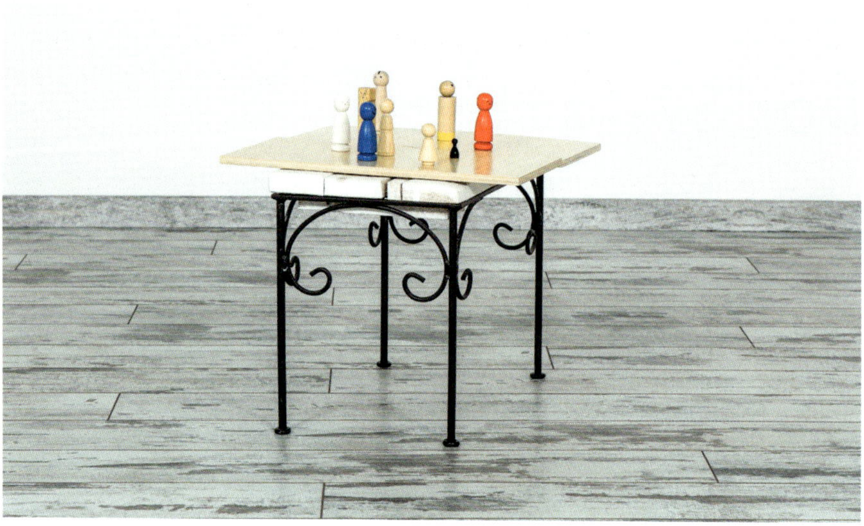

Das Systembrett ist meist ein Brett aus Holz, dessen Format circa 50 x 50 Zentimeter misst. Auf manchen Brettoberflächen befinden sich Linien, die das Brett in einen markierten Innen- und Außenraum trennen. Im Handel finden sich auch zweigeteilte Bretter, rollbare Unterlagen und vieles mehr. Meist werden diese komplett mit Figuren angeboten.

Mittels der beiliegenden Figuren, aber auch durch verschiedenste Holzklötze, Holzfiguren, Playmobil®-Figuren, Lego®, Tierfiguren, Bauklötze, Figuren aus Gesellschaftsspielen oder Comichelden etc. haben Klienten die Möglichkeit, ihr Anliegen und die daran beteiligten Menschen, Tiere, Eigenschaften, Hindernisse, Informationen, Empfindungen etc. auf dem Brett aufzustellen. Damit externalisieren und visualisieren sie spielerisch ihr Inneres, was für Klient und Coach eine leichte und effiziente Arbeit mit einem hohen Informationsgewinn für beide Seiten bedeutet. Schwierigkeiten und Lösungsmöglichkeiten werden gesehen.

Oft bietet das Bild der Aufstellung schon erste Lösungsmöglichkeiten an, ohne eine direkte Intervention des Coachs.

Abstraktes, wie beispielsweise innere Persönlichkeitsanteile, Glaubenssätze, Eigenschaften, Blockaden, Hindernisse, Hobbys, Haustiere usw., lassen sich auf dem Systembrett positionieren und laden, vielleicht erstmals, dazu ein, mit diesen Elementen in Kontakt und Kommunikation zu treten. Für viele Klienten ist die bloße Einladung, ihr System einfach einmal aufzustellen, der erste Schritt in Richtung Überblick und Klarheit. Hierdurch entsteht Klarheit, da sie ihr inneres System, das sie bis jetzt immer nur von innen und aus ihrer direkten Perspektive sehen konnten, zum ersten Mal von außen sehen können.

Dieser Blick von außen ermöglicht einen Überblick, schafft neue Perspektiven und einen Informationsgewinn über das Zusammenspiel der einzelnen Teile. Es können neue Standpunkte eingenommen und auf „Systemtauglichkeit" überprüft werden.

Die belastende Situation ist jetzt im Außen, überschaubar, ohne kognitive Anstrengung. So wurde sie durch die Externalisierung auf eine andere Ebene gebracht. Diese andere Ebene öffnet einen neuen Raum an Möglichkeiten. Heraus kommt die „Karte" des Klienten, nicht die „Landschaft".

Das heißt: Wir sehen hier nicht die Wirklichkeit, sondern den persönlichen Blick des Klienten auf diese. Neue Blickwinkel erzeugen ein neues Verständnis für die Mitglieder und für deren Verhaltensweisen in Systemen oder Gruppen. Dieses neu gewonnene Verständnis ist die Basis, um alte, starre und verfestigte Muster zu lösen und zu unterbrechen. Dies eröffnet die Möglichkeit, Erfahrungen mit neuen Verhaltensweisen machen zu können.

Durch Fragetechniken, Assoziation (ins Gefühl gehen), Dissoziation (emotional mehr Abstand einnehmen) mit den aufgestellten Figuren, sowie gezieltes Einladen zum Perspektivenwechsel und durch das Spielen mit Möglichkeiten (Neu- oder Umpositionierung der Stellvertreter) ist es möglich, gemeinsam mit den Klienten Ursachen, Möglichkeiten und Lösungsschritte zu erarbeiten. Wirkungsvoll ist dies vor allem, da es distanziert, wie auch in der Perspektive als Teil des Systems geschehen kann. Dieses Erarbeiten bildet sich auf dem Brett durch jeweiliges Umstellen ab, sodass sich am Ende, im besten Fall, ein Lösungsbild abzeichnet.

33.3 Was bietet mir das Brett?

Wahrscheinlich kennst du den Ausspruch: „Ein Bild sagt mehr als 1.000 Worte?" Bei der Arbeit mit dem Brett sind 70 % der Informationsaufnahme visuell und etwa 30 % kinästhetisch. So ermöglicht uns das Systembrett, unsere eigene, innere Welt im Außen zu betrachten. Es wird sicht-bar, begreif-bar, verrück-bar. Es wird fassbar, was vorher eher nebulös war. Es wird in Worte gefasst und alles, was wir benennen können, wird wiedererkennbar, veränderbar und verstehbar.

Im Gegensatz zur *Familienaufstellung*, bei der viele andere Personen als sogenannte *Stellvertreter* agieren, ist die Arbeit mit dem Systembrett unabhängig von Repräsentanten und bietet somit einen geschützteren Rahmen für den Klienten. Weiterhin ermöglicht das Brett einen schnellen Zugang zu Abstraktem, sowie zu Gefühlen, Problemen und Lösungen. Dies geschieht ohne kognitive Leistung in einer spielerischen Leichtigkeit.

Es ist ein wenig so, als wenn Kinder spielen, daran hat jeder eine Erinnerung. Hierdurch wird uns ein schneller und einfacher Zugang zu Lösungsbildern ermöglicht. Das Systembrett generiert ständig neue Fragen für den Coach und auch für den Klienten. So wird eine nähere Beleuchtung von (generationsübergreifenden, familiären) Glaubenssätzen, Mustern und Denkstrukturen möglich.

Auch Persönlichkeitsanteile, innere Antreiber, Ambivalenzen, Ziele, Eigenschaften, Ressourcen, Möglichkeiten, Blockaden etc. werden externalisiert, visualisiert und werden so gehört und gesehen. Indirekte Gewinne (Sekundärgewinne) und Loyalitätsprobleme, die vorher nicht wahrnehmbar waren, werden verdeutlicht („Wozu ist das gut?").

Diese Technik eignet sich auch ganz wunderbar als ergänzende Möglichkeit zur Innenschau beim Yoga, allerdings ist dies eine Technik, die sicher eher für ein Einzelsetting bzw. Personal Training sinnvoll ist. Wir kennen aus unserer Yogapraxis die Innenschau in Form der Meditation und/oder Kontemplation. Wir werden still (z. B. in *Shavasana*) und kehren unseren Blick nach innen, um unseren Geist zu erforschen.

Wenn dann die Gedanken und Gefühle zur Ruhe kommen, entsteht ein Raum der Stille, der uns unser wahres Selbst zu offenbaren vermag. Dass dies nicht einfach ist, haben wohl die meisten von uns bereits erfahren dürfen. Häufig stehen uns hier nämlich, ohne dass wir es wissen oder bemerken (und auch ohne, dass wir es wollen), unsere alten Glaubenssätze, innere Kritiker oder Antreiber und/oder Blockaden im Weg.

Wenn wir uns diese bewusst machen, z. B. mit der Möglichkeit des Systembretts, wird es uns möglich, sie anzunehmen, vielleicht sogar uns mit ihnen anzufreunden. Diese Selbsterkenntnis verändert unsere Praxis ungemein und macht sie auf vielen Ebenen sogar leichter!

33.4 Eine Anleitung

Das Thema

Vorrangig ist das Herausarbeiten eines konkreten Themas für die Arbeit am Brett. Möglicherweise bringt der Klient dies schon recht konkret mit. Wird dieses Thema erst noch erarbeitet, ist dieses gemeinsame Erarbeiten individuell und klientenabhängig.

Für die Arbeit mit dem Brett, wie auch prinzipiell für die Arbeit mit Klienten, ist es wichtig, dieses Thema zu konkretisieren, zu formulieren und vielleicht auf einem Flipchart oder einfach nur einem Blatt zu fixieren. So fällt es leichter, immer wieder auf das eigentliche Thema zurückzukommen und später, in einer gemeinsamen Evaluation, festzustellen, ob der Prozess bei diesem konkreten Thema hilfreich war.

Dieses Thema wird durch das Brett selbst dargestellt, auf welchem die Einzelteile des Themas sichtbar werden.

Des Weiteren bietet das Brett selbst schon die Möglichkeit, als ein hervorragendes Anamnesetool zu dienen, welches dann im gesamten Prozess, über alle Phasen der Sitzungen hinweg, eingesetzt werden kann.

Das weitere, gemeinsame Explorieren mit dem Tool „Brettarbeit" ist auf vielerlei Wegen möglich. Systemische Interventionen, wie auch tiefenpsychologische, hypnoanalytische, gestalttherapeutische und verhaltenstherapeutische Interventionen, bieten sich an, um sie in die Brettarbeit zu integrieren. Auch die ausschließliche Arbeit mit dem Systembrett ist absolut gewinnbringend.

Wie viele Klienten dürfen es sein?

Es ist möglich, mit einem Menschen, einem Paar, Eltern und Kindern, Familien, sogar ganzen Yogagruppen, Teams oder Vereinen mit dem Brett zu arbeiten.

Je nach Thema ist das Einzel- oder Gruppensetting hier sinnvoll.

Auch, und gerade in Beratungssituationen, in denen es beispielsweise um eine Paarberatung geht, jedoch nur ein Partner zu einer begleiteten Lösung bereit ist, kann die Brettarbeit mit nur einer Person sehr nutzbringend für die Beziehung sein. Hier kann sich nur der Klient selbst „bewegen" (auch bezeichnet als Musterunterbrechung).

Diese Musterunterbrechung hat jedoch massiven Einfluss auf die gesamte Beziehung und bringt Menschen prinzipiell in die Selbstverantwortung. Der Klient erlebt am Brett, dass die eigene Veränderung eine Veränderung mit allen Beteiligten initiiert.

Was bedeuten die Figuren beim Familienbrett?

Ganz klassisch: Die runde Figur gilt oft als weiblich. Sie kann aber auch anders interpretiert werden, z. B. als „weich", „ansprechend", „geschmeidig" ...

Die große Figur steht meistens für den Erwachsenen. Andere Auslegungen sind möglicherweise: „mächtig", dominant" ....

Die meisten Figuren im Handel haben Gesichter, sodass eine Blickrichtung erkennbar wird. Farblich sind sie entweder blau, rot und naturfarben, um mehrere Frauen, Männer und Kinder unterscheiden zu können.

Außer bei diesen klassischen Figuren sind der Fantasie keine Grenzen gesetzt. Es ist hilfreich, viele unterschiedliche Figuren und Bauklötze zur Verfügung zu stellen, sodass der Klient das für ihn Passende finden kann (Playmobil®-Figuren, Tiere, Comichelden, Drachen, jegliche Holzfiguren und Bauklötze etc.).

Tipp

Brettaufstellungen sind weder an einen Ort noch an bestimmte Gegebenheiten gebunden. Vielleicht ist es das Café oder Lieblingsrestaurant, wo der Tisch als Brett, Salzstreuer, Gläser, Teller, Besteck etc. als Platzhalter oder Figuren dienen können. Man kann diese Art der Externalisierung von Innerem jederzeit auch für sich selbst gewinnbringend einsetzen, um mehr Klarheit zu gewinnen, indem man ein Brett für sich selbst stellt.

Der Klient entscheidet, wer zum jeweiligen Bretttthema gehört. Es können unter Umständen Haustiere, nicht verwandte oder bereits verstorbene Personen dazugehören, ebenso wie Glaubenssätze, Werte, der Arbeitsplatz etc. Gut ist es, sich möglichst auf maximal sieben Figuren zu beschränken, um zu fokussieren und beim Thema bleiben zu können.

Die räumliche Entfernung der Figuren bringt die soziale/emotionale Distanz zum Ausdruck. Steht mir jemand sehr nahe oder besteht eine gewisse Distanziertheit? Die Augen bzw. Gesichter der Figuren machen den Einsatz von gezielter Blickrichtung möglich. So kann die Beziehungsintensität dargestellt werden. Auf diese Weise können auch Attribute wie „loyal", „interessiert", „sympathisierend", „sieht mich nicht", „fokussiert auf ..." verdeutlicht werden.

- Wo steht der Einzelne?
- Am Rand des Bretts oder mehr in der Mitte?
- Und was bedeutet das?

Weitere beispielhafte Fragestellungen, die Informationsgewinne und Lösungsmöglichkeiten durch die Platzierung der Figuren ermöglichen können, sind:

- Wo steht der Einzelne, wie würde es sich dort für mich anfühlen?
- Was bräuchte ich, um mich hier wohler zu fühlen?
- Würde ich mich an einem anderen Platz auf dem Brett wohler fühlen?

- Wenn ich es aus seiner Perspektive wahrnehme, wäre es für mich ...
- Was passiert, wenn ich ... verändere oder entferne?

Informationsgewinn

Da Brettarbeit oft im systemischen Arbeiten angewandt wird, bietet es sich an, systemische Interventionen, wie z. B. verschiedene Fragetechniken (siehe Kap. 29), anzuwenden. Möglich sind auch Interventionen aus der Gesprächstherapie und aus anderen Richtungen von Therapie und Beratung.

Ein erster Informationsgewinn, für Berater und Klient, ist immer das Stellen des Bretts mit dem Ist-Zustand. Hier ist das Erfragen von Details wichtig, da der Klient in der Regel keine Erfahrung mit der Arbeit am Brett hat („Stimmt der Abstand so? „Ist das der richtige Platz für diesen Stellvertreter auf dem Brett?" „Wohin schaut dieser?" „Ist es so gewollt, dass dieser den anderen nicht sehen kann?" etc.). Dieses Erfragen dient nicht ausschließlich dem Informationsgewinn, sondern erarbeitet mit dem Brett Lösungsmöglichkeiten.

Tipp

Wichtig: Es gibt kein Richtig oder Falsch. Durch die Prägungen unserer Leistungsgesellschaft sind die meisten von uns immer bemüht, „alles richtig" zu machen. Bei der Brettarbeit kann dies dann ein Hindernis darstellen. Hier gibt es kein „so muss es sein", also auch kein Richtig oder Falsch.

Es ist die eigene innere Welt des Klienten. Es hilft uns und ihm, dies zu betonen und ihn dabei zu unterstützen, diese Bewertungen außen vor zu lassen.

Menschen neigen beim Stellen dazu, das Brett so stellen zu wollen, dass „es gut und richtig" aussieht. So ist es dann kein inneres Bild, sondern ein von Bewertungen geprägtes Bild, wie sie es als perfekt ansehen.

Mögliche hilfreiche Aspekte, um Informationen zu gewinnen

- Welche Figuren wurden aufgestellt?
- In welcher Entfernung stehen sie zueinander?
- Wo stehen sie auf dem Brett, das ja das Thema an sich symbolisiert?
- Wie stehen die Figuren zueinander?
- Wie sieht der einzeln Aufgestellte das Thema aus seiner Perspektive?
- Was würde er zur Gesamtsituation sagen?
- Was sagt der Klient zu dem, was sich auf dem Brett visualisiert hat?
- Wie bedeutsam ist das für den Klienten?
- Was fällt, bezogen auf das Thema, besonders an der Aufstellung auf?
- Welche inhaltliche Aussage steckt in der Aufstellung?
- Wie interpretiert der Klient die Aufstellung?

Werden mehrere Bretter zu einem Thema gestellt oder wird die Aufstellungsarbeit zu einem anderen Zeitpunkt wiederholt, stellen wir zusätzlich folgende Frage:

Welche Veränderungen werden sichtbar (Anzahl der Figuren, strukturelle Unterschiede etc.)?

Abschluss

Lösung heißt: Es löst sich was. Der Klient trägt die Lösung schon in sich.

Am Ende einer Sitzung, in der das Familienbrett eingesetzt wurde, muss der Coach den Klienten aus der Situation so weit wie möglich herausholen und zurück in die aktuelle Situation versetzen.

An dieser Stelle kann das Formulieren von Zielen für das jeweilige System und den Einzelnen produktiv und passend sein.

Die gemeinsam entwickelte Lösung wird zum Schluss auch aufgestellt und „gefühlt" („Wie fühlt sich das Bild jetzt für Sie an?" etc.). Vielleicht hat sich aber auch im Prozess schon ein Umstellen angeboten, um auszuprobieren, wie sich Veränderungen anfühlen und auswirken. Dann hat man dieses Lösungsbild bereits im Prozess erarbeitet. Dieses Lösungsbild sollte auf die Realität hin überprüft werden. Es sollte einem Realitätscheck standhalten können.

Es empfiehlt sich, Fotos von der Aufstellung zu machen, da sie so wieder für kommende Sitzungen oder auch für den Klienten, in der Eigenarbeit zwischendurch, visualisiert werden können.

Grenzen des Beraters

Das Aufstellen, wie auch das Abräumen, jegliche Bewegung auf dem Brett wird nur vom Klienten selbst ausgeführt. Es ist die Innenwelt des Klienten. Würde der Coach hier „eingreifen", wäre dies ein symbolischer Übergriff, ein Eingriff in seine Innenwelt!

33.5 Aufstellungen mit zwei oder drei Brettern

Mit zwei Brettern

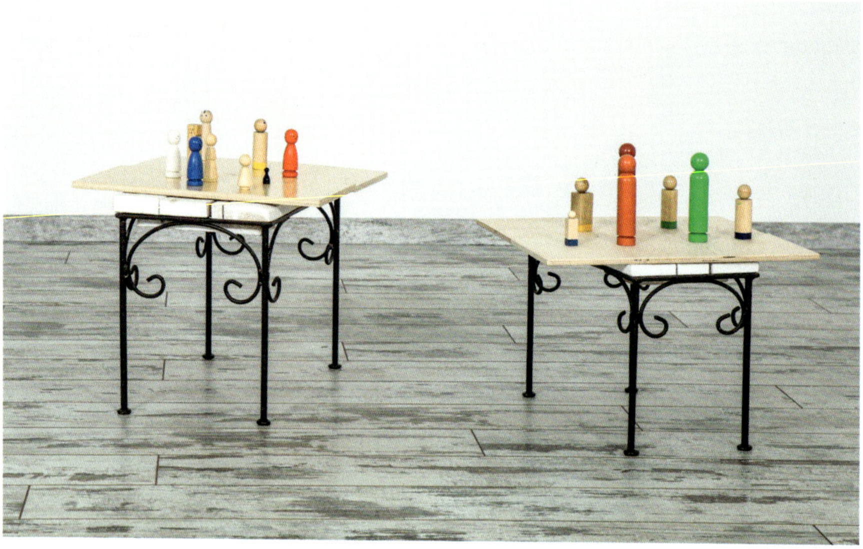

Hier nimmt ein Brett die Darstellung des „Problemsystems" ein.

Das zweite Brett ist die Darstellung des „Lösungssystems".

Entscheidend bei dieser Form der Arbeit ist, dass die Unterschiede zwischen Lösung und Problem herausgearbeitet werden. Der Ablauf gestaltet sich folgendermaßen: Nach der Erarbeitung des Themas wird zunächst das Problemsystem, wie oben beschrieben, gestellt. Erst danach gehen wir zum Lösungssystem über.

Eine mögliche Hilfe zum Stellen des Lösungssystems ist die Wunderfrage (Kap. 31). Je nach Arbeitsstil und Einsatz kann aber auch der Extrakt der vorher gewonnenen Informationen aus den Gesprächen oder auch die Zielbeschreibung des Klienten etc. dienen. Die gewonnenen Antworten können dann zum Stellen des Lösungssystems genutzt werden.

Es empfiehlt sich, den Unterschied zwischen beiden Brettern auch visuell zu verstärken, indem die Bretter einen größeren Abstand haben. Das Lösungsbrett bietet nun eine erarbeitete, mentalisierte und visualisierte Lösung. Blockaden bei der Umsetzung werden sichtbar und bieten so eine gezielte Möglichkeit, um mit anderen Tools an ihnen zu arbeiten.

Sofort Umsetzbares wird ebenso transparent, wie vielleicht noch nicht vorhandene Ressourcen. Interessant kann es auch sein, die systembeeinflussenden Faktoren zu finden, die sich aus der Veränderung ergeben können.

Auch hier kann es hilfreich sein, diese Brettarbeit zu fotografieren, sodass Klient und Coach jederzeit darauf zurückgreifen können.

Mit drei Brettern (Timeline)

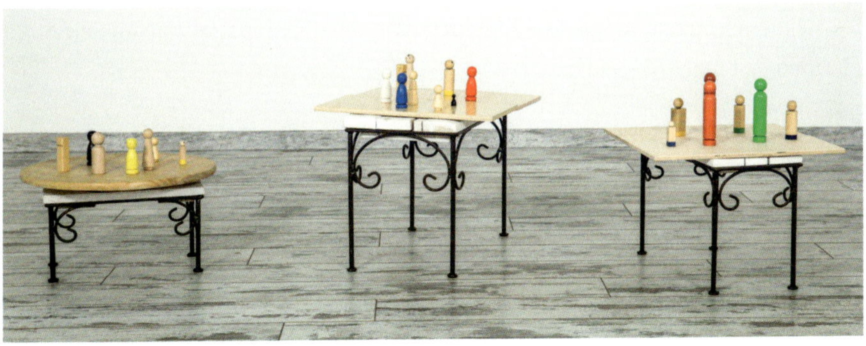

Der Einsatz von drei Brettern bietet die Möglichkeit, die Dimensionen Gegenwart, Zukunft und Vergangenheit gleichzeitig zu stellen.

Es kann für einen Prozess, der entweder einen ressourcenorientierten oder aufbauenden Schwerpunkt hat, nützlich sein. Es bietet sich aber auch für die Brettarbeit mit solchen Klienten an, mit denen schon ein großes Maß an Informationsgewinn erfolgt ist. Hier werden Prozesse und Entwicklungen meist deutlich sichtbar. Gerade der Zusammenhang zwischen dem Gegenwartsbrett und dem Vergangenheitsbrett ist mitunter für den Klienten sehr bereichernd. Er sieht plastisch, welchen Weg der Entwicklung er bereits beschritten hat.

Der Ablauf: „Problembrett" und „Lösungsbrett" wird, wie zuvor beschrieben, gemeinsam erarbeitet. Das „Vergangenheitsbrett" kann nun als letzter Schritt erarbeitet werden. Äußert der Klient den Wunsch nach einer anderen Reihenfolge, was bisweilen geschehen kann, sollten wir diesem Wunsch nachkommen.

An dieser Stelle offenbaren sich gerne Ressourcen, mit denen die Vergangenheit bis in die Gegenwart hinein verändert wurde. Hierdurch kann visualisiert werden, welche Entwicklung, vielleicht auch Rückschritte und mit welchen Mitteln, erreicht wurden.

Eine sinnvolle Frage ist hier ebenfalls, in welchem Abstand die Bretter für den Klienten richtig stehen. Ist das Vergangene vielleicht schon lange her? Dann bedeutet das, einen großen Abstand zu wählen. Liegt die Lösung aus der Perspektive der Gegenwart nahe oder noch in weiter Ferne? Diese Zeitlinie kann durch den Einsatz einer Schnur oder Ähnlichem noch visuell verstärkt werden.

Drei-Bretter-Variante ohne Timeline

Sie stellt eine weitere Möglichkeit dar, den oder die Klienten drei Aufstellungen zur gleichen Zeit machen zu lassen.

Neben der tatsächlich konstruierten Version gibt es dann noch die ideale Vorstellung des Systems und die schrecklichste. Die entstehenden Differenzen der tatsächlich konstruierten Aufstellung zu den anderen beiden können wichtige Hinweise auf die Ressourcen des Systems hervorbringen.

Auch möglich ist hier die Aufstellung „Heute" und „Zukunft".

Tipp

Hier ein Beispiel, wie du diese Technik mit Gruppen anwenden kannst: Im Rahmen einer angeleiteten Innenschau (z. B. in einer Meditation) werden sich die Schüler einiger Dinge bewusst, die sie nach der Meditation aufstellen können. Hierzu braucht es keine professionellen Bretter (siehe unten: „Notwendige Materialien").

Die nachfolgende Reflexion kann durch gegenseitige Gespräche, das Abfotografieren des Bretts, das Verschriftlichen der Aufstellung oder im Einzelgespräch mit dir stattfinden. Besonders geeignet für Retreats, Selbsterfahrungsworkshops oder auch Weiterbildungen.

Notwendige Materialien: Ein oder mehrere Systembretter. Sind keine zur Hand, lassen sich genauso gut auch Platzdeckchen, ein Tisch, Tischdecken oder Ähnliches nutzen. Der Fantasie sind hierbei quasi keine Grenzen gesetzt. Des Weiteren unterschiedlichste Figuren für die Aufstellung, wie zum Brett gehörige Figuren, Bauklötze, Playmobil®-Figuren, Tierfiguren, Comichelden, Drachen, jegliche Holzfiguren usw.

Zeitaufwand: 45-90 Minuten, je Brettaufstellung, inklusive dem Herausarbeiten des Themas.

Setting: Einzelsetting, Personal Training. Jedoch auch gut geeignet für größere Gruppen, die Selbsterfahrung erleben möchten.

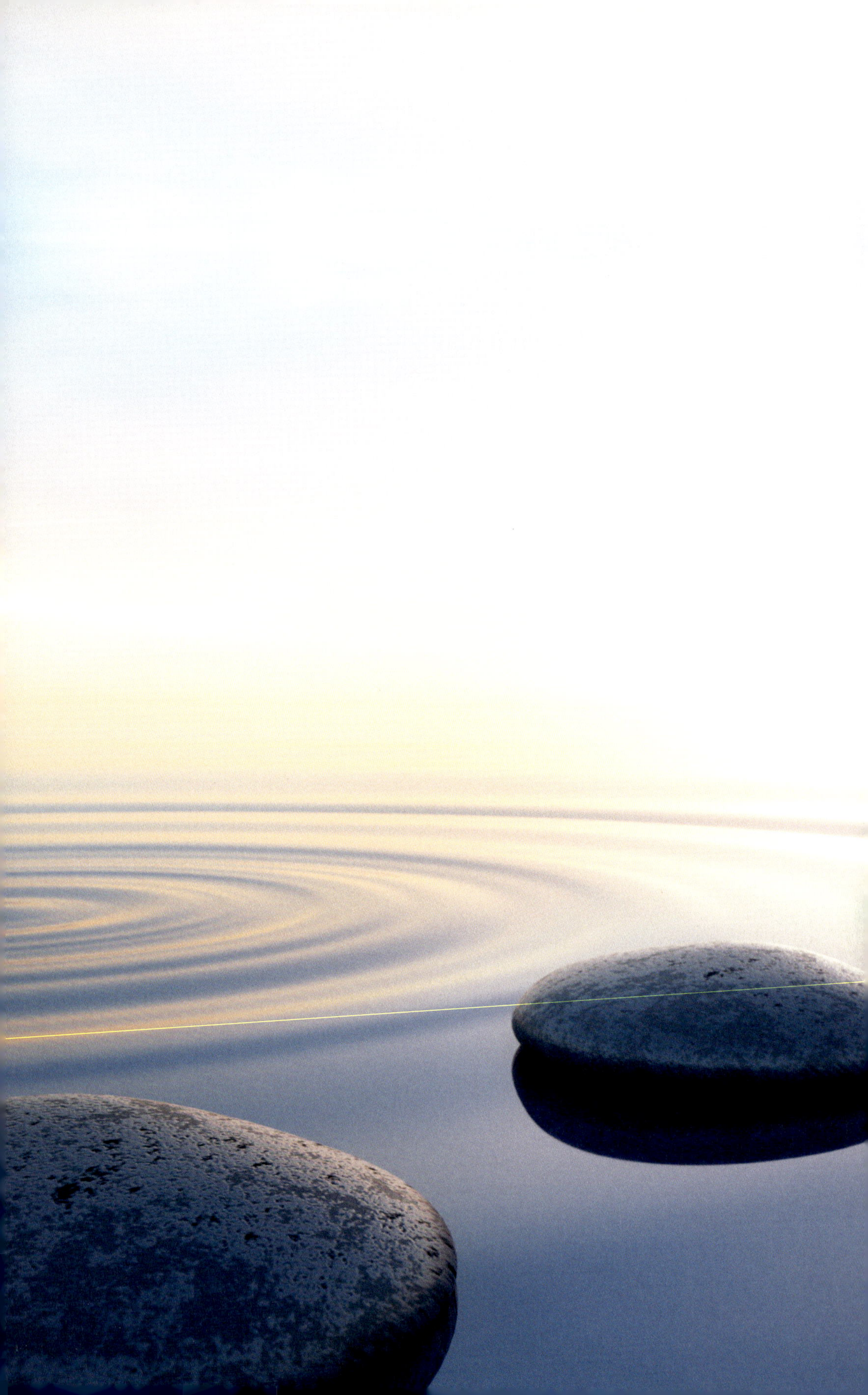

Teil F

Kognitive Prozesse begleiten

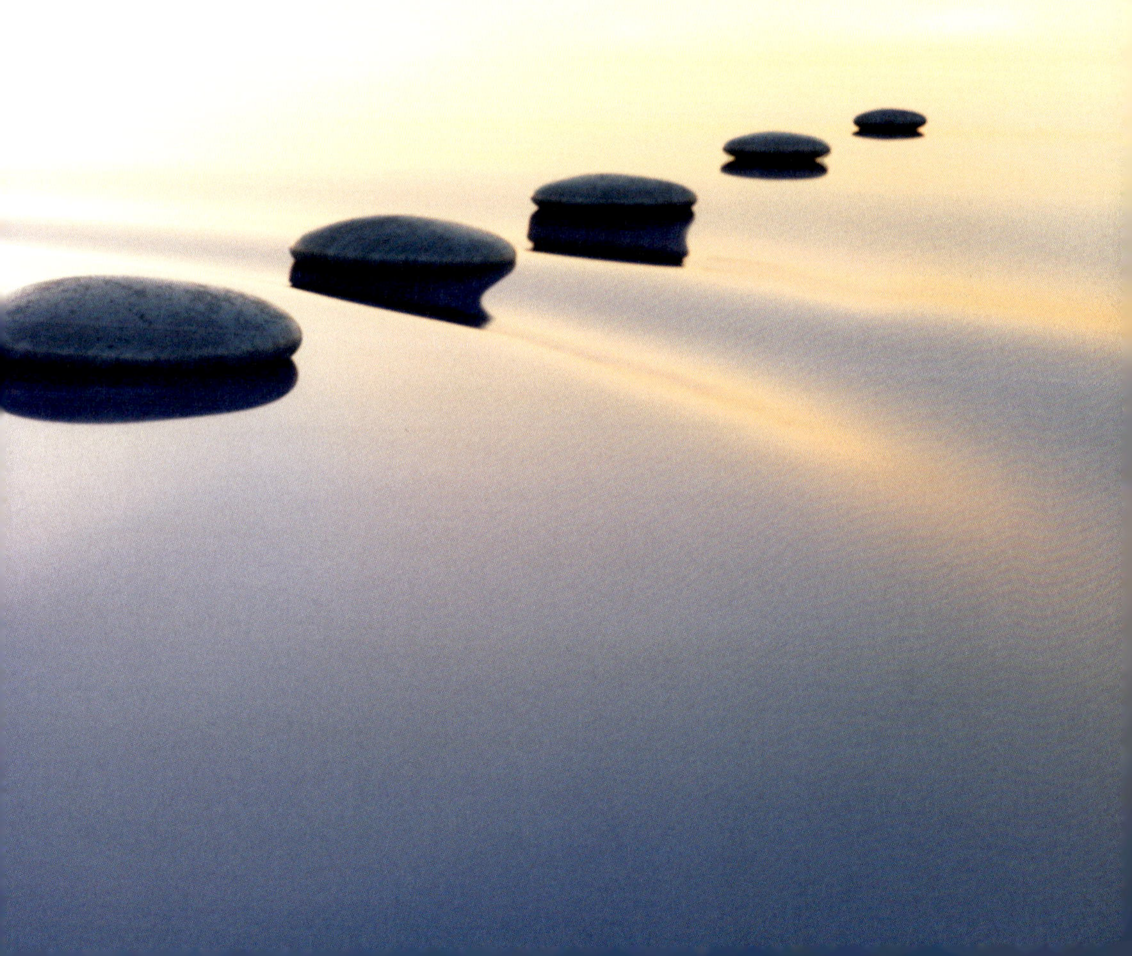

34

Das ABC-Modell

„Es sind nicht die Dinge, die uns beunruhigen,
sondern die Meinungen, die wir von den Dingen haben."
– Epiktet

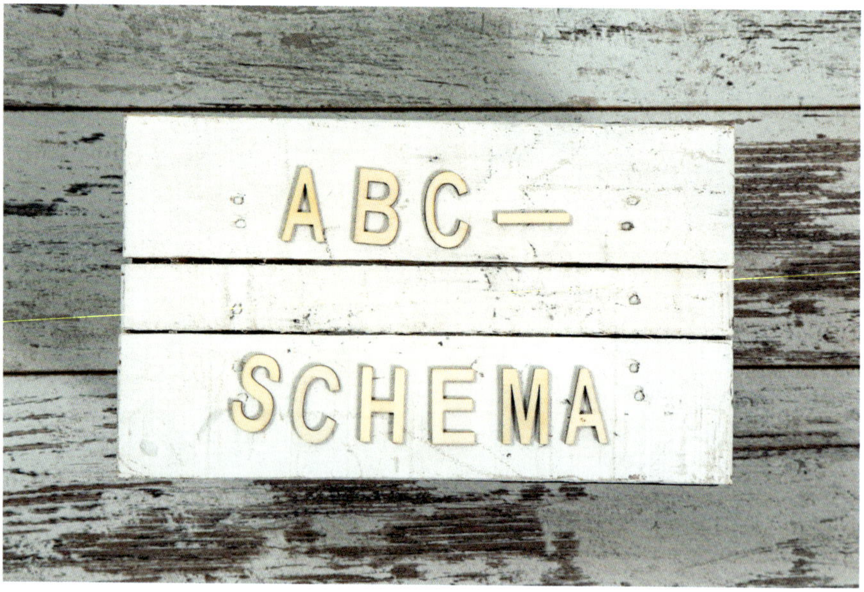

Die kognitive Verhaltenstherapie, im Speziellen die *rational-emotive Therapie* von Albert Ellis (2012), bietet uns ein wirksames Tool, auch im Coaching- und Beratungsbereich. Sie ist leicht verständlich, bringt Klarheit für den Klienten und kann auch von uns als Interventionsplanung genutzt werden.

Albert Ellis entwickelte 1955 dieses Modell, das einen Erklärungsansatz für die Entstehung von Emotionen und Verhaltensweisen bietet. Er fand heraus, dass es einen, meist unbewussten, Zwischenschritt zwischen einem Ereignis bzw. Kontext und dem, was wir daraufhin fühlen und wie wir handeln, gibt. So ist dieser Ansatz als ein ganzheitlicher, lösungs- und handlungsorientierter, humanistischer Ansatz zu sehen. Das Ziel liegt in der Weiterentwicklung des Klienten, wobei der Zusammenhang von Bewertung und den daraus entstehenden Gefühlen und Handlungen im Vordergrund steht.

Ellis stellte fest, dass, bei einer kausalen Betrachtung von Prozessen, der entscheidende Zwischenschritt fehlt. Kausale Sichtweise meint, es gibt ein Ereignis, darauf folgt ein Gefühl. Das wäre dann wie ein Reflex, der unabänderlich ist. Der fehlende Zwischenschritt ist die Beurteilung oder auch Bewertung, die individuell und veränderbar ist. Dies ist der Ansatzpunkt, an dem wir durch eine alternative und für uns funktionale Bewertung Veränderung herbeiführen können.

Dies wird beispielsweise in der *Weisheitstherapie* genutzt, um Perspektivenwechsel einzuüben, „Klärung" zu geben, Bewusstheit zu erlangen, dass das eigene Erleben von unserer individuellen Sichtweise abhängt und es nicht nur eine Wahrheit gibt. Es sind unsere eigenen, individuellen Bewertungen, die unser emotionales Erleben und unser Verhalten prägen.

Man könnte sagen: „Es ist nicht, wie es kommt, es ist, wie man es nimmt." In der systemischen Arbeit wird das ABC-Schema zur Überprüfung und Veränderung gedanklicher Überzeugungen eingesetzt. Alternatives Verhalten kann besprochen und eingeübt werden. Die ABC-Technik dient hier als vereinfachtes, verhaltensanalytisches Schema.

Dem Klienten wird durch Herausarbeiten die Bedeutung von Bewertungen **(B)** und Glaubenssätzen und ihrer Konsequenzen sowohl auf emotionaler als auch auf der Verhaltensebene transparent gemacht.

Sobald dieser Zusammenhang für den Klienten nachvollziehbar ist, wird in einem weiteren Schritt erarbeitet, dass eine bestimmte emotionale Reaktion auf kritische Erlebnisse nicht zwingend ist, sondern dass eine Bewertungsänderung auch zu Änderungen in den eigenen emotionalen Reaktionen führen kann.

Der nächste Schritt beinhaltet das Herausarbeiten, dass bei identischen Ereignissen gleichberechtigt verschiedene, teilweise auch sich widersprechende, Bewertungen möglich sind.

Daraus ergibt sich in der Folge, dass es nicht nur eine „Wahrheit" gibt.

Diese grundsätzliche Einsicht und Erfahrung ist eine unabdingbare Voraussetzung für weitere Interventionen im Weisheitstraining und bereitet den nachfolgenden Perspektivenwechsel vor.

Nun, woher kommen unsere Bewertungen?

Ich möchte sie hier als Metapher für unsere Bewertungen oder auch Beurteilungen als Brille bezeichnen, durch die wir die Welt sehen. Die Brille stellt sozusagen unsere Antworten auf unsere Erfahrungen dar. Diese Annahmen, Interpretationen, Bewertungen oder auch Beurteilungen treten in Form von Glaubenssätzen in diesem Konstrukt zutage. Die Glaubenssätze entstehen aus der Bewertung und Verarbeitung von Erlebnisqualitäten.

34.1 Was sind Glaubenssätze/ dysfunktionale Bewertungen?

„Reisen bildet, durch das Kennenlernen anderer Wahrheiten."

Bewertungen: Sie stammen aus der Vergangenheit, resultieren aus Übernommenem, Erziehung, Erfahrungen. Diese Bewertungen nicht wahrzunehmen, bedeutet, ohne das Vergangene dessen Anmutung und Erlebnisqualitäten wahrnehmen. So bewahren sie Verhaltensweisen und sind gewohnte Muster.

Glaubenssätze: Sie sind die Antwort auf die Frage: Was bedeutet das für mich? Fangen diese mit: „Ich muss ...", an, ist dies oft ein Hinweis auf unsere Bewältigung früherer Erfahrungen. Andere Glaubenssätze sind gerne auch Zitate von anderen.

Sie entstehen beispielsweise durch Modelllernen, Traumata, Identifikation mit anderen usw. Sie wirken wie Handlungsanweisungen und Wahrnehmungsfilter. Sie sind sozusagen unser innerer Routenplaner, aber nicht die Wirklichkeit. Die Übertragung auf heute ist der unbewusste Vorgang der Generalisierung, des Vorurteils. Der Inhalt ist der Glaubenssatz.

Glaubenssatz bedeutet ganz wörtlich gemeint, dass ich diesen Satz glaube. Der unreflektierte Glaubenssatz versetzt uns in die Lage, schnell zu entscheiden. Jedoch schränkt er uns auch ein und wir verlieren den Zugang zur Vielfalt der Möglichkeiten, etwas zu sehen und zu handeln. Hier gilt es, auch das „Muss" der mussturbatorischen Glaubenssätze zu beachten. Dieses Muss ist absolutistisch und birgt Inflexibilität in sich.

So sollte der neu erarbeitete Glaubenssatz ohne „muss" auskommen und ein nicht so absolutistischer Terminus gewählt werden, um unsere Flexibilität zu bewahren.

34.2 Die einzelnen Schritte und deren Abfolge im ABC-Modell

A (Activating Experiences): Dies stellt den Kontext dar, ein Ereignis oder eine Situation in der Vergangenheit, Gegenwart oder Zukunft. Die innere und äußere Wahrnehmung. Das Gehirn erhält Informationen über unsere Sinneskanäle. Dies geschieht selektiv, da wir durch den Filter früherer Erfahrungen wahrnehmen.

B (Beliefs): Meist vor- oder unterbewusst. Beinhaltet Beurteilung, Interpretation, Bewertungen und Glaubenssätze. Diese Wahrnehmung wird nun individuell gefiltert, ihr werden unsere Bedeutung und unsere Glaubenssätze gegeben. Diese sind auf der Basis unserer Vorerfahrungen entstanden. Sie sind individuell verschieden und veränderbar.

C (Consequences): Verhalten und Gefühle. Emotionale Reaktionen, unsere Wahrnehmung und unser Verhalten basiert nun auf unserer Bedeutungsgebung und Glaubenssätzen, also dem **B**. Es sind die Folgen unserer Bewertungen und Glaubenssätze.

Dieser Ablauf verstärkt sich durch die ABC-Spirale selbst. Nun gibt es verschiedene Möglichkeiten, das **B** zu verändern. Vielen Klienten ist schon die Bewusstheit der Bewertung bzw. des Glaubenssatzes hilfreich, um aus ihren dysfunktionalen Mustern auszubrechen. Es ist dabei für Klienten eine große Hilfe, sich verändern zu können. Sie verstehen besser ihr Verhalten, können ihre Glaubenssätze überprüfen und stärken ihre Resilienz durch diese Art der Selbstreflexion. Ellis erweiterte das Modell für therapeutische Zwecke noch um **D** und **E**.

D (Disputation): Das Infragestellen und Hinterfragen der irrationalen Überzeugung, Bewertung, des Glaubenssatzes.

E (Effect): Effekt = kognitive Umstrukturierung (Annahme von Werten und Einstellungen, die zu realistischen und für den Klienten hilfreichen Überzeugungen führen). Dies geschieht vor allem durch das Erleben und Erfahren der veränderten positiven Effekte durch den Klienten.

34.3 Mögliche Struktur der Durchführung

1. **Sammlung**

Es gibt zum einen die Möglichkeit, mit dem Thema zu beginnen, mit dem der Klient kommt. Dies ist meist **C**, also die Gefühls- und Verhaltensreaktionen und, darauf aufbauend, **A** und dann **B** zu erarbeiten.

Der Klient kommt mit seinen Gefühlen, Reaktionen oder Handlungen, die er zu einem bestimmten Ereignis wahrnimmt. Manchmal ist ihm sogar das **A** bewusst, der Kontext der aktivierenden Ereignisse. Es bietet sich an, auf einem Flipchart gemeinsam mit dem Klienten seine Symptome, also das **C**, zu sammeln. Diese schreibt man am besten unten auf das Papier, da ja noch **A** und **B** darüber kommen.

Als Nächstes wird herausgearbeitet, in welchen Kontexten diese ausgelöst werden. Kommt der Klient mit dem Kontext, so kann auch mit diesem angefangen werden, dann beginnt man eben oben auf dem Blatt. Hilfreich ist auch, bei der gemeinsamen Sammlung von **A** und **C** die jeweiligen Buchstaben noch nicht davor zu schreiben. Dies kann dann im nächsten Schritt erfolgen, um darzustellen, dass es ein Ereignis gibt, auf das der Klient in gewisser Weise reagiert.

Logisch und veränderbar wird diese Reaktion, wenn man gemeinsam das **B** findet und herausarbeitet. Dieser Moment ist für den Klienten oft erleichternd, da so seine

Reaktionen nachvollziehbarer werden. Gleichzeitig gibt uns das **B** einen Zugang, mit dem wir gemeinsam am Thema arbeiten können.

Klassisch ist der Einstieg über eine Psychoedukation (Aufklärung und Wissensvermittlung von zumeist psychischen Erkrankungen) im Sinne eines Vorstellens und Erklärens des ABC-Schemas.

2. Herausarbeiten der nicht dienlichen Bewertungen und Glaubenssätze (B)

Dies beinhaltet für den Klienten, dass ihm bewusst wird, welche Überzeugungen hier wie wirken. Dies geschieht durch das Bewusstmachen der für ihn dysfunktionalen Bewertungen und Glaubenssätze.

Bei der Arbeit an **B**, den Bewertungen und Glaubenssätzen, ist es vor allem wichtig, dass es die Worte des Klienten sind, nicht die des Coachs. Es muss für den Klienten passen. Man kann Vorschläge, als Angebot gekennzeichnet, einfließen lassen, jedoch ist das Entscheidende die Wortwahl des Klienten.

Ebenfalls ist es für den Klienten, wie auch für die weitere Arbeit, sehr wichtig, die Glaubenssätze als „damals sehr hilfreich" zu würdigen. Sie waren oft zu einer bestimmten Zeit für den Klienten wichtig und funktional, erst heute sind sie dysfunktional. Oft entstehen sie aus Anmutungen des Klienten, die als auslösende Situation festgemacht werden können. Dies dient dann auch als Erklärung des Ursprungs und ist für eine weitere Arbeit auch mit anderen Methoden wichtig.

Beispiele für dysfunktionale Glaubenssätze sind:

- „Das werde ich nie lernen."
- „Ich muss perfekt sein."
- „Ich muss immer gute Laune haben."
- „Wenn ich nichts leiste, bin ich nichts wert."
- „Ich bin nicht liebenswert."
- „Ich darf mich nicht ausruhen."
- „Nach dem Erfolg ist vor dem Erfolg."

- „Das Leben ist hart und ungerecht."
- „Sei auf der Hut."
- „Nur wer stark ist, hat das verdient."
- „Ich kann das nicht."
- „Andere sind besser als ich."
- „Ich habe den Erfolg nicht verdient."

Tipp

Ist es der Wunsch des Klienten, können wir mit ihm gemeinsam den Zusammenhang zwischen dem Heute und der Vergangenheit erkunden. Auf welche Weise dies geschieht, bleibt dem Team Klient-Coach überlassen. Es bietet sich jedoch durch das vorgegebene ABC-Schema an, sowohl bei den Kontexten (also ähnliche erinnerbare Situationen „Woher kennst du das?") als auch bei den Verhaltens- und Gefühlsreaktionen („Wann hast du dich früher schon so gefühlt/gehandelt? Woran erinnert dich das?") in der Vergangenheit gemeinsam mit dem Klienten Parallelen zu finden. Hier können wir auch über den Körper arbeiten, z. B. mittels Umkehrhaltungen oder Haltungen, in denen wir den Blickwinkel ändern.

3. **Diskussion und Infragestellen (D)**

Hier geht es darum, die automatisierten Bewertungen und Glaubenssätze auf Fehler und mögliche Verzerrungen zu untersuchen und im nächsten Schritt zu relativieren.

In der Arbeit an **D** werden, beispielsweise durch systemische Fragen („Wie sehen das andere?", „Wie gehen andere damit um?", „Was sagen andere dazu?"), Diskussion, Reframing, sokratischer Dialog etc., die Bewertungen und Glaubenssätze exploriert und infrage gestellt. Der Glaubenssatz wird als Hypothese gesehen, statt als Tatsache. Er steht auf dem Prüfstand.

Beispiele für Fragen, die den Glaubenssatz oder die Bewertung infrage stellen (ähnlich wie bei der Technik *The Work*):

- Ist der Gedanke wahr, ist es eine Tatsache?
- Ist das immer so oder gibt es Ausnahmen?
- Hilft er mir persönlich, meine Ziele zu erreichen?
- Hilft er mir, dass ich mich so fühle und verhalte, wie ich will?

Auch hier ist es immer wieder wichtig, Bezug auf den dysfunktionalen Satz zu nehmen und diesen, als in der Vergangenheit wichtigen und hilfreichen, zu würdigen. Dysfunktional wird der Glaubenssatz durch Generalisierung, unbewussten Umgang und dem Auslösen in ähnlichen Kontexten.

4. Einen neuen funktionalen Zielsatz formulieren und einüben (E)

Das **B** wird hier verändert durch das Formulieren von neuen Glaubenssätzen bzw. Bewertungen. Diese ermöglichen neue, gewünschte Gefühls- und Verhaltensreaktionen durch Einüben bzw. Wiederholen.

Die Arbeit an **E** (der Effekt, d. h., konkret einen neuen funktionalen Glaubenssatz entwickeln und diesen einüben) wird hier in zwei Teile aufgeteilt. Der erste Teil beschäftigt sich mit dem Formulieren eines Zielsatzes, der den dysfunktionalen Glaubenssatz ersetzen soll. Dieser wird gemeinsam erarbeitet und auf Funktionalität und Rationalität überprüft. Diese Kriterien orientieren sich am Klienten. Im zweiten Teil wird der positiv formulierte Zielsatz, der ohne Verneinung sein sollte, eingeübt.

Zielsätze formulieren

Der neue funktionale Zielsatz **(B)** verändert die Brille des Klienten. So ermöglicht er dann in der Folge neue, erwünschte Gefühls- und Verhaltensreaktionen.

Hierbei ist darauf zu achten, dass es die Formulierungen des Klienten sind, für ihn muss es passend sein. Hilfestellung ist oftmals angebracht, jedoch in Angebotsform. Wir laden den Klienten dazu ein, den Satz auf eigene „Griffigkeit" zu überprüfen und abzuwandeln.

So sollte der neue Zielsatz ohne „muss" auskommen und kein absolutistischer Terminus gewählt werden.

Strukturell sollte hierbei ein „hin zu, statt weg von" erkennbar sein.

Er sollte einem Realitätscheck auf Realisierbarkeit standhalten.

Außerdem sollte er positiv, zielorientiert und ohne Verneinung formuliert sein („Ich bin ..." statt: „Ich bin nicht mehr ..."). Verneinungen rücken andernfalls in den Fokus und sind vom Unterbewusstsein ausgeblendet. Formulierungen, die auf das Problem gerichtet sind, machen es größer.

Einüben

Der positive, zielorientierte Satz ohne Verneinung wird nun eingeübt. Möglich ist dies durch Affirmationen (Bspw.: zweimal täglich 10 Wiederholungen vor dem Spiegel), Afformationen, den neuen Satz mit dem Handy abfotografieren oder auf einen Zettel schreiben und in der Geldbörse tragen, um ihn in Situationen griffbereit zu haben, ihn aufzunehmen und ihn sich selbst vorzuspielen.

Er lässt sich beispielsweise einweben mit EMDR, so findet in auslösenden Situationen ein Sichbewusstmachen des alten Satzes statt. Diese lassen sich nach solchen Situationen mithilfe eines Formblatts oder in weiteren Sitzungen analysieren.

Bis eine wirkliche Umstrukturierung durch Einüben abgeschlossen ist, dauert es in etwa sechs Wochen. Oft haben Klienten nach ca. drei Wochen eine gewisse Frustphase. So ist es ratsam, einen Termin in drei Wochen auszumachen, um dieser Dynamik vorzubeugen.

Tipp

Manchmal ist es Klienten nicht möglich, das Neue einzuüben und zur Gewohnheit werden zu lassen. Dann kann es hilfreich sein, nach Sekundärgewinnen Ausschau zu halten, die als Blockaden das Alte bewahren wollen. Dies meint im weitesten Sinne, welchen Gewinn der Klient davon hat, wenn er alles beim Alten lässt. Oder aber, was verliert er, wenn er sein Verhalten, seine Bewertung ändert?

Für Klienten, denen bei ihrer Problemstellung die Bewusstheit durch Psychoedukation und das Erkennen der Zusammenhänge mit der Vergangenheit ausreichen, ist dieses Einüben nicht nötig. Hier ist meist eine Veränderung von **C** ohne weitere Interventionen möglich.

Hinweis

Im **ABC-Modell** lassen sich Informationen finden, die man für die Arbeit in der Vergangenheit für sich selbst und andere benötigt. Man könnte verallgemeinernd sagen: Das **A** gibt Aufschluss über vergangene Situationen und deren Struktur. Das **B** gibt Aufschluss darüber, wie unsere Antwort auf die Anmutung des Erlebten war und ist, bzw. wie der andere agiert hat. Das **C** gibt Aufschluss darüber, wie man es empfunden und reagiert hat und dies heute noch tut.

Notwendige Materialien: Flipchart, Stifte.

Zeitaufwand: Je nach Thema und Tiefe 1-4 Stunden. Gegebenenfalls Hausaufgaben für den Klienten, um neue Glaubenssätze einzuüben.

Setting: Einzelsetting.

35

Der Gedankenstopp

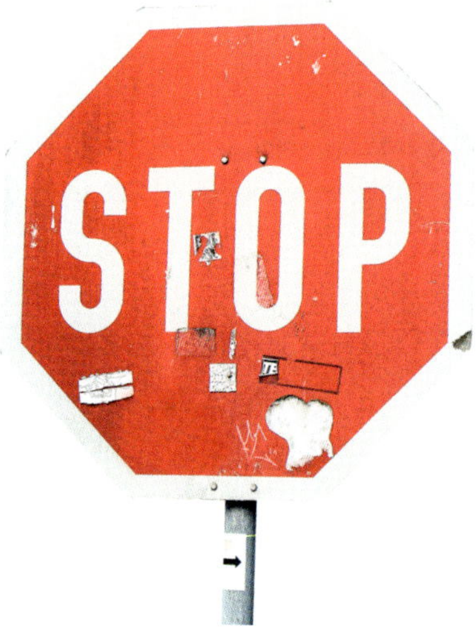

Der *Gedankenstopp* hat seinen Ursprung in der Verhaltenstherapie. Er wurde entwickelt, um Klienten die Unterbrechung von Grübeleien, belastender Gedanken und Glaubenssätzen zu ermöglichen. Die unerwünschte Grübelei oder auch ein angstmachender Gedanke wird gestoppt durch Unterbrechen des Gedankengangs und führt durch Übung und Wiederholung auch zu einer Veränderung der Häufigkeit und Stärke durch diese Intervention.

Will man dem oder den Klienten diese Intervention näherbringen, ist es sinnvoll, diese in der Praxis oder im Unterricht einzuüben. Dieses Üben geschieht so lange, bis der oder die Klient/en eigenständig in der Lage ist/sind, seine/ihre Gedanken zu unterbrechen.

Wir kennen dieses Gedankenkarussell nur allzu gut aus der Yogapraxis. Oft nennen wir es den *Affengeist* (oder *Monkey Mind*). Gerade in *Shavasana*, Meditation oder ruhigen Sequenzen, wie z. B. im Yin-Yoga, ist dieser häufig äußerst präsent.

35.1 Umsetzung

Zuerst wird der Klient gebeten, sich den für ihn dysfunktionalen (unnützen) Gedanken zu holen. Daraufhin wird ein Stoppschild aus dem Straßenverkehr visualisiert und laut, oder später nur noch in Gedanken, *stopp* gesagt. Um dem Gesagten die nötige Energie zu verleihen, ist es wichtig, dieses Stoppsignal sehr bestimmt und eindringlich zu formulieren.

Weiterhin sollte dies auch körperlich unterstützt werden durch einen energischen körperlichen Ruck, so, als wollte man sehr energisch (energiereich) etwas oder jemand zu einem Stopp bewegen. Durch dieses energische Stopp-Rufen unterbrechen wir den für uns dysfunktionalen Gedanken. Um zu verhindern, dass der Gedanke nach dem Stopp sofort wieder auftaucht, sollten wir uns bewusst und ruckartig anderem zuwenden.

Wichtig ist, dass diese Technik ebenso trainiert werden muss wie andere Fähigkeiten, um ihren vollen Nutzen für den Klienten zu zeigen, also üben!

Tipp

Diese Intervention lässt sich gut auf der körperlichen Ebene unterstützen. Direkt nach dem Stopp Verspannungen lösen (z. B. durch progressive Muskelrelaxation), eine aufrechte Haltung einnehmen oder ein tiefes Ein- und Ausatmen kann hier unterstützend wirken. Auch die Konzentration auf etwas Schönes und Entspannendes, etwas Lustiges oder auch der sichere Ort (Kap. 15) kann hier hilfreich sein, um den Gedankenstopp zu unterstützen.

Für manche Menschen kann es sinnvoll sein, mit einem Gummi am Handgelenk, der einen leichten Schmerz beim Loslassen auslöst, den Stopp noch zu verstärken. Auch eine scharfe Chillischote oder Ähnliches ist denkbar. Des Weiteren ist es sinnvoll, den Gedankenstopp immer wieder in Sitzungen oder Yogastunden mit dem Klienten einzubauen, um ihm das Einüben zu erleichtern. Diese Interventionsmethode lässt sich auch gut mit Gruppen einüben.

Notwendige Materialien: Kissen, bequemer Sessel, Yogamatte oder Ähnliches, um eine bequeme, entspannte Haltung einnehmen zu können.

Zeitaufwand: 15-30 Minuten. Nach dem Einüben weiteres Üben zu Hause, bis es für den Klienten gut funktioniert.

Setting: Einzel- und Gruppensetting.

36 Affirmationen und Afformationen

36.1 Affirmationen

Der Begriff kommt aus dem Lateinischen und bedeutet „bejahen, beglaubigen".

Affirmationen sind kurze, prägnante, positive Formulierungen, die ein erwünschtes Ziel hervorrufen sollen. In der Gruppe der Suggestionen gehören sie zur Untergruppe der Autosuggestionen. Hier können beispielsweise die im ABC-Schema erarbeiteten Zielsätze eingesetzt werden. Durch Wiederholungen können sie zu neuen Glaubenssätzen werden.

Beim Erstellen einer Affirmation ist es als Erstes wichtig, ein Ziel zu formulieren. In der Folge geht es nun an die Formulierung.

Hier einige Tipps:

- Positiv formulieren.
- Konkret und messbar formulieren.
- Individuell für den Klienten passend.
- Keine Verneinungen.

- Keine negativen oder belastenden Bilder verwenden.
- Kein Konditional (würde, hätte, sollte, könnte etc.).
- Kein: „Ich will", besser: „Ich bin".
- Einen Wunsch kurz und prägnant formulieren.
- Möglichst mit: „Ich bin" oder: „Ich habe" beginnen.
- Mindestens 30 Tage zweimal täglich 10-mal wiederholen, um Effekte zu stabilisieren (je länger, desto besser).

Für die Wirksamkeit der Affirmation ist es sehr wichtig, dass sie uns emotional berührt, bestenfalls mit einem sehr positiven Gefühl.

Ein Mantra kann ebenfalls eine Art der Affirmation darstellen.

Tipp

Wir kennen im Yoga das *Sankalpa*, dies bedeutet übersetzt Wille, Absicht, Entschluss. Ein *Sankalpa* ist ebenfalls eine Affirmation und lässt sich wunderbar in den Yogaunterricht, z. B. auch zu bestimmten Themen, einbauen!

Notwendige Materialien: Es ist sinnvoll, die erarbeitete Affirmation auf eine Karteikarte zu schreiben oder im Handy abzuspeichern, um den Satz auch genau und immer gleich wiederholen zu können.

Zeitaufwand: Die Erarbeitung ohne ABC-Schema 15-30 Minuten, dazu zum Einüben als Hausaufgabe ca. 30 Tage je zweimal täglich.

Setting: Einzel- und Gruppensetting (z. B. als Verstärker bei Asanas, Meditation etc.).

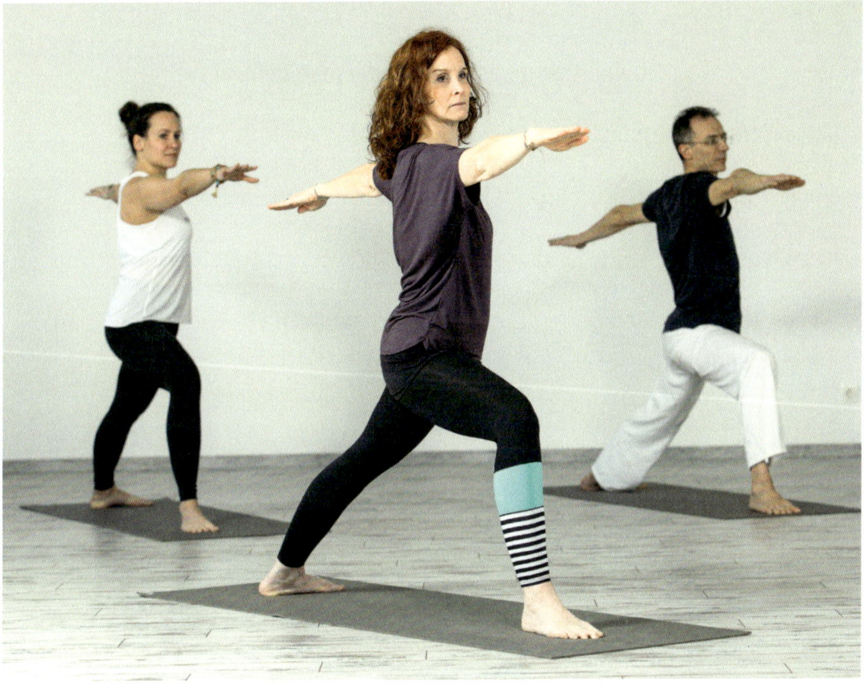

36.2 Afformationen

Afformationen sind im Gegensatz zu Affirmationen in Frageform gestellt. Man stellt sich selbst eine positiv gestellte Frage in Warum-Form, beispielsweise: „Warum schaffe ich das jetzt?" oder: „Warum bin ich ein wertvoller Mensch?"

Mit dieser Frageform fordert man den eigenen Verstand zu einer positiven, lösungsorientierten Antwort heraus. Unser Gehirn geht sozusagen automatisch und unwillkürlich auf die Suche nach Antworten. Dieser automatisierte Prozess funktioniert in die positive wie auch in die negative Richtung. Das heißt, die Frage beeinflusst die Antwort entscheidend.

Negativbeispiele wären:

„Warum immer ich?"

„Warum liebt mich keiner?" etc.

Die positive Variante bietet als Afformation einen Weg der positiven Selbstprogrammierung.

Hier einige Tipps:

- Gezielt die Frage in die Richtung stellen, in die man denken will.
- Mit „Warum?" beginnen.
- Sollten Widerstände auftauchen, die Fragestellung überprüfen.
- Die Fragestellung muss für den Fragenden passen, nicht für den Therapeuten.
- Mindestens 30 Tage zweimal täglich wiederholen, um Effekte zu stabilisieren (je länger, desto besser).

Beispiele:

- „Warum schaffe ich das jetzt?"
- „Warum werde ich eine gute Arbeit abgeben?"
- „Warum bin ich glücklich?"
- „Warum finde ich eine Lösung für mein Problem?"
- „Warum bin ich ein wertvoller Mensch?"

Notwendige Materialien: Es ist sinnvoll, die erarbeitete Fragestellung auf eine Karteikarte zu schreiben oder im Handy abzuspeichern, um diese auch genau und immer gleich stellen zu können.

Zeitaufwand: Das Herausarbeiten der richtigen Frage ca. 15 Minuten, dazu zum Einüben als Hausaufgabe ca. 30 Tage je zweimal täglich.

Setting: Einzel- und Gruppensetting (z. B. als Verstärker bei Asanas, Meditation etc.).

37

The Work

„Die Welt ist nichts anderes als meine Wahrnehmung von ihr. Ich sehe nur durch mich selbst. Ich höre nur durch den Filter meiner eigenen Geschichte."
– Byron Katie

37.1 Glaube nicht alles, was du denkst!

Unsere Welt ist geprägt von (alten) Glaubenssätzen und Denkstrukturen, die bisweilen wenig hilfreich sind. Unser Gehirn gestaltet unsere Realität. Das bedeutet, dass unser Gehirn auch Erlebnisse und Erkenntnisse „umarbeitet" und verändert. Dies ist kein bewusster Prozess, lässt es uns doch glauben, dass das, was wir denken, der Realität entspricht.

In der Yogaphilosophie gehen wir davon aus, dass Glück die Abwesenheit von Leid bedeutet. Doch leiden wir zum großen Teil tatsächlich aufgrund unserer Gedanken. Denn Gedanken lösen Gefühle in uns aus, die uns oft leiden lassen. Dieses gefühlte Leid löst weitere (negative) Gedanken aus, ein Kreislauf entsteht.

Bei *The Work* geht es genau darum: die Gedanken zu identifizieren und schließlich auch zu hinterfragen, die uns leiden lassen.

Byron Katie entdeckte ihre Methode eher zufällig. Sie selbst litt unter schweren Depressionen, bis sie eine, ihr Leben vollkommen verändernde, Einsicht hatte. Katie stellte fest, dass ihre Leiden daher kamen, weil sie ihren Gedanken Glauben schenkte. Daraus entstand die Erkenntnis, dass wir nicht glücklich sein können, weil wir dem Irrtum unterliegen, zu versuchen, die Welt verändern zu wollen. Nämlich so, wie wir sie, gemäß unseren Gedanken, gerne hätten (das kennen wir auch aus den alten yogischen Weisheitstexten). Hinterfragen wir jedoch unsere Gedanken, so können wir diese verändern und hierdurch Glück und Zufriedenheit finden.

Doch wie kann das funktionieren?

Byron Katie entwickelte vier einfache Sätze, mit denen wir unsere Gedanken überprüfen können:

1. Ist das wahr?
2. Kannst du mit absoluter Sicherheit wissen, dass das wahr ist?
3. Wie reagierst du (was passiert in dir), wenn du diesen Gedanken glaubst?
4. Wer wärst du ohne den Gedanken?

Byron Katie unterstützt die dritte Frage meist durch weiteres Nachfragen, wie beispielsweise:

- Beschreibe die körperlichen Empfindungen, die auftauchen, wenn du diese Gedanken hast.
- Wie behandelst du dich und andere Personen, wenn du diesen Gedanken hast?

The Work wird nicht als eine eigene Psychotherapierichtung verstanden, sondern als Ergänzung zu verschiedenen psychotherapeutischen Methoden und kann unabhängig von anderen Methoden (auch zur Selbstüberprüfung) angewandt werden. Sie wird als Methode zur Selbst- bzw. Gedankenüberprüfung benutzt. Aus den einfachen Fragen kann die (subjektive) innere Wahrheit klarer nachvollzogen werden.

Nach den vier Fragen folgt die Umkehrung. Beispiel: Mein Partner liebt mich nicht. Eine Umkehrung könnte sein: Ich liebe meinen Partner. Oder: Ich liebe mich selbst nicht. Diese Umkehrungen können ein Schlüssel zu alten Glaubenssätzen und Denkmustern sein. In der REVT (Rational Emotive Verhaltenstherapie, ABC-Schema) kann sie wirkungsvoll in der Phase der Disputation eingesetzt werden, um dysfunktionale Glaubenssätze oder Bewertungen infrage zu stellen bzw. zu hinterfragen. Sie ist auch gut kombinierbar mit Reframing und lässt sich ebenso in Gruppen, z. B. im Rahmen der Meditation, einbringen.

Tipp

Selbsterfahrung: Nimm dir Zettel und Stift und notiere die vier Fragen. Suche dir einen störenden Gedanken und ergründe ihn anhand der vier Fragen.

Oder lade dir auf www.thework.org die deutsche Übersetzung des Arbeitsblatts herunter.

Notwendige Materialien: Eventuell Zettel und Stift.

Zeitaufwand: Unterschiedlich, je nach Konfliktfeld und Selbstreflexion der Klienten.

Setting: Einzel- und Gruppensetting, situationsabhängig.

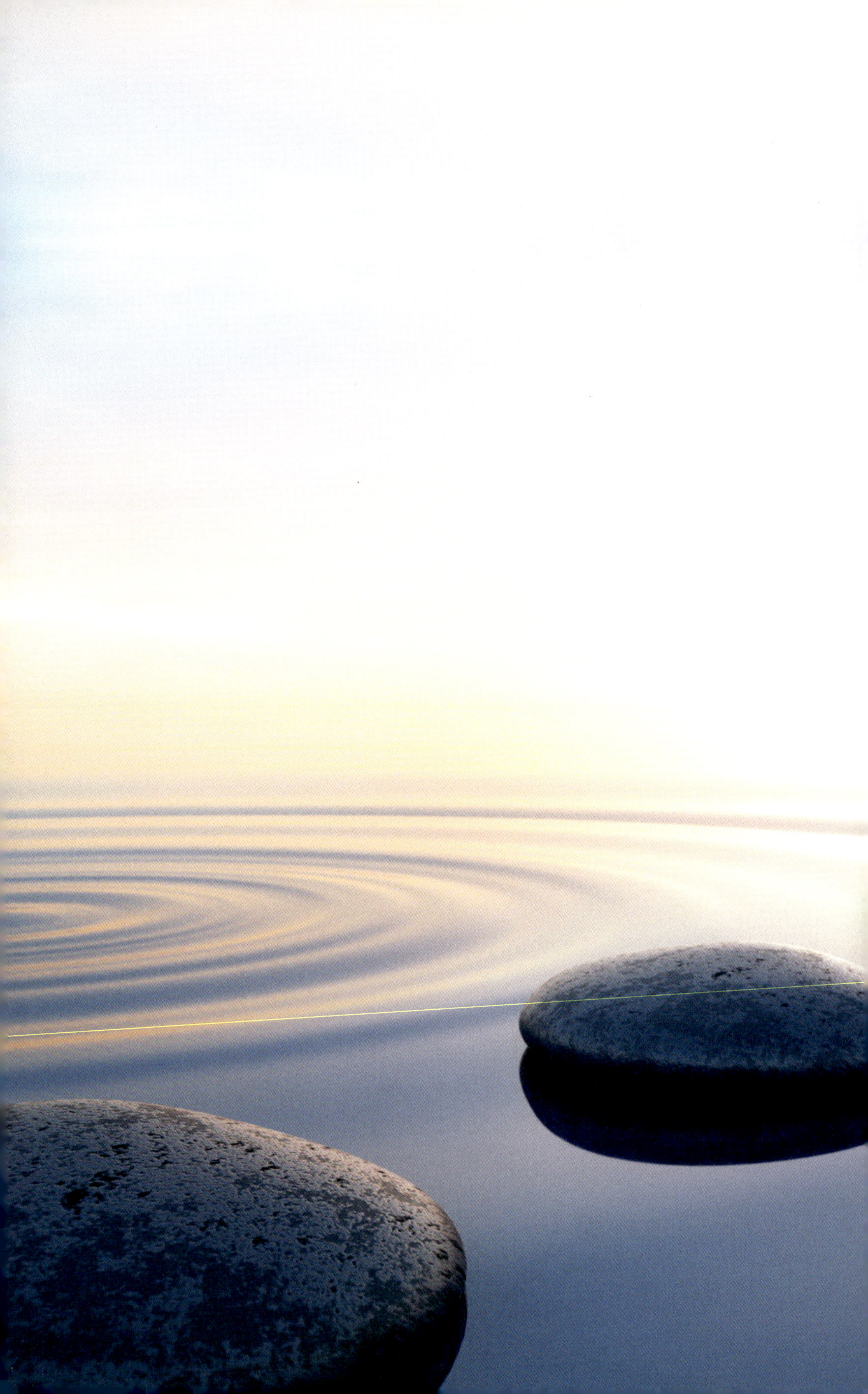

Teil G

Arbeit mit inneren Anteilen

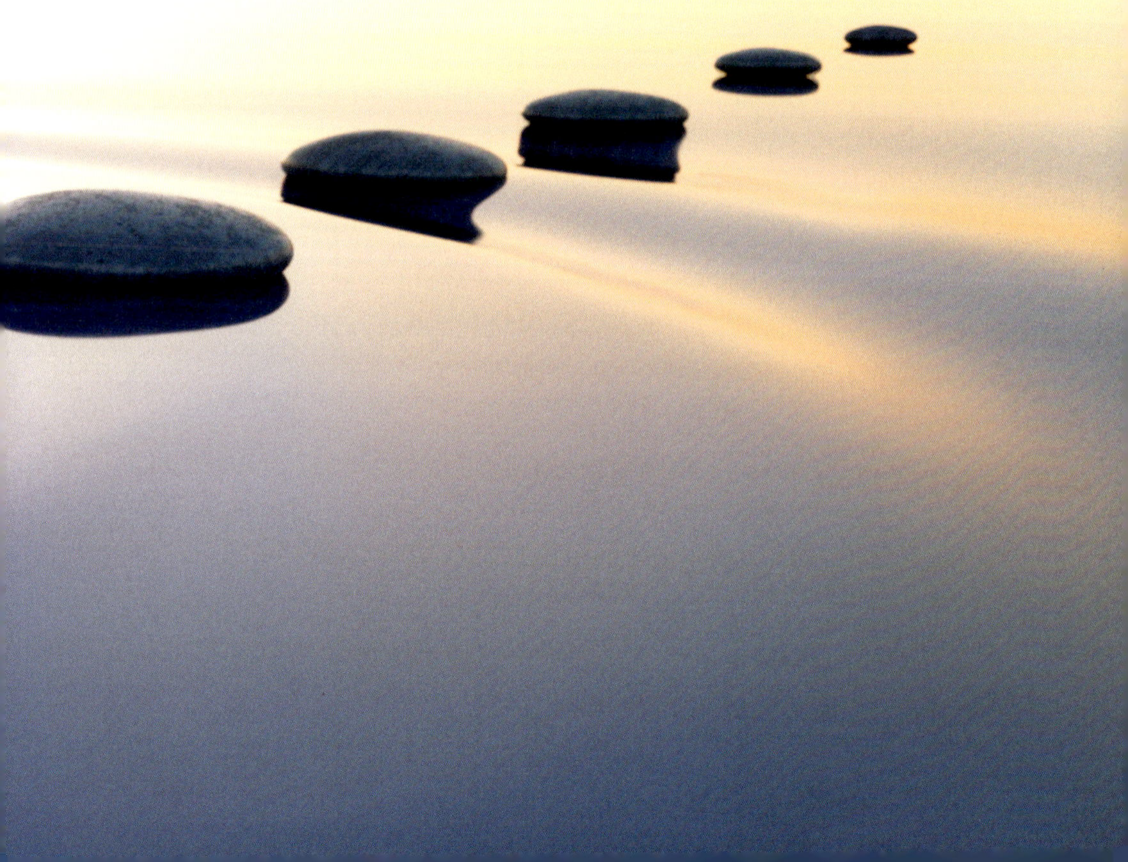

38

Der innere Kritiker

Das Konzept des inneren Kritikers ist in der inneren Teilearbeit und vielen anderen Therapieformen zu finden. Mit *inneren Teilen* zu arbeiten, heißt, diese zuerst einmal zu definieren.

Manche Menschen nehmen ihn schon bewusst wahr, andere hingegen müssen dafür in die Introspektion (Selbstbeobachtung) gehen. Jeder hat diesen inneren Kritiker in sich, natürlich auch wir als Coach/Yogalehrer. So kann unsere Arbeit an uns, auch für unsere Arbeit mit dem Klienten, äußerst gewinnbringend sein.

In der Arbeit mit inneren Anteilen ist der *innere Kritiker* nicht der Einzige, der sich gelegentlich in unserem Kopf meldet. Es gibt beispielsweise auch das *innere Kind*, die *inneren Eltern*, die *Ressourcen*, den *Realisten*, den *Träumer* etc.

Man kann ihn gut daran erkennen, dass er uns herunterzieht, überkritisch ist, Perfektionismus verlangt, an uns rummäkelt, uns kleinredet und uns dabei stört, Ziele zu erreichen und uns gut und wertvoll zu fühlen. Wir fühlen uns, wenn er in uns ausgelöst wurde, wie damals in der Kindheit: klein, hilflos, schwach, wertlos, schuldig und schämen uns möglicherweise. Er redet uns ein, dass wir so, wie wir sind, nicht okay sind und erschüttert unser Selbstwertgefühl.

Haben wir viele dieser Aussagen in unserer Kindheit und während unseres Heranwachsens erfahren, so ist die Wahrscheinlichkeit hoch, dass unser Selbstwertgefühl eher klein ausfällt, wir uns als nicht liebenswert und schlechter als alle anderen empfinden. Der innere Kritiker ist absolutistisch und vergleicht uns gerne, statt unsere Einzigartigkeit zu sehen.

Eine beispielhafte Möglichkeit der Differenzierung wäre, den Satzbau näher zu beleuchten. Sätze, die mit „Ich muss" „Ich soll" oder „Ich darf nicht" beginnen, deuten darauf hin, dass es unsere Bewältigung auf etwas Geschehenes ist. Diese nennt man auch *mussturbatorische Glaubenssätze.*

Andere wiederum sind eher in Form von Zitaten, die gerne wortwörtlich zu verstehen sind. Sätze wie diese zeichnen sich aus durch:

- „Das war mal wieder nix."
- „Kannst du ja sowieso nicht."
- „Wenn du was machst, ist es nichts Halbes und nichts Ganzes."
- „Du bist halt ein Versager."
- „Dich mag ja eh keiner."
- "Ohne Fleiß keinen Preis."
- „Wenn du so bist, hat dich keiner lieb."

Dies sind Beispiele für die Kategorie der negativen Selbstbewertung.

Eine weitere Form ist die des *Katastrophisierens,* also des Übertreibens negativer Folgen. Ein gutes Beispiel für eine Form des inneren Kritikers sind die inneren Antreiber aus der Transaktionsanalyse. Spannenderweise sind diese vorrangig in Leistungsgesellschaften zu finden und beschreiben ein übertriebenes Ausleben einzelner Eigenschaften.

Im Allgemeinen werden fünf Antreiber unterschieden:

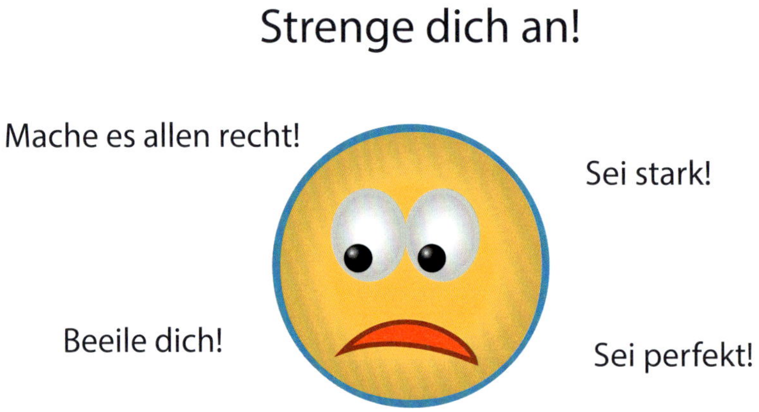
Strenge dich an!
Mache es allen recht!
Sei stark!
Beeile dich!
Sei perfekt!

Sie repräsentieren positive Eigenschaften, jedoch verlieren sie ihre positiven Eigenschaften durch das absolutistische, nicht kontextabhängige, starre, nicht auch an unseren Bedürfnissen orientierte Einfordern.

38.1 Woher kommt der innere Kritiker und wie ist er entstanden?

Der innere Kritiker entsteht in unseren ersten Lebensjahren. Er ist quasi wie eine Brille, durch die wir gesehen wurden. Mit dieser Brille des inneren Kritikers sehen wir nun uns selbst und auch andere, und bewerten diese. Als Kinder sind wir wie ein Schwamm und saugen alles auf, was unser Umfeld uns anbietet. So lernen wir, wie unsere Eltern, Großeltern, Erzieher, Tanten, Geschwister etc. mit der Umwelt umgehen und auf sie reagieren. Dies geschieht im positiven wie im negativen Sinn. Tief abgespeichert wird hier das, was an Emotionen gekoppelt ist.

Haben wir einen Fehler gemacht, nehmen wir die Kritik der Umwelt in uns auf: der innere Kritiker entsteht. Wir lernen also durch die verbalen und nonverbalen Reaktionen der anderen und passen unser Verhalten dem an. Machen wir nun beispielsweise die Erfahrung von Kritik, z. B. weil wir uns als Kind schmutzig gemacht haben, heißt das für mich formuliert als Glaubenssatz: „Ich darf mich nicht schmutzig machen." Dies ist unsere Bewältigung der Kritik, wir versuchen, nicht wieder kritisiert zu werden.

So urteilen wir über uns selbst, wenn wir gegen diese Regeln verstoßen, in Form des inneren Kritikers, der nun auf diese Art verinnerlicht ist. So sammelt sich im Verlauf der ersten Jahre ein Füllhorn an Zurechtweisungen, Kränkungen, Kleinredereien, Kritik, Schwarzseherei und Selbstwertvernichtendem an. Als Kind war dies alles nötig und half uns, die Kindheit durch Einhalten der Regeln möglichst gut zu überstehen. Man kann sagen, dass dies eine Art der Überlebensstrategie war. Jedoch im Verlaufe unseres Lebens werden sie dysfunktional.

Die Gebote und Verbote von damals hindern uns heute, unser Leben selbstbestimmt und frei zu leben. Wir sind nun erwachsen und könnten frei bestimmen.

Oft sind uns diese dysfunktionalen Glaubenssätze anfangs noch gar nicht bewusst, da wir sie ja bereits sehr früh in uns integriert haben.

38.2 Wie bringe ich ihn zum Schweigen?

Der innere Kritiker ist erlernt, also ist es auch möglich, ihn zu verlernen und/oder etwas Neues zu erlernen. Erster und wichtigster Schritt: ihn bewusst machen, wahrnehmen und benennen.

Der nächste Schritt kann sein, festzustellen, dass er nicht zu mir gehört, nicht schon immer da war. Daraus kann (muss aber nicht) die Suche entstehen, wo, wann und von wem er kommt. Wichtig ist es, den Glaubenssatz zu würdigen, denn damals in der Kindheit war er eine sehr wichtige Hilfe.

Dieser Glaubenssatz sollte aus unserer heutigen Perspektive darauf untersucht werden, ob er für uns noch funktional ist. Dieses Untersuchen ist auch insofern sinnvoll, da es auch vom Kritiker Geäußertes geben kann, dass wir auch heute noch als für uns dienlich erachten. Oftmals lassen sich die aufgenommenen Sätze Personen und Zeiten zuordnen.

Hier gilt es, als wichtige Unterscheidung festzustellen, dass es die Erwachsenen von damals sind, nicht die von heute. Vielleicht habe ich heute zu ihnen ein gutes Verhältnis, welches so nicht tangiert wird. Ist diese Zuordnung nicht möglich, hindert uns dies nicht, an ihnen weiterzuarbeiten.

Sind die Schritte der Bewusstheit, dass es den inneren Kritiker gibt, sowie die dysfunktionalen Sätze lokalisiert, haben wir die Möglichkeit, sie in unserem Alltag wahrzunehmen und mit ihnen funktional umzugehen.

Methoden

Eine gute Möglichkeit, mehr innere Freiheit zu gewinnen, ist, ihn zu entmachten. Dies kann mithilfe verschiedener Methoden geschehen.

38.3 Reziproke Hemmung

Die *reziproke Hemmung* besagt, dass man nicht zwei unterschiedliche und gegensätzliche Reaktionen gleichzeitig haben kann. In der Folge setzt sich die stärkere durch. Konkret für uns ergibt sich hieraus die Möglichkeit, den inneren Kritiker zu entmachten, indem man ihn lächerlich macht oder über ihn lacht.

Man kann hier als Beispiel auch gut mit Imaginationen arbeiten, indem man sich beispielsweise den inneren Kritiker als die beiden alten Herren aus der *Muppets Show* vorstellt, die mal wieder, von ihrem Balkon aus, einen (lustigen) Kommentar abgeben. Andere Möglichkeiten der Verwandlung, z. B. in lustige Figuren, eine Ente oder Ähnliches, sind unerschöpflich. Wichtig ist nur, dass sie lustig sind.

Kann ich über den Kritiker lachen, verliert er seine Macht und je öfter wir dies tun, desto mehr wird die neuronale Verbindung des Gesagten zu meinen alten Emotionen aufgeweicht.

Kleines Beispiel: Sandra hat ihren inneren Kritiker Karl-Heinz getauft, einen alten Griesgram, der ständig schlechte Laune hat. Indem sie Abstand gewonnen hat und bisweilen über ihn lachte, gelang es ihr immer besser, dessen Strategie zu durchschauen und aufzubrechen.

38.4 Imaginationen

Weitere imaginative Möglichkeiten sind, den Kritiker in einer Meditation oder Ähnlichem zu verbannen. Dies könnte beispielsweise der sichere Ort, der Mond, eine einsame Insel oder die Arktis sein. Meldet er sich zurück, wird er sofort wieder in sein Exil geschickt.

Tipp

Eignet sich hervorragend für die Arbeit in der Yogagruppe, z. B. in einer Entspannungseinheit, *Shavasana* oder Meditation.

38.5 Die Disney-Methode

Eine andere Möglichkeit ist die *Disney-Methode*. Gerade in Themenbereichen, in denen es um die Verwirklichung von Vorhaben, Plänen und Träumen geht, ist sie äußerst hilfreich.

Sie ist ausführlich in Kap. 41 beschrieben und stellt eine Form der Arbeit mit inneren Anteilen dar, die den inneren Kritiker mit anderen Teilen strukturiert in Kontakt bringt, um ihm nicht die Entscheidung über unsere Pläne zu überlassen, sondern andere Teile gleichberechtigt zu Wort kommen lässt.

38.6 Der Gedankenstopp

Der *Gedankenstopp* ist gerade am Anfang sehr wirkungsvoll. Wenn es darum geht, sich von seinem inneren Kritiker zu distanzieren, um wieder handlungsfähig zu werden. Beschrieben wird er ausführlich in Kap. 35.

Hinweis

Das angeleitete Üben lässt sich ebenfalls gut in die Arbeit mit Gruppen sowie in Yogastunden integrieren.

Tipp

Arbeite ich an meinem inneren Kritiker, weiß ich auch, wie ich anderen helfen kann. Erkenne ich ihn, kann ich Menschen helfen, ihn auch erstmals wahrzunehmen, zu hören und ihm einen Namen zu geben. Passend hierzu auch Kap. 22.

39

Mit inneren Anteilen arbeiten

Die *Ego-State* oder *innere Teilearbeit* basiert auf der Grundannahme, dass jeder von uns verschiedene Persönlichkeitsanteile in sich trägt. Das Ich wird hier als eine Vielzahl von Ich-Zuständen begriffen. Ein Mangel an Kooperation zwischen den einzelnen Ich-Zuständen und/oder zu starre Grenzen können zu Störungen bzw. Problemen führen. Ziel ist es, die Zusammenarbeit, den Austausch und die Kommunikation der einzelnen Teile zu verbessern.

Im Kontext der Beratung und des Coachings kann diese Arbeit sehr hilfreich sein, um mit inneren Konflikten im Außen arbeiten zu können. Gegeneinander wirkende innere Anteile, die oft als „gemischte Gefühle" wahrgenommen werden, können mit dieser Methode miteinander ins Gespräch kommen.

Ihr ursprünglicher Sinn kann in der Arbeit mit den Anteilen erkannt werden. Dies hilft, um als Ziel wieder zu einem harmonischeren, inneren Miteinander der Ego-States oder der Persönlichkeitsanteile zu kommen. Auch zur Entscheidungsfindung und um Selbstsabotage zu bearbeiten, ist diese Intervention sehr hilfreich.

Wir wollen hierbei gemeinsam mit dem Klienten erforschen, welche unterschiedlichen Persönlichkeitsanteile es zu einem bestimmten Thema gibt. Wie sie sich gegenseitig beeinflussen und wie der vorherrschende innere Konflikt lösbar ist.

Die hier beschriebene Methode stellt eine Mischung aus „Ego-State" und „innerer Teilearbeit" dar. Sie ist zugeschnitten auf den Coachingkontext und frei abwandelbar. Wir beschränken uns hier auf sechs Persönlichkeitsanteile. Das heißt, ein Teil stellt sozusagen den jetzigen Problemzustand des Klienten dar, seinen Ist-Zustand. Wir können ihn als Chefin, Chef, Boss oder einfach mit dem Vornamen des Klienten versehen.

Ein weiterer, festgelegter Anteil ist der der Ressourcen. Die restlichen vier Anteile ergeben sich aus der Arbeit mit dem Klienten. Es ist möglich, die Plätze der einzelnen Persönlichkeitsanteile durch sechs Stühle, Kissen oder Yogamatten zu ankern.

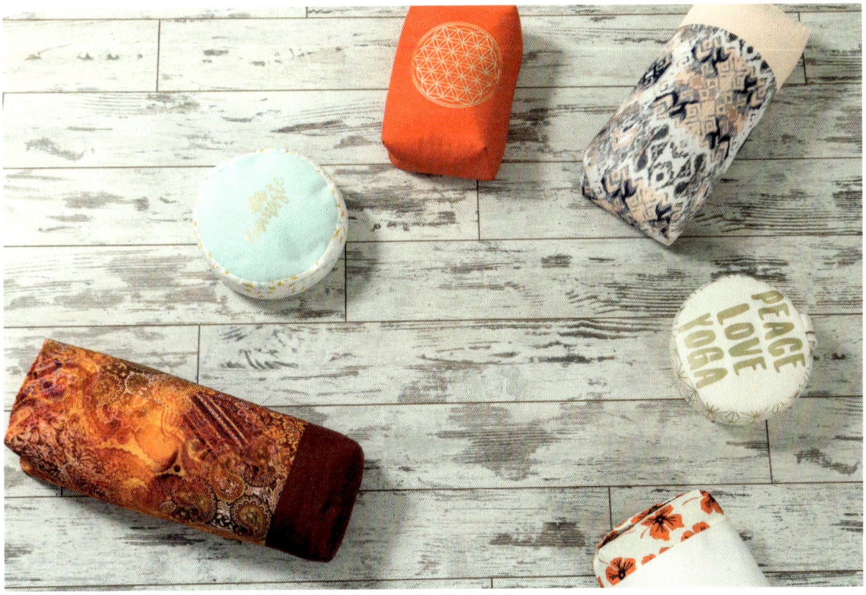

Ablauf

Teil 1: Thema klären

Das Thema zu klären, geschieht auf dem ersten Platz, den der Klient einnimmt. Dieser ist der Ist-Zustand, der Chef, Boss oder einfach der Vorname des Klienten.

Der Coach gibt eine kurze Erklärung der Arbeit mit inneren Anteilen.

Teil 2: Gefühle

Der Klient bleibt auf diesem ersten Platz, der seiner momentanen Problemsicht entspricht. Der Coach erfragt nun die Gefühle auf diesem Stuhl oder Platz und schreibt diese auf das vorgefertigte Arbeitsblatt. Ist dies beendet, wird das Blatt für diesen Platz auf den betreffenden Platz gelegt, da er für weitere Runden noch benötigt wird.

Der nächste Schritt ist der Platzwechsel mit Aufforderung des Coachs, einen Platz zu erkunden, der sich anders anfühlt als der vorherige. Auch hier werden wieder die Gefühle des Klienten auf dem Arbeitsblatt eingetragen. Wenn der Klient dies beendet hat, wird wieder das Blatt auf den Platz gelegt und zum nächsten gewechselt. Es geht hier erst einmal um die Sammlung beteiligter Gefühle am Thema. Es können sich im Verlauf des Prozesses noch weitere Gefühle melden oder diese ergänzt werden.

Der letzte feie Platz ist reserviert für die Ressourcen, die nach der gleichen Methode befragt werden. Es kann sinnvoll sein, eine Ressourcenarbeit zwischenzuschalten, falls der Klient hier Schwierigkeiten hat, diese zu spüren oder weiter mit diesem Anteil zu arbeiten.

Teil 3: Eigenschaften

In diesem Durchgang stellt sich der Klient vor den jeweiligen Platzhalter, während wir das Mitgeschriebene vorlesen. Der Klient wird daraufhin nach den Eigenschaften dieses Anteils befragt. Wie er ihn beschreiben würde, ihn sieht (wertschätzend). Der Klient wird des Weiteren aufgefordert, ihm einen Namen oder Titel und ein Alter zu geben. Dies wird mit allen sechs Anteilen durchgeführt.

Teil 4: Überblick verschaffen

Der Coach fasst anhand der Notizen auf den einzelnen Plätzen jeden Stuhl für den Klienten kurz zusammen, möglichst ohne eigene Bewertungen.

Danach wird der Klient nach seiner Einschätzung des hier Erlebten befragt.

Teil 5: Veränderung

Nun kann der Klient unter verschiedenen Möglichkeiten wählen. Vielen Klienten brennt etwas Bestimmtes, was sie tun wollen, unter den Nägeln. Sollte dies nicht der Fall sein, können wir Angebote machen. Es bietet sich beispielsweise an, die Plätze der Anteile zu verändern, die Stühle anders anzuordnen oder auch deren Abstände zu verändern. Des Weiteren können nun die einzelnen Anteile miteinander ins Gespräch kommen.

Indem der Klient einzelne Anteile aufsucht, sich auf diesen Platz setzt, sich in diesen einfühlt und mit anderen Anteilen ins Gespräch kommt, sozusagen seine Position kommuniziert. Nun kann der Klient den Platz des Anteils einnehmen, der angesprochen wurde und sich auf das Gesagte beziehend antworten. Oft kristallisiert sich hier der Konflikt zweier oder mehrerer Anteile heraus, der hier ausgetragen werden kann.

Manchmal ist es im Konfliktgeschehen hilfreich, dem Klienten das Angebot zu machen, den Platz des Chefs einzunehmen, der moderieren, oder auch die Situation bewerten und steuern kann. Dies ist gerade auch dann wertvoll, wenn die Emotionen hochgefahren sind oder der Streit sich festfährt. Ebenfalls möglich ist das bewusste Miteinbeziehen der Ressourcen in diese Situation. Manchmal gibt es einen Anteil, der Unterstützung benötigt.

Dies kann durchaus über mehrere Sitzungen gehen. Der Coach bemerkt das Auflösen des inneren Konflikts daran, dass „Ruhe" einkehrt, die „innere Zerrissenheit" sich aufgelöst hat. Hier ist es wichtig, den Klienten danach zu befragen, wie er sich jetzt fühlt, was er aus dem Erlebten gerade mitnimmt und was das Erlebte für ihn in seinem Leben bedeutet. So ist es für den Klienten leichter, das Erfahrene in sein Leben zu integrieren und Lösungen zu gestalten.

Tipp

Dieses Tool lässt sich auch sehr gut mit der Arbeit am Systembrett (Brettaufstellung der einzelnen Teile) und/oder dem ABC-Schema (Herausarbeiten der Glaubenssätze, die einzelne Anteile haben) verbinden oder weiterführend ergänzen.

Notwendige Materialien: Vorbereitete Blätter für die einzelnen Anteile, etwas zu schreiben, ca. 5-6 Kissen, Stühle, Matten oder Ähnliches.

Zeitaufwand: Je nach Thema und Klient kann dies eine Sitzung über minimal 60 Minuten dauern. Es ist manchmal auch nützlich, die Blätter aufzuheben und ein Foto von der Aufstellung der inneren Anteile zu machen, um in weiteren Sitzungen damit und daran weiterzuarbeiten.

Setting: Einzelcoaching, Personal Training.

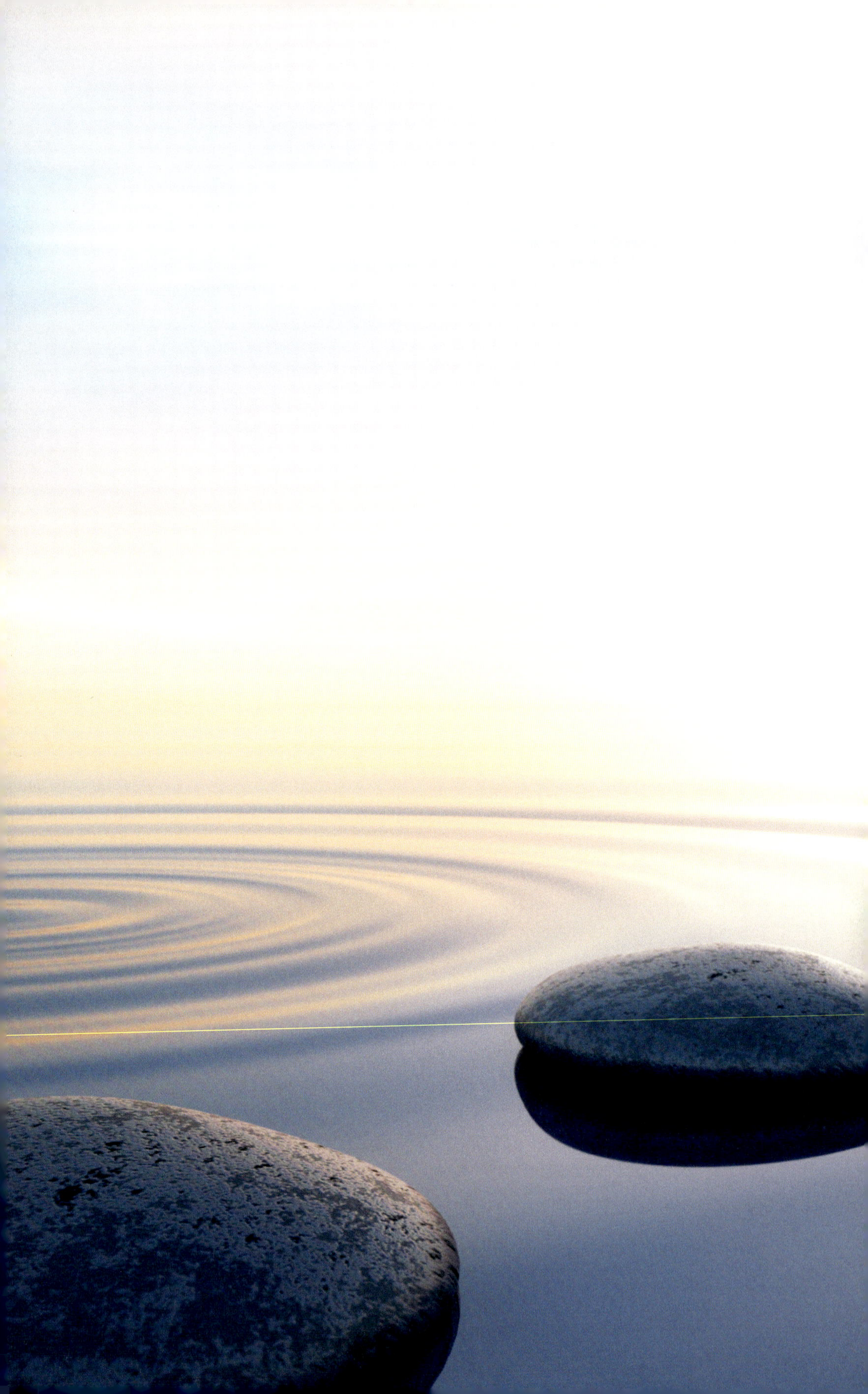

Teil H

Ankertechniken

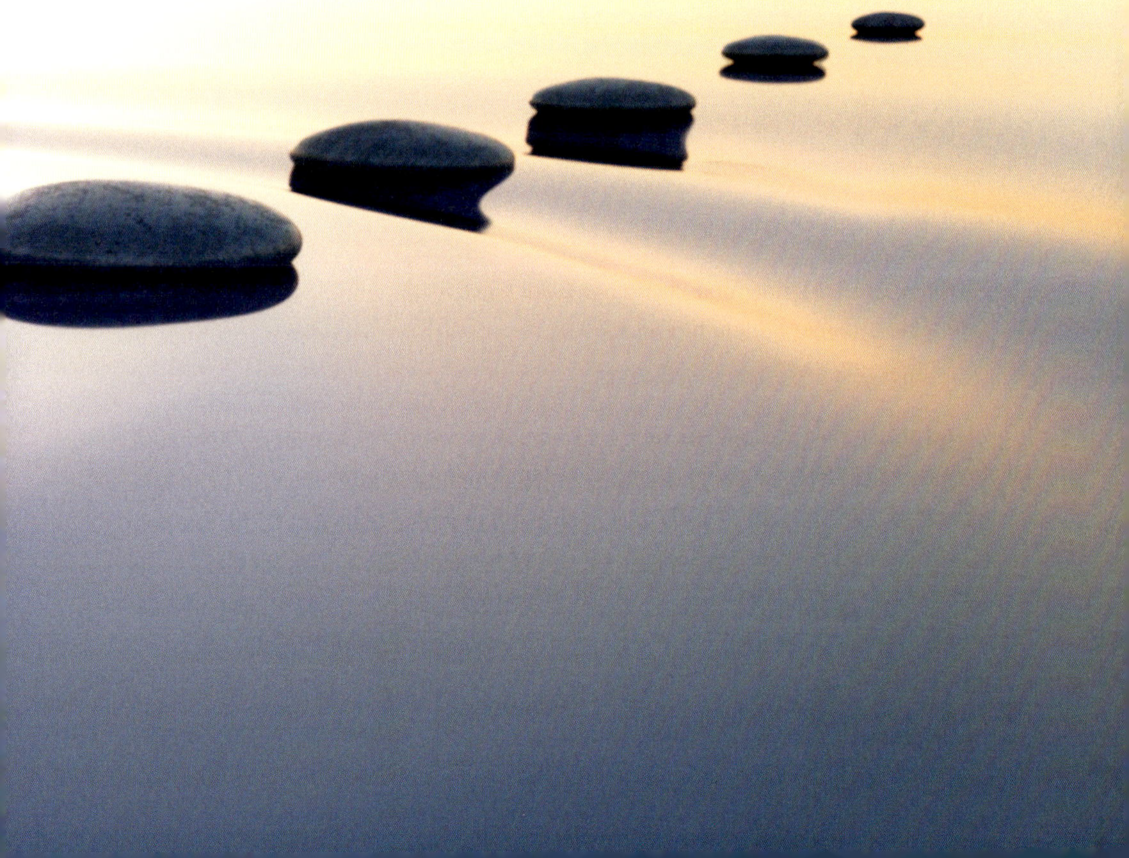

40

Ankertechniken

In unserem Leben spielen *Anker* eine wichtige Rolle. Sie nennen sich umgangssprachlich auch *Gewohnheiten*. Manchmal sind sie nützlich, manchmal aber auch für uns störend. Der Unterschied zur Technik des Ankerns ist, dass ihre Verankerung unbewusst geschieht.

Ankern stellt das bewusste Verbinden eines Reizes mit einer Reaktion dar. Diese daraus entstehende Repräsentation kann extern oder intern erzeugt werden.

Nun, was heißt das für unsere Arbeit genau?

Der russische Mediziner und Physiologe Iwan Pawlow hat, Anfang des 20. Jahrhunderts, bei seinem berühmten Konditionierungsversuch mit Hunden nichts anderes als die Technik des Ankerns eingesetzt.

Sein Versuch ging folgendermaßen: Er stellte einem Hund Futter vor die Schnauze, was Speichelfluss beim Hund auslöste. Der Speichelfluss wurde hingegen beim Klingeln einer Glocke nicht ausgelöst. Nun verband er einige Male das Futter mit dem Klang der Glocke. Und nach einiger Zeit reichte bereits der Klang der Glocke, um den Speichelfluss beim Hund anzuregen. Der Hund verband nun also den Klang der Glocke mit der Erwartung, dass es jetzt Futter gibt. Man nennt dies auch *klassische Konditionierung*.

Diese Effekte, die in unserem Alltag ständig unbewusst ablaufen, kann man bewusst einsetzen.

Ein Beispiel: Deine Yogamatte, das Bild von ihr, wenn du sie siehst, anfasst, all das löst in dir verschiedene Reaktionen aus. Du denkst vielleicht an die Entspannung beim Yoga, an den Raum, in dem du praktizierst, an bestimmte Asanas etc. So ist deine Yogamatte ein Anker, der ganz automatisch und unbewusst entsteht.

Oder du hörst gerne Mantras und diese lösen in dir etwas aus, auch wenn du vielleicht nur an sie denkst. Sandra nutzt die Ankertechnik in ihren Anfängerstunden über Musik. Zum Ankommen auf der Matte sowie zur Schlussentspannung läuft in den ersten Stunden immer das gleiche Musikstück. So wird das Musikstück mit der Information der Entspannung gekoppelt. Das Gehirn der Schüler reagiert dann zukünftig schneller, im Sinne von: Ah, diese Musik bedeutet Entspannung!

Es ist das Prinzip: „Neurons that fire together, wire together." Das bedeutet: Gehirnzellen, die gemeinsam auslösen, verbinden sich untereinander.

Jedoch können Anker auch verblassen, insofern, als dass die Verbindung zwischen Reiz und Reaktion bei längerem Nichtbenutzen schwächer wird. Dieser Effekt ist für einen Anker, den ich nur für diesen Moment einsetze, nicht entscheidend. Für Anker, die ich jedoch immer wieder benutzen möchte, allerdings schon. Das heißt, ich muss die Sache immer wieder auffrischen, was aber bei einem schon vorhandenen Anker sehr schnell und leicht geschieht.

Ein Anker kann über unsere fünf bekannten Sinneskanäle (**VAKOG**) installiert werden:

Visuell (sehen): durch Einsatz von Symbolen, Farben, Bildern, Orte, Gesten, Mimik etc.

Auditiv (hören): durch Geräusche (Polizeisirene = jeder weiß, wer da kommt), Musik, Signale, Worte etc.

Kinästethisch (fühlen): durch Bodenanker, bestimmte Positionen, Stuhlanker, bestimmte Berührungen (wie z. B. ein leichter Druck auf die Handballen oder Ähnliches) etc.

Olfaktorisch (riechen): Gerüche verschiedenster Art (Lebkuchen = Weihnachten).

Gustatorisch (schmecken): Gummibärchen lösen einen bestimmten Werbespot aus etc.

An dieser Stelle möchte ich dir zwei Arten von Ankertechniken näherbringen.

Die eine hat den Zweck, durch Wiederholung für unseren Klienten (oder auch uns), die hergestellte Verbindung jederzeit nutzbar zu machen. Hier wäre dies das Setzen eines Ankers in Verbindung mit beispielsweise dem sicheren Ort.

Die andere Art erfüllt ihren Zweck in dem Moment, in dem die Verbindung hergestellt wird, also in unserer Arbeit mit dem Klienten und nur für diesen Moment. Hier wäre das die Technik der Timeline mit Bodenankern und die Stuhlankerarbeit (Disney-Methode).

40.1 Kinästhetische Anker, um gewünschte Zustände abrufbar zu machen

Zuerst zum kinästhetischen Anker in Verbindung mit beispielsweise dem *sicheren Ort*. Diese Möglichkeit des Ankerns bietet sich überall da an, wo bestimmte Gefühle, Gedanken oder Zustände erzeugt werden. Damit wird folgendes Ziel verfolgt: ohne diese (Gefühle etc.) erst zu produzieren, sondern rein durch ein Drücken oder Berühren eines Körperteils können diese ausgelöst werden. Dies geschieht dann quasi automatisch, wie der Speichelfluss bei Pawlow, den der Hund auch ohne Futter, nur durch das Glockensignal, produziert.

Mögliche Einsatzgebiete sind hierfür progressive Muskelrelaxation, autogenes Training, Entspannungsübungen, o. Ä. Die Technik lässt sich in all diese Abläufe leicht einbauen, da diese nicht verändert werden müssen. Sie ist sowohl im Einzel- als auch im Gruppensetting einsetzbar.

Konkret sind für diese Art der Technik bestimmte Voraussetzungen wichtig, damit der Anker sich gut verankern kann.

Zunächst ist es wichtig, den für die oder den Klienten richtigen kinästhetischen Anker zu finden. Möglich ist hier alles Körperliche, beispielsweise ein leichter Druck mit dem Daumen auf den Handballen, die Zehen einziehen, bestimmte Muskeln anspannen, leicht am Ohrläppchen ziehen etc. Hierbei ist zu beachten, dass es möglichst körperliche Reize sein sollten, die nicht ständig unwillkürlich ausgelöst werden. Zum anderen werden die Reize jeweils nur leicht ausgeführt. Es ist hier nicht nötig, eine gewisse Intensität zu erreichen.

Ein weiterer wichtiger Punkt ist das Timing. Der Anker sollte in dem Moment gesetzt werden, sobald der zu ankernde Zustand am stärksten erlebt wird. Manche sagen auch kurz vorher, aber dies ist erst mit einiger Übung möglich, da man das „kurz zuvor" ja in der Regel erst einmal erkennen muss. Diese Intensität der Empfindung ist sehr wichtig, denn diese Intensität will ich ja später auslösen. Sie muss möglichst stark sein.

So, nun heißt es üben, üben, üben, denn die Verbindung muss durch die Wiederholungen hergestellt werden. Habe ich dies kontinuierlich, über einen längeren Zeitraum, eingeübt, kann ich sozusagen „auf Knopfdruck" den gewünschten Zustand erreichen. Bei längerer Pause muss ich erst wieder die Verknüpfung stärken.

Tipp

Im Yogasetting lassen sich Anker in unterschiedlichen Situationen einbauen, besonders in Entspannungs- und Meditationseinheiten ist dies sehr leicht möglich, aber auch über bestimmte Düfte, Musikstücke, Körperhaltungen etc.

Notwendige Materialien: Keine.

Zeitaufwand: Es empfiehlt sich einige Male, gemeinsam mit dem Klienten, den Ablauf einzuüben. So ist er in der Folge in der Lage, das wiederholte Einüben zu Hause fortzusetzen.

Setting: Einzel- und Gruppensetting.

40.2 Arbeit bei Konflikten und Entscheidungen mittels Timeline-Arbeit und Bodenankern

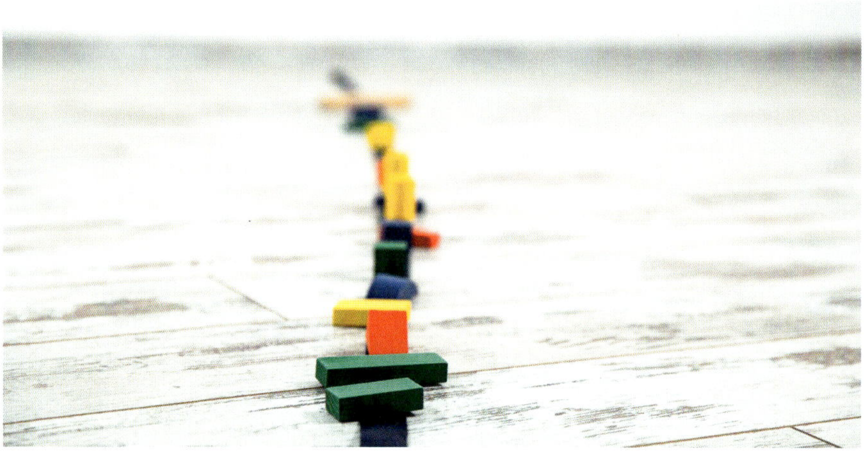

Die Arbeit mit räumlichen Ankern kann sehr hilfreich sein, damit sich Klienten besser in bestimmte Themen- oder Konfliktbereiche einfühlen können.

Hier werden zwei Interventionen miteinander gekoppelt. Zum einen der Anker, hier ein *Bodenanker,* auch *Raumanker* genannt, aus dem Bereich der kinästhetischen Anker. Zum anderen die *Timeline-Arbeit*. Das bedeutet, ich arbeite an einer Zeitlinie oder einem Zeitstrang, auf dem ich mich bewege, in unserem Fall in die Zukunft. Dies ist eine brauchbare Technik, wenn es um Themen in der Zukunft geht, um hier einfach einmal anderes auszuprobieren oder „vorzufühlen".

Es ist ein wenig, wie in die Kristallkugel zu schauen, in die Zukunft zu sehen. Durch das Hineinversetzen in die Zukunft kann ich im Hier und Heute mehr Klarheit für Entscheidungen, Lebensplanung oder auch Ziele erlangen. Der Klient hat die Wahl zwischen einer, zwei oder mehreren Zukunftsszenarien und kann sie imaginativ erfahren, also in seiner Vorstellung. Ist dies durch uns gut begleitet, kann dies eine sehr intensive Erfahrung für den Klienten sein.

Er kann mit seiner Persönlichkeit, seinen Werten, Gefühlen und Erwartungen erfahren, wie die vorher gemeinsam erarbeitete, mögliche Zukunft für ihn persönlich sein könnte. Das Tolle an diesem Tool ist, dass wir mit unseren Bewertungen außen vor sind. Es ist nur entscheidend, wie sich diese Zukunft für diesen Menschen heute anfühlt, nicht, wie wir seine Entscheidung bewerten.

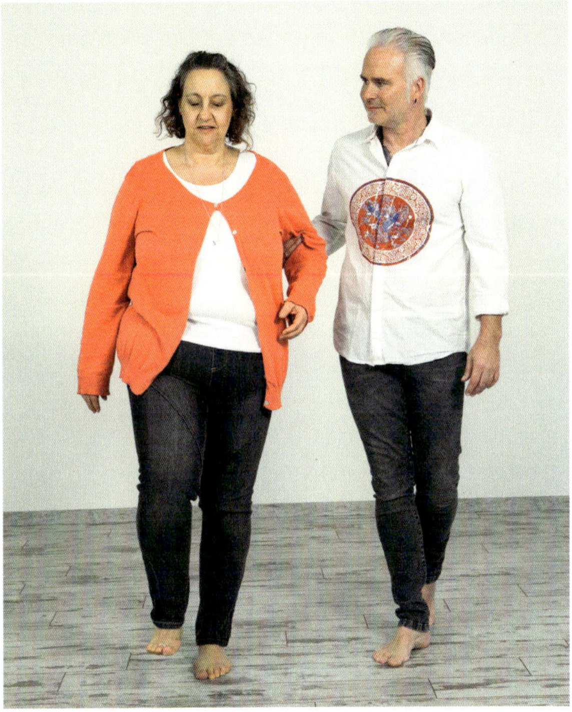

Ablauf

Der Coach/Yogalehrer beschriftet zunächst eine Papierkarte mit dem Thema (und ganz wichtig!) mit der Zeitangabe *Heute*.

Der Klient wird daraufhin gebeten, sich auf diese zu stellen (den Bodenanker).

Nun werden jeweils weitere Zettel für verschiedene Möglichkeiten oder Optionen beschriftet.

Der Klient wird befragt, welcher Zeitraum, in die Zukunft gedacht, für ihn wichtig wäre.

Meist sind es wenige Jahre oder auch Monate. Der Zeitrahmen hängt vom Thema des Klienten ab und ist mit ihm zu besprechen.

Nun werden die beiden Karten (Bodenanker) der Zukunftsszenarien in einem Abstand voneinander (ca. 2-3 Meter) und mit einem Abstand von ca. 2-3 Metern von unserem Startpunkt (Gegenwart), auf den Boden gelegt (die Abstände können natürlich an die räumlichen Verhältnisse angepasst werden). Das ist die sogenannte *Timeline*. So entsteht bei zwei möglichen Zukunftsszenarien ein Dreieck. Wenn längere Zeiträume in der Zukunft liegen, bietet es sich an, die Strecken vom Startpunkt im Hier und Jetzt hinein in die Zukunft entsprechend zu verlängern.

Der Klient wird nun aufgefordert, die Augen zu schließen (wenn dies für ihn möglich ist) und geschlossen zu halten, da dies ein für ihn intensiveres Erleben erzeugen kann.

Nun wird der Klient um Einverständnis gebeten, ihn berühren zu dürfen, um ihn am Arm in die Zukunft „1" zu führen.

Dort angekommen, fassen wir noch einmal diesen Ort zusammen. „Wir sind jetzt in ... Jahren/Monaten angekommen. Diese Veränderungen oder Entscheidungen hattest du vorgenommen. Wie ist es jetzt in dieser Zukunft? Wie fühlt es sich dort an?" Der Klient wird nun befragt (mögliche Fragen siehe unten). Der Klient verweilt in dieser Zukunft mit uns, solange er es benötigt, um eine für sich ausreichende Erfahrung zu machen.

Wichtigste Frage: „Was fühlst du hier?"

Danach wird der Klient rückwärts, ohne sich zu drehen, zum Bodenanker für die Gegenwart zurückgeführt. Die Augen sollten, wenn möglich, geschlossen bleiben. Hier angekommen, folgt das Gleiche für Bodenanker Nummer 2. Wir führen unseren Klienten zum Bodenanker und beschreiben diesen wieder. Also: „Wir sind jetzt in der Zukunft, in der es diese Veränderung gibt in ... Jahren." „Wie fühlt sich das an?" etc.

Sind alle Fragen gestellt und der Klient hat sich in Option 2 eingefühlt, wird er auch von hieraus, rückwärts, zurück in die Gegenwart gebracht.

Nach Ankunft ist es sehr wichtig, diese kleine Trance zu beenden. Dies geschieht, indem der Klient aufgefordert wird, seine Augen (wenn geschlossen) zu öffnen, tief durchzuatmen, sich einmal zu strecken. Anschließend heißen wir ihn im Hier und Jetzt willkommen. Mögliche Fragen für die Bodenanker in der Zukunft:

- „Wie fühlt es sich für dich in ... Jahren an? Es ist ...?"
- „Wie ist es für dich in dieser Zukunft?"
- „Was siehst, riechst, hörst, schmeckst du?" (VAKOG)
- „Wie ist dein Leben in dieser Zukunft?"

Diese und andere Fragen werden an beiden Zukunftsankern genau gleich gestellt. Wichtig ist, dass die Aufforderung zum Vergleich unsererseits erst nach Abschluss beider Optionen, in der Gegenwart, erfolgt. Oft kommt dies schon im Prozess vom Klienten, dann kann auch dies absolut konstruktiv für den Klienten sein.

Für den Klienten kann das Ergebnis sehr bestärkend sein. Es kann ihm Kraft geben, da sich das Ziel sehr positiv angefühlt hat. Es kann auch sein, dass der Klient Klarheit darüber erlangen konnte, was er nicht möchte. Möglich ist auch die Variante, dass wir eine Veränderungsenergie durch den Prozess freigesetzt haben, da er nun weiß, wie es sich anfühlt, in seinen bisherigen Mustern weiterzumachen.

Notwendige Materialien: Zettel oder Karteikarten, Marker für die Bodenanker. Es ist für uns nützlich, auf diese Zettel den Inhalt der Zukunft und die Zeit in der Zukunft zu schreiben. Beispielsweise in fünf Jahren: Ich arbeite immer noch in der Firma vs. In fünf Jahren habe ich mich selbstständig gemacht.

Zeitaufwand: 15-20 Minuten, es sollte noch genügend Zeit eingeplant werden, um das Erlebte nachzubereiten.

Setting: Einzelsituation, Personal Training.

41

Die Disney-Methode oder auch Disney-Strategie

Diese sehr gewinnbringende und in verschiedensten Kontexten einsetzbare Methode wird auf Walt Disney zurückgeführt. Später wurde sie von NLP wiederentdeckt und weiterentwickelt. Diese Methode eignet sich hervorragend, um Ideen zu entwickeln, Ziele zu verfolgen und zu realisieren, Kreativität zu fördern und dem eigenen inneren Kritiker etwas weniger Macht über das eigene Denken zu geben. So kann verhindert werden, dass man durch eigene Zweifel ausgebremst wird, oder aber sich realistische Einwände nicht wirklich Gehör verschaffen können.

Oft denken wir in Strukturen, die uns ausbremsen können. Wir haben vielleicht einen Traum und reagieren automatisch mit dem Kritiker, der uns ausbremst und wir dadurch stecken bleiben. So ist diese vorgegebene Struktur eine Hilfe, diesen Mechanismus zu unterbrechen. Des Weiteren eignet sie sich hervorragend, um Klarheit über eigene, im Konflikt miteinander stehende, innere Anteile zu gewinnen und Lösungen zu entwickeln.

Von der Disney-Methode gibt es viele Variationen, die man durchaus auch kombinieren kann. Ich werde im Folgenden eine mögliche Variante beschreiben. Die *Disney-Methode* ist einem Rollenspiel sehr ähnlich. Es werden hierzu drei Stühle (Stuhlanker) benötigt, die sich bestenfalls voneinander unterscheiden. Es ist auch möglich, drei verschiedene Bolster, Kissen oder Yogamatten zu verwenden.

Die Unterschiedlichkeit der Anker dient hierbei als erleichterndes Mittel für den Klienten. Es soll helfen, in die unterschiedlichen Rollen zu wechseln und sie einzunehmen. Diese drei unterschiedlichen Anker werden anschließend mit Rollen belegt.

Es sind Rollen, in die der Klient dann schlüpfen darf. Diese sind seine eigenen inneren Anteile, die zu dem vorher gemeinsam festgelegten Thema unterschiedliche Sichtweisen haben. Indem man das Innere nach außen holt, können diese Anteile strukturiert und gleichberechtigt zu Wort kommen.

Der Klient gewinnt einen Einblick in seine Innenwelt, gleichsam einen Überblick über die, vielleicht in Widerspruch stehenden, Meinungen und erhält so Informationen, die eine Lösungsfindung erleichtern können. Des Weiteren können diese inneren Anteile miteinander ins Gespräch kommen.

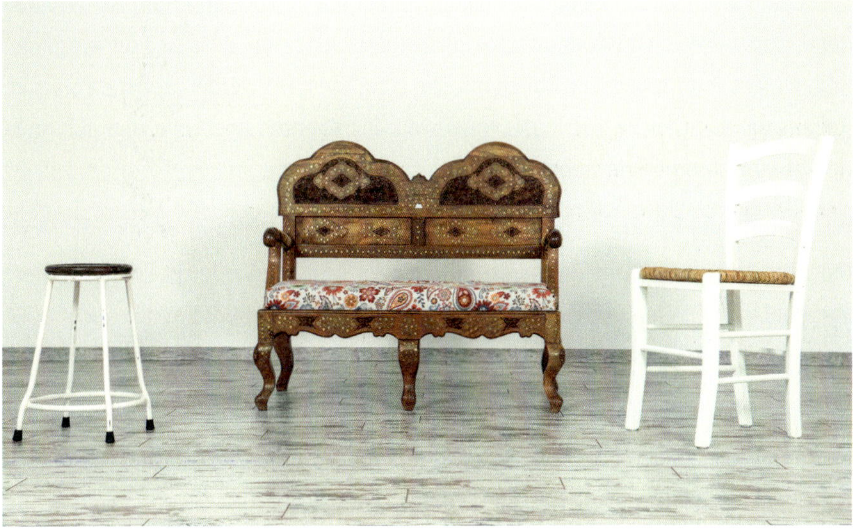

Zu den inneren Anteilen zählen folgende Elemente:

Der Träumer: Er liefert Ideen, hat Visionen. Alles ist möglich, ohne Grenzen des Realen darf fantasiert werden. Es gibt keine Probleme oder Risiken.

Der Realist: Er ist der Macher, Praktiker. Was muss ich machen? Was brauche ich?

Der Kritiker: Er sieht nur Probleme und kritisiert nicht die Ideen des Träumers. Er ist Fragensteller und auch Miesepeter.

Tipp

Es erleichtert die Arbeit, die Plätze mit Karten zu bestücken, auf denen die jeweiligen Namen der Anteile stehen. So kommt man nicht durcheinander und die Wechsel verlaufen flüssiger.

Bevor die Arbeit mit den inneren Anteilen beginnen kann, ist es sinnvoll, in einem Vorgespräch abzuklären, was genau das Problem ist und wie der Klient dieses wahrnimmt. Dies dient auch unserem Informationsgewinn und lässt spätere Vergleiche mit der Ursprungssituation zu. Wir können somit, im und nach dem Prozess, Veränderungen feststellen und reflektieren.

Nach dem Vorgespräch kann das Rollenspiel beginnen. Für den Erfolg ist entscheidend, dass wir, wie ein Moderator, peinlichst darauf achten, dass sich die einzelnen Rollen nicht vermischen. Die Rollen müssen „rein" gespielt werden, sonst passiert im Rollenspiel das Gleiche wie in der Innenwelt des Klienten und kann dadurch nicht den gewünschten Erfolg haben.

Wir bieten dem Klienten zuerst den Platz des Träumers an und geben ihm einen Moment Zeit, sich in seinen inneren Träumer einzufühlen. Vielleicht kommt zu dem vorgegebenen Thema direkt etwas vom Träumer, vielleicht benötigt der Klient auch Hilfestellung durch Fragen, die, direkt an die Rolle des Träumers gerichtet, zu dem vorher besprochenen Thema sein sollten.

Wenn der Klient fertig ist, wechselt er zum Platz des Realisten. Diese vorgegebene Reihenfolge ist sehr wichtig und sollte eingehalten werden!

Der Realist geht auf die Äußerungen der Traumrolle ein und erarbeitet einen Plan, um das Ziel umzusetzen. Er überlegt auch, welche Mittel für die Umsetzung benötigt werden. Hier kann es für den Klienten sinnvoll sein, dies auf einem Flipchart mitzuschreiben, um später zu sehen, was er davon bereits hat und welche Ressourcen er noch benötigt.

Anschließend sucht der Klient den Platz des Kritikers auf. Dieser konzentriert sich ausschließlich auf die Fehler und Schwachpunkte. Er ist kritisch, stellt alles infrage.

Nach den einzelnen Durchgängen ist es dann möglich, mit dem Klienten, aus einer Metaposition (also von außen ohne eine Rolle einzunehmen) über das Erlebte zu sprechen. Es kann sehr hilfreich für den Klienten und weitere Durchgänge sein, wenn seinerseits alle drei Anteile gesehen und bewertet werden.

Nun startet der zweite Durchgang wieder bei der Traumrolle. Diese erweitert nun den Traum insofern, dass die vorher gehörte Kritik eine Antwort erhält. Der Realist äußert daraufhin, was jetzt noch benötigt wird. Der Kritiker sagt, was noch bedacht werden muss und warum es schiefgehen wird. Woraufhin anschließend der Träumer seinen Traum wieder erweitert usw.

Es gibt auch Formen dieses Tools, in denen andere oder keine festgelegten Reihenfolgen eingehalten werden. Nach meiner persönlichen Erfahrung ist es jedoch ratsam, mindestens die ersten beiden Runden nach dieser festgelegten Reihenfolge durchzuführen. Danach ist es der situationsbezogene Ansatz, der uns leiten sollte.

Vielleicht benötigt der Klient keine weiteren Durchgänge. Oder Klient und Coach stellen fest, dass es sinnvoller wäre, erst einmal einen anderen der drei zu hören. Wichtigste Aufgabe des Coaches ist es, immer darauf zu achten, dass die einzelnen Rollen nicht verschwimmen bzw. sich vermischen. Der Träumer darf keinerlei Kritik üben und der Kritiker nicht realistisch sein etc.

Notwendige Materialien: Drei unterschiedliche Sitzgelegenheiten, wie z. B. Bolster, Sitzkissen, Yogamatten, Stühle etc. Des Weiteren Zettel oder Karteikarten und Stifte, um die drei Rollen zu markieren. Etwas zum Mitschreiben wie Flipchart o. Ä.

Zeitaufwand: Ca. eine Stunde.

Setting: Diese Intervention kann man auch abwandeln für die Gruppenarbeit. Dann wird in Teams gearbeitet. Die hier vorgestellte Variante eignet sich jedoch nur für Einzelsettings bzw. Personal Training.

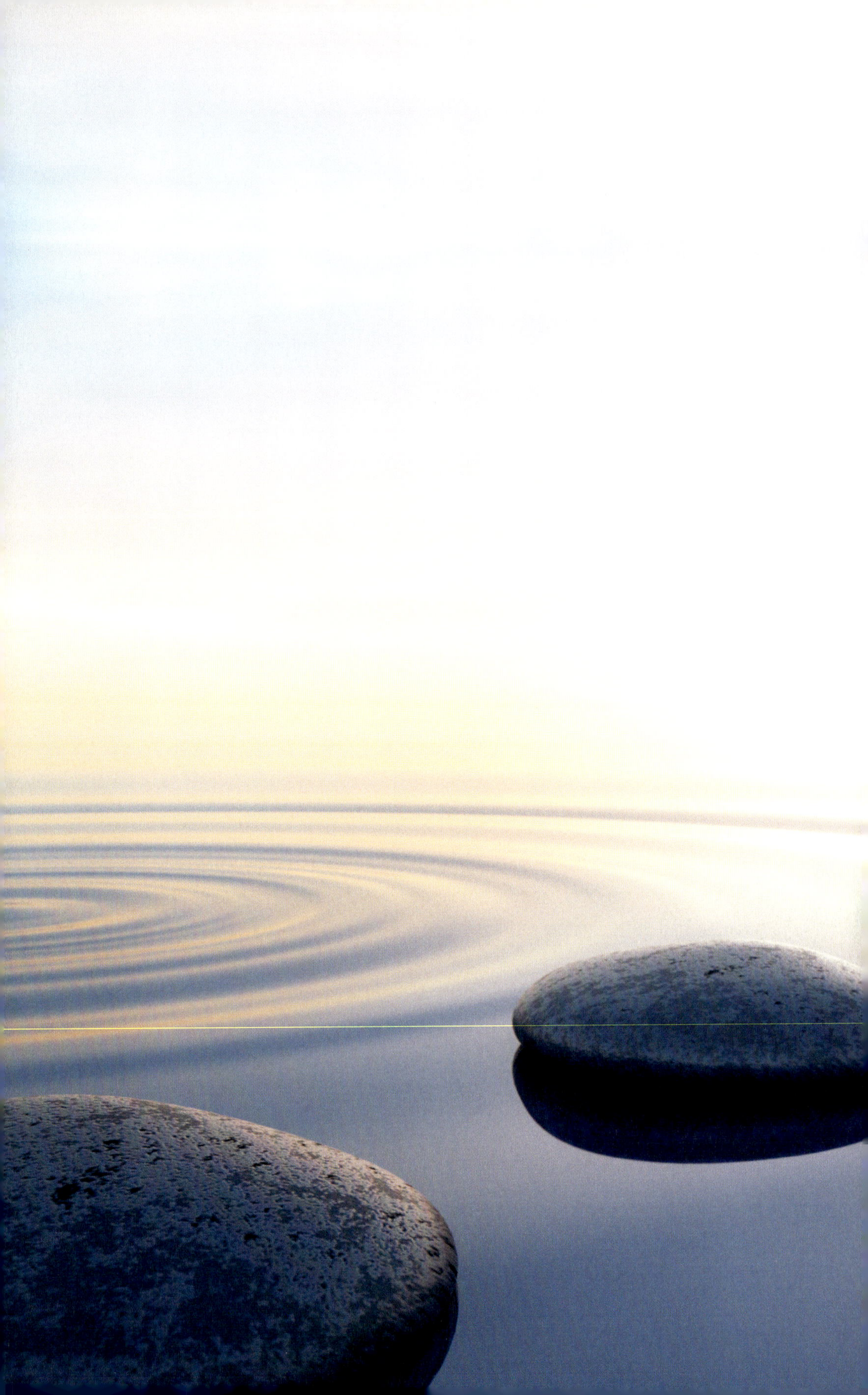

Teil I

EMDR

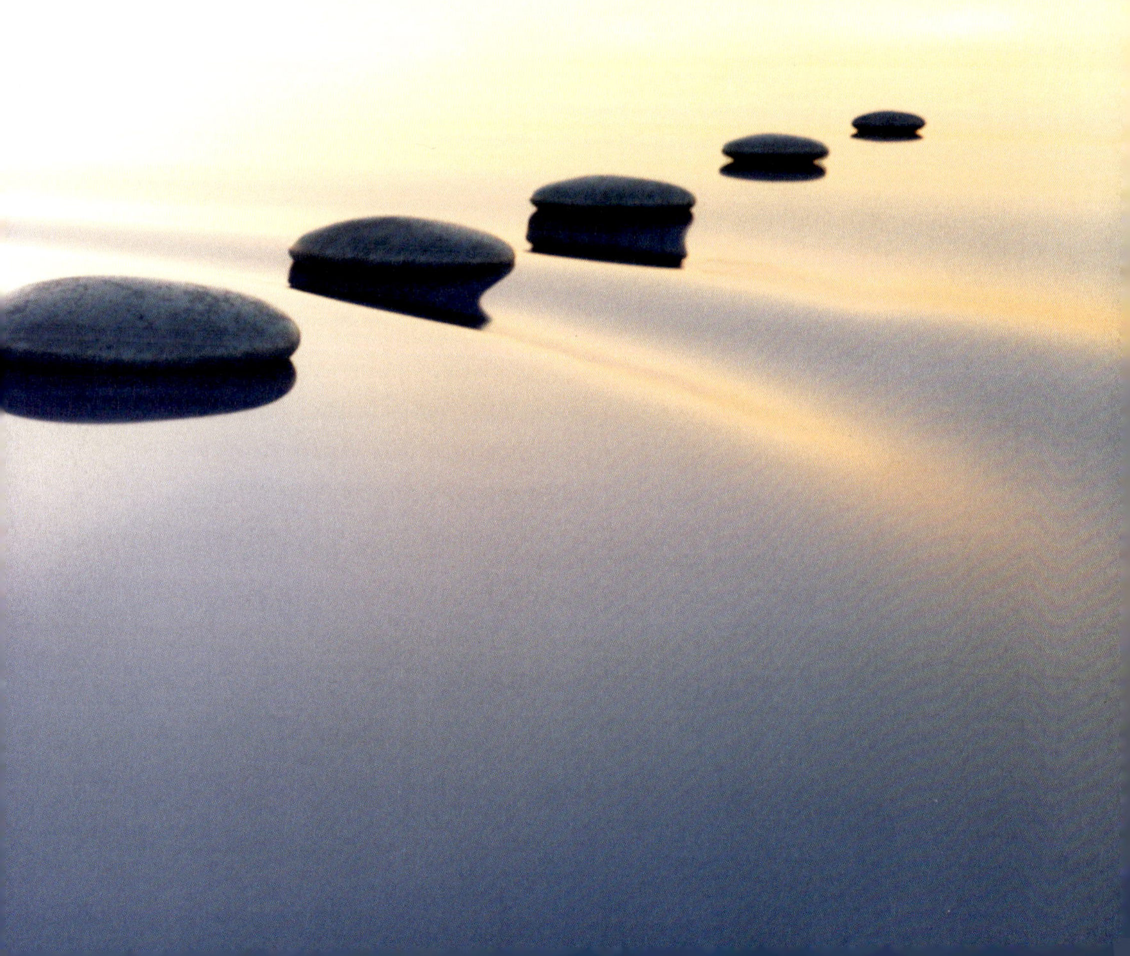

42

Die bilaterale Gehirnstimulation und EMDR

EMDR steht für **E***ye* **M***ovement* **D***esensitization and* **R***eprocessing* (auf Deutsch: Desensibilisierung und Wiederaufbearbeitung mittels Augenbewegungen).

Die Entdeckung zur Bearbeitung von Traumata, die später zu der von ihr gefundenen Therapieform EMDR führte, wurde der Psychologin Dr. Francine Shapiro (1998) im Jahr 1987 durch einen Zufall zuteil.

Heute ist EMDR eine etablierte Psychotherapiemethode, die vor allem im Bereich der Traumaverarbeitung zum Einsatz kommt. Aber auch in Coaching, Beratung und Selbstcoaching hat sie ihren Einzug gehalten. Hier kommt sie jedoch ausschließlich bei Themen ohne Krankheitswert zum Einsatz. Beispiele hierfür sind: Stressabbau, Auflösen von Konflikten im Alltag, Wiederherstellen eines emotionalen Gleichgewichts, Auflösen von blockierten Verarbeitungsprozessen, Lampenfieber, Entscheidungsdruck, erlebte Kränkungen oder anders gelagerte emotionale Verletzungen, und vieles mehr.

Warum EMDR wirkt, ist noch nicht endgültig geklärt. Zentrales Element sind die angeleiteten Augenbewegungen, *bilaterale Stimulation* genannt. Diese Augenbewegungen ähneln den Augenbewegungen, die wir alle während der REM-Phasen im Schlaf ausführen. Während dieser Phasen im Schlaf fangen die Augen an, sich ruckartig unter den geschlossenen Lidern hin und her zu bewegen.

In diesen Schlafphasen verarbeiten wir das Erlebte, jedoch reicht dieser Automatismus nicht immer aus, um aus Erlebtem eine verarbeitete Erinnerung zu machen. So könnte man sagen, EMDR ist die Erzeugung wacher REM-Phasen. Der Coach initiiert meist mehrere Sequenzen der Augenbewegungen, wobei eine Sequenz eine halbe bis eine Minute dauert.

Natürlich kannte man schon vor der Entdeckung von EMDR therapeutische Stimulationstechniken über Augenbewegungen, beispielsweise die pendelnde Taschenuhr bei der Hypnose. Die bilaterale Stimulation des Gehirns lässt sich aber auch auf anderen Wegen herbeiführen. Die Kreuzgänge in Klöstern, der Philosophenweg in Heidelberg, Gehmeditationen, oder einfach die persönliche Erfahrung, beim Gehen oder Radfahren gut nachdenken zu können, sind ebenfalls Möglichkeiten bilateraler Stimulation. Beim Gehen kommen die Beine abwechselnd zum Einsatz, was ebenfalls eine bilaterale Stimulation darstellt.

Auch die im Hatha-Yoga bekannte Atemübung *Anuloma Viloma*, auch *Nasen-Wechselatmung* genannt, sowie alle Übungen, die links- und rechtsseitig ausgeführt werden, sind Formen bilateraler Stimulation des Gehirns. Auch wechselseitige Töne, wechselseitiges Tippen auf das linke und rechte Bein, Schulter, Arme etc. sind mögliche Wege der Stimulation. Speziell beim Tippen besteht die Möglichkeit für den Klienten, dies selbst auszuführen. Diese Form der Stimulation wirkt auf beide Gehirnhälften ausgleichend und harmonisierend. Auch die Verarbeitung von Belastendem wird hier durch die wechselseitige Stimulation der Gehirnhälften angeregt.

Das Hemisphärenmodell des Gehirns teilt die Aufgaben unseres Denkapparats in zwei Hälften auf, die linke und rechte Hirnhälfte. So wird beispielsweise der linken Hirnhälfte Ratio, Logik, Denken, Analyse etc. zugesprochen. Der rechten Hirnhälfte hingegen werden Intuition, Kreativität, Symbole und Gefühle etc. zugeschrieben.

Heute wird dieses Modell als überholt angesehen, kann jedoch für uns und unsere Klienten ein guter Ansatz sein, um sich diese Technik anzueignen. Man könnte sagen, dass durch die wechselseitige Stimulation der Hirnhälften Verarbeitungsprozesse in Gang gebracht werden. Die beiden Hirnhälften können besser zusammenwirken, wenn sie wechselseitig stimuliert werden.

Um mit einem Klienten zu arbeiten, benötigt dieser eine gewisse Vorstellungskraft, sprich, die Fähigkeit zur Imagination. Des Weiteren sollte er einen Zugang zu seinen

Gefühlen haben. Für stark dissoziierende Klienten, die keinen Zugang zu ihren Gefühlen finden, aber auch für Klienten, für die die Arbeit mit bildhaften Vorstellungen schwierig ist, sind andere Interventionen hilfreicher.

Tipp

Vor der eigentlichen Arbeit mit dem Klienten kann es nützlich sein, sich Methoden als Coach angeeignet zu haben, um in der Lage zu sein, Klienten stabilisieren zu können, falls dies nötig ist. In Kap. 15 sind hierzu zwei Beispiele angeführt.

Bei dieser Methode konzentriert sich der Betroffene zunächst auf das Erlebnis oder den belastenden Kontext. Diese stellt er sich mit den zugehörigen Emotionen in einer Imagination vor. Wichtig ist nun eine zentrale Emotion, die mittels der Vorstellung ausgelöst wird, zu isolieren und sich auf sie zu fokussieren. Wir können so beispielsweise Situationen, die in der Zukunft stattfinden, vorwegnehmen und uns mit ihnen konfrontieren.

Unser Gehirn unterscheidet nur grob, ob wir etwas direkt erleben (in vivo) oder ob wir uns etwas vorstellen (in sensu). So können wir uns in der Vorstellung mit Erlebnissen konfrontieren, ohne es in der Wirklichkeit tun zu müssen. Dieses Phänomen ist beispielsweise bei Prüfungsängsten oder anderen, in der Zukunft stattfindenden Situationen, hilfreich. Dies, verbunden mit der wechselseitigen Stimulation, kann sehr wirksam sein.

Der Klient wird nun gebeten, in dieser Vorstellung mit den dazugehörigen Gefühlen zu bleiben und gleichzeitig nur mit den Augen unserem Finger zu folgen (der Kopf bleibt hierbei fixiert in Geradeausrichtung, nur die Augen bewegen sich hin und her). Dies verhilft gleichzeitig zur Blockadenlösung von negativen Emotionen, die unverarbeitet fixiert bleiben und durch den Prozess weiterverarbeitet werden können.

Tipp

Ein Set beinhaltet ca. 25-30 Augenbewegungen bzw. wechselseitige Stimulationen mit einer Dauer von ca. 30-50 Sekunden. Diese Sets können nach Bedarf mit kurzen Pausen drei- bis viermal pro Sitzung wiederholt werden. Mehr ist meist für den Klienten überfordernd, da es doch einiger Anstrengung bedarf.

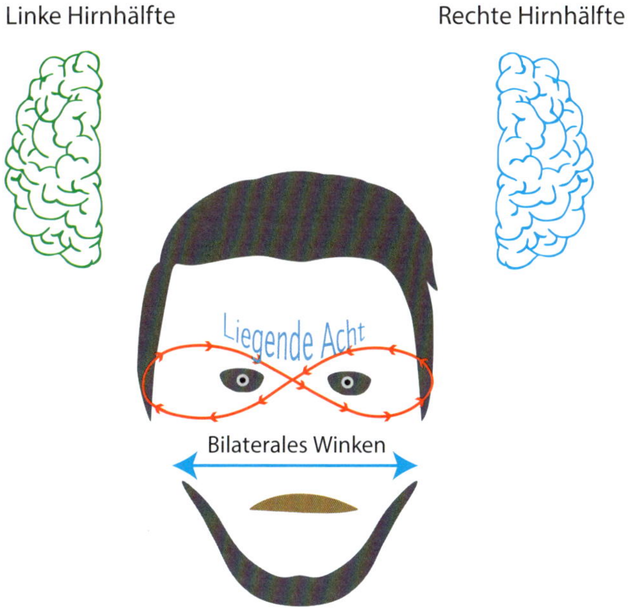

Nach einer solchen Sitzung sind verschiedenste Reaktionen bei Klienten feststellbar (lachen, Gefühle von Befreiung, Unbeschwertheit, starker Müdigkeit, Kopfschmerzen u. a.).

Das im Folgenden beschriebene Tool ist auf der Basis von EMDR entstanden und speziell für die Anwendung im Coachingbereich abgewandelt. Es gibt mittlerweile eine Vielzahl von Varianten der von Francine Shapiro ursprünglich entwickelten Methode. Dies stellt nur eine von vielen Möglichkeiten dar. Oft findet hierbei auch die Arbeit mit Glaubenssätzen statt. Der beschriebene Ablauf reduziert die Arbeit auf die Emotionsebene, kann jedoch auch mit Glaubenssätzen (siehe Kap. 34) sinnvoll erweitert werden.

42.1 Möglicher Ablauf der einzelnen Phasen

Erste Phase: Arbeitsauftrag und Vorbereitung

Hinweis

Wichtig ist auch, dass der Klient, falls er Brillenträger ist, diese absetzt. Der Rahmen und die Gläser schränken die Augenbewegungen ein, da der Klient nicht sein volles Sichtfeld zur Verfügung hat. Auch dies gilt es, auszuprobieren, da manche Klienten ohne Brille unsere Finger nicht richtig wahrnehmen können.

Zweite Phase: Ausgangssituation

Der Klient wird aufgefordert, sich das Belastende gedanklich vorzustellen. Diese Vorstellung sollte so fokussiert werden, dass ein starker emotionaler Reiz dabei auftritt. Hierbei ist es sehr hilfreich, sich mit dem Klienten auf die am stärksten empfundene Emotion, im Zusammenhang mit der Vorstellung, zu konzentrieren. Diese kann verstärkt werden, indem der Klient aufgefordert wird, seine Hand auf die Stelle des Körpers zu legen, an der er die Emotion im Körper verortet. Oft ist es für den Klienten hilfreich, dies bei geschlossenen Augen zu tun.

Der Klient wird aufgefordert, die Augen zu öffnen, sobald er das Gefühl hat, gut und stark in der Imagination angekommen zu ein und die dazugehörigen Emotionen möglichst stark zu spüren. Dieses Gefühl wird nun gelevelt. Damit ist gemeint, dass der Klient gefragt wird, wie stark er das negative Gefühl, auf einer Skala von 1 bis 10, wahrnimmt.

Hier gilt, sowohl zu wenig als auch zu viel ist für den Prozess nicht dienlich. Alles unter 3 wäre ein Hinweis auf zu schwache Empfindungen, alles über 8 hingegen ein Hinweis auf zu starke Empfindungen für den Prozess. Zu schwache Gefühlswahrnehmung könnte man beispielsweise durch Handauflegen auf die Körperregion verstärken. Zu starke Gefühlswahrnehmung, durch die Vorstellung, nur mit geöffneten Augen zu arbeiten, alles in schwarz-weiß-Bildern oder als Stummfilm zu sehen.

Dritte Phase: Bewinken oder alternative wechselseitige Stimulation

Der Klient wird nun aufgefordert, sich in die Vorstellung zu vertiefen. Er gibt uns das verabredete Zeichen, sobald er in der Visualisierung und den damit zusammenhängenden Emotionen gut angekommen ist und öffnet die Augen. Der Klient wird nun gebeten, in den Gefühlen und der Vorstellung zu bleiben und gleichzeitig den Fingern nur mit seinen Augen (der Kopf bleibt in Geradeausstellung und unbewegt) zu folgen. Dies sollten pro Set ca. 25-30 Bewegungen sein.

Wird ein anderer Weg der Stimulation gewählt, ist es u. U. auch möglich, dass der Klient die Augen geschlossen hält. Es empfiehlt sich, nach den einzelnen Sets eine kurze Pause zu machen, um so dem Klienten Zeit für eine kurze Erholung zu geben und neu zu leveln.

Das heißt, wir erfragen erneut, wie es dem Klienten geht, was er erlebt hat und bitten ihn, sich noch einmal in die Vorstellung zu begeben ohne wechselseitige Stimulation, und wieder auf einer Skala von 1 bis 10 die Stärke der negativen Emotion zu leveln.

Hierbei ist es nicht ungewöhnlich, wenn dieser Wert kurzfristig ansteigt, jedoch erst im Gesamtverlauf absinkt. Dem Klienten wird ein weiteres Set angeboten. Dieses wird, wie oben beschrieben, durchgeführt. Das lässt sich entweder so lange durchführen, bis die negative Emotion ein sehr niedriges Level erreicht hat oder ganz verschwunden ist. Dies bedarf je nach Thema und Klient einer, manchmal auch mehrerer Sitzungen.

Vierte Phase: Verfestigen und Abschluss

Haben wir den Prozess, je nach Verlauf, ein- bis viermal durchlaufen und der Klient gibt einen niedrigen Levelwert oder sogar einen Nullwert an, gilt es, diesen zu verfestigen. Es folgt eine kurze Sequenz der bilateralen Stimulation, um das Ergebnis zu verfestigen. Hier ist es wichtig, zwischen dem Anfangsbild und der Anfangssituation des Klienten zu unterscheiden.

Das Ausgangsbild der Visualisierung verändert sich beim Klienten meist im Prozess. In dieser Phase geht es um das Verfestigen des momentanen Bildes, das heißt, wir müssen den Klienten darauf hinweisen, dass er sich die Ausgangssituation, wie sie jetzt für ihn ist, nicht als Ausgangsbild vorstellen soll. Dies ist das visuelle Ergebnis. So wäre die Aufforderung, sich sein Anfangsbild vorzustellen, dysfunktional in dieser Phase. Dieses, sozusagen entwickelte Bild, das jetzt niedrige oder keine belastenden Emotionen auslöst, wird nun noch einmal kurz stimuliert. Man könnte auch sagen, das neue Bild wird eingewebt.

Nach dieser letzten Stimulationsphase ist es wichtig, gemeinsam mit dem Klienten, das Erlebte noch einmal Revue passieren zu lassen. Gerade der Effekt, von sich selbst zu hören, wie es ihm vorher erging und im Gegenzug jetzt geht, ist ein wichtiger Faktor für den Klienten. Sinnvolle Fragen sind hier:

- „Was hat sich verändert?"
- „Wie fühlt es sich jetzt an?"
- „Was benötigst du noch, um heute einen guten Abschluss zu finden?"

Es ist wichtig, dass wir uns die Veränderung noch einmal genau beschreiben lassen. So wird sie im Klienten stabilisiert. Außerdem ist es für uns ein Informationsgewinn, wie es ihm momentan geht und ob er in einem ausgeglichenen Zustand entlassen werden kann.

Oft fühlen sich Klienten in dieser Phase erleichtert. Es gilt, ihn über die Nachwirkungen, die doch recht individuell ausfallen können, aufzuklären (energiegeladen, Gefühle von Befreiung, Unbeschwertheit, starker Müdigkeit, Kopfschmerzen u. a.).

Des Weiteren gilt es, den Klienten aufzuklären, dass der Prozess weiterläuft, sich sein bearbeitetes Thema in seiner Wahrnehmung verändern kann und dies zum Prozess gehört.

Tipp

Für manche Klienten ist die Augenbewegung nicht die passende Intervention. Manchmal wird auch unser körperliches Näherkommen, um bewinken zu können, als unangenehm empfunden. Alternativ zu den Handbewegungen kann der Coach Töne oder Musik einsetzen, die abwechselnd in den Ohren zu hören sind. Wechselseitige Berührungen beziehungsweise bilaterale Stimulation durch Klopfen oder Taps sind ebenfalls möglich. Dies kann der Klient auch selbst ausführen, indem er sich wechselseitig auf die Oberschenkel, Schultern oder Ellbogen tabt oder klopft.

Tipp

Beispiel: In einer Yogastunde kannst du eine wechselseitige Stimulation in *Shavasana* oder während einer sitzenden Meditation anleiten, indem sich die Schüler beispielsweise mit der Hand abwechselnd jeweils leicht auf ein Bein klopfen (sogenanntes *Taben*). Nehmen wir beispielsweise den Umgang mit bzw. die Sorge vor einer Erkrankung. Dies könnte Thema für die Meditation sein und mittels einer wechselseitigen Stimulation in der Gruppe „bearbeitet" werden. Auch möglich wäre eine auditive Stimulation, z. B. der Ton einer Klangschale jeweils von rechts und links.

Tipp

Selbstcoaching: Die bilaterale Stimulation ist auch eigenverantwortlich im Alltag und zur Selbstunterstützung anwendbar. Hierzu ist es nötig, sich das Ereignis vorzustellen und sich auf die damit verbundenen Emotionen zu fokussieren. Habe ich das Gefühl, dass ich gut in der Vorstellung angekommen bin und deutlich die dazugehörigen Gefühle wahrnehme, beginne ich mit der bilateralen Stimulation. Ich bleibe in der Imagination und den Gefühlen, während ich dies tue. Pro Set ist ein Richtwert von ca. 25-30 Augenbewegungen bzw. wechselseitigen Stimulationen empfehlenswert. Dies dauert ca. 30-50 Sekunden.

Auch hier können je nach Bedarf einige Durchgänge bzw. Sets hintereinander durchgeführt werden. Auch im Selbstcoaching ist es hilfreich, sich auf möglichst wenige Emotionen zu fokussieren. Hier hilft es, in sich hineinzufühlen, und die Frage, welche Emotion/en am stärksten empfunden werden. Dies kann sich im Prozess verändern. Es ist für das Selbstcoaching von Vorteil, vor Beginn einen sicheren Ort bei sich selbst installiert zu haben.

Notwendige Materialien: Gegebenenfalls zwei Stühle. Die Anwendung dieser Technik erfordert vom Coach Sicherheit im Umgang mit der Intervention. Sie ist eine hochwirksame Technik, die an uns hohe Anforderungen stellt, wenn wir sie verantwortungsvoll einsetzen wollen. **Aus diesem Grund ist es wichtig, vor der Anwendung des Tools eine Weiterbildung zum Thema zu besuchen.**

Zeitaufwand: Je nach Thema ca. 60 Minuten, inklusive Vorgespräch. Es ist essenziell, dass wir uns für den Schluss ca. 15-20 Minuten Zeit aufsparen, um das Erlebte nachwirken zu lassen und es dem Klienten so ermöglichen, dass er stabil nach Hause geht. Dies beinhaltet auch, dem Klienten die Möglichkeit zu bieten, sich mit uns über das Erlebte auszutauschen.

Wie bereits erwähnt, braucht es etwa 25-30 Augenbewegungen bzw. wechselseitige Stimulationen, dies dauert ca. 30-50 Sekunden.

Nach diesem Set ist eine kurze Pause sinnvoll. Maximal 3-4 Sets hintereinander, mit jeweils einer kurzen Pause zwischen den einzelnen Sets, pro Sitzung. Manchen Klienten fällt diese Intervention leicht, hier sind auch mehrere hintereinander möglich.

Setting: Einzelsetting, auch als Selbstcoaching anwendbar.

43

Index der Interventionen und ihr Nutzen in Einzel- und Gruppensettings

ABC-Schema: Denkblockaden lösen; Strukturierung von Erlebtem; an Glaubenssätzen arbeiten; an Gefühlen und ihren Auslösern arbeiten; neue Handlungsmöglichkeiten herausarbeiten; Fixierungen lösen; mehr Bewusstheit erfahren; zur Problemanalyse; zur Anamnese und Auftragsklärung; wird in der Weisheitstherapie eingesetzt, um Perspektivenwechsel vorzubereiten; Distanzierung von eigenem Erleben und Exploration anderer Bewertungsmöglichkeiten; Bewusstmachen der eigenen Bewertungen; Perspektivenwechsel ermöglichen; Arbeit an Glaubenssätzen und deren Umstrukturierung; Denken ist nicht kausal; Zusammenhänge erkennen; es gibt nicht nur eine Wahrheit; resilienzstärkend; Einfluss des Denkens auf unsere Gefühle; Starre in Bewertungen verflüssigen; das „ich muss" auflösen; mehr Handlungsflexibilität erreichen; sich von Altem, Dysfunktionalem lösen.

Affirmationen: Veränderung von dysfunktionalen, negativen Gedanken und Glaubenssätzen; Neuprogrammierung und Verankerung von funktionalen Gedanken und Glaubenssätzen; Blockadenlösung; Umlernen.

Afformationen: Neue, positive Bewertung herstellen und einüben; dem Denken eine neue Richtung geben; neue, lösungsorientierte und positive Antworten durch die vorgegebene Struktur der Fragestellung ermöglichen.

Ankertechniken: Zum Erreichen gewünschter Zustände; Verankern von neuen Zuständen; um Vergangenes und Zukünftiges erlebbar zu machen und zu verändern; Denkmustern Strukturen geben.

Bedürfnisse und Emotionen: Selbstregulation fördern; Bewusstheit über eigene Bedürfnisse und Emotionen gewinnen; Selbsterkenntnis fördern; Emotionen und ihre Botschaft an uns verstehen; Emotionen als hilfreichen Kompass einsetzen können; Zusammenhänge zwischen Bedürfnissen und Emotionen nutzbar machen; vermeintlich negative Emotionen als Ressourcen erkennen; wichtig für die Kommunikation, insbesondere für die gewaltfreie Kommunikation.

EMDR: Stressabbau; Auflösen von Konflikten im Alltag; Wiederherstellen eines emotionalen Gleichgewichts; Auflösen von blockierten Verarbeitungsprozessen; kreative Verarbeitungsprozesse anstoßen; Lampenfieber; Entscheidungsdruck; erlebte Kränkungen oder anders gelagerte emotionale Verletzungen auflösen; hilfreich bei Depressionen; Schlafstörungen.

Entwicklungsquadrat: Handlungsfähigkeit durch Klarheit; Kraft; Motivationsstärkung; Ressourcenarbeit; Selbstreflexion; Stressoren begegnen; Bewusstheit; Handlungsfreiheit; löst Fixierungen; Persönlichkeitsentwicklung; Kommunikationshilfe; weg von „entweder", zu „sowohl als auch"; Polarisierungen lösend; Bedürfnisregulation.

Gedankenstopp: Zum Unterbrechen von wiederholenden, belastenden Gedanken und Grübeleien; um sich wieder konzentrieren und fokussieren zu können; bei Einschlafstörungen; kreisende Gedanken abschalten.

Gewaltfreie Kommunikation: Bewusstes Wahrnehmen eigener Bedürfnisse und Gefühle; weg von Vorwürfen, hin zu Wünschen; gewaltfrei eigene Bedürfnisse kommunizieren; Win-win-Situation ermöglichen; mehr Miteinander in der Kommunikation; hilft, Konflikte zu lösen; ermöglicht das Unterbinden dysfunktionaler Eskalation in Gesprächen; wertschätzender Umgang der Parteien miteinander; Bedürfnisse und Gefühle bewusst machen; Kommunikation; Konfliktlösungen; Haltung gegenüber Mitmenschen.

Heldenreise: Krise als Chance begreifen; das Wachstum und die Chancen durch die Bewältigung der Krise wahrnehmen; die Aufgaben des Lebens schätzen lernen;

sich durch den immer wiederkehrenden Ablauf darin wiederfinden und erkennen; wo man sich gerade auf der Reise befindet; Resilienz stärken; Veränderung und Entwicklung finden.

Innere-Anteile-Arbeit: Klarheit; Selbstreflexion; Reframing; Selbstbewusstheit; Selbstwertstärkung; Problemlösung; innere Konflikte transparent machen und lösen; therapeutische Ich-Spaltung; Entscheidungsfindung; Bewusstheit über eigene innere Prozesse; die verschiedenen Aspekte eines Themas herausarbeiten.

Innerer Kritiker: Negative, dysfunktionale Selbstkritik verändern; mit der negativen Stimme umgehen lernen; Selbstabwertungen relativieren; den inneren Kritiker entmachten; sich vom Blockaden befreien.

Reframing: Neue, veränderte Rahmen für Denkmuster. Erwartungen und/oder Zuschreibungen finden, obwohl das Gleiche durch den Rahmen wahrgenommen wird; positives Denken; Perspektivenwechsel; neue Sichtweisen explorieren; typische Rahmen hinter sich lassen und neue erkunden; durch veränderte Perspektive in Richtung Lösung gehen können.

Ressourcenarbeit: Herausfinden, was ich kann.

- Wo sind meine Stärken?
- Wie kann ich diese in bestimmten Kontexten besser einsetzen?
- Welche Ressourcen fehlen mir bei der Lösung meines Problems?
- Warum kann ich mein Problem nicht lösen, obwohl ich alle Ressourcen dazu habe?

Positiveres Selbstgefühl; Selbstwertsteigerung; lösungsorientierte Arbeit; Gegenteil von defizitorientiert; verstärkt das Positive wahrnehmen; Handlungsoptionen; Kraftgeber; Lösungsorientierung; Zufriedenheit; Zielorientierung.

The Work: Neue Lösungen finden; negative Glaubenssätze hinterfragen; belastende Denkmuster stoppen; eigenes Denken hinterfragen; Denkfallen eliminieren; Problemlösewerkzeug; Weg in mehr Eigenverantwortung; gut für die eigene Arbeit an sich selbst; Reframing; Anti-Ärger; Selbstreflexion; Zufriedenheit.

Schattenarbeit und Entwicklungsquadrat: Eigene Schattenanteile zu Ressourcen werden lassen; Verflüssigen von Festgefahrenem; Flexibilität im Handeln herstellen;

Entwicklung und seine Richtung explorieren; Gegensätze auflösen; Werte und deren Balance erarbeiten.

Systembrett: Inneres kann außen wahrgenommen werden; Überblick und Visualisierung; Veränderungen und Möglichkeiten durchspielen; Bewusstheit über mein System und innere Prozesse.

- Was spielt bei meinem Thema eine Rolle?
- Wo steht wer und wie?
- Was spielt eine Rolle?
- Wie kann Veränderung aussehen?

Informationsgewinn; innere Beziehungsbilder werden externalisiert; hilfreich zur Anamnese, da es einen spielerischen Zugang zum Inneren des Klienten darstellt; gut, um systemische Fragen zu stellen.

Systemische Interventionen: Fokus auf das soziale System und den Kontext; der Mensch hat seine Lösung schon in sich; Lösungsorientiertheit; der Einzelne wird in seinem System gesehen; Klienten für Alternativen zugänglich machen.

Timeline (äußere): Bewusstwerden; Handeln; Motivation; imaginäre Reise in Zukunft oder Vergangenheit.

- Was wäre wenn?

Gefühle und Gedanken in einer vorgestellten Zeitreise können wahrgenommen werden (hilfreiche Haltung des Coachs: Der Klient hat alles, was er zur Lösung benötigt, bereits in sich); guter Zugang zu den Vorstellungen des Klienten; mehr Klarheit über Zukünftiges oder Vergangenes erhalten.

Vier-Ohren-Modell: Die Kommunikation wird in vier Ebenen unterteilt, was zu mehr Handlungsspielraum führt; Bewusstheit über Sender, Empfänger und Inhalte; Selbsterkenntnis über das eigene Handlungsohr; kann helfen, Missverständnisse zu vermeiden bzw. aufzuklären; Analysemöglichkeit in der Kommunikation; mehr Verhaltens- und Interpretationsflexibilität der Beteiligten; professionelle Kommunikationshilfe; Missverständnisse vermeiden und auflösen.

VW-Technik: Die Kommunikation in eine lösungsorientierte Richtung bringen; gutes Tool in der Mediation und Paarberatung; einfach umzusetzende Technik für Konfliktgespräche; aus festgefahrenen Situationen, Vorwürfen und Schuldzuweisungen aussteigen.

Walt-Disney-Methode: Zielfindung; Kreativitätsmethode; Problemlösung; Träumen mit Realitätscheck; den „inneren Kritiker" begrenzen; Kreativität; Problemlösung.

Wertearbeit:

- Was ist mir persönlich wichtig?
- Was gibt mir Richtung und Kraft?
- Die für mich wesentlichen Dinge im Leben finden; Wertekonflikte herausarbeiten.
- Wie will ich mein Leben bewusst gestalten?

Klarheit; Kraft; Motivation; Ressourcen; Selbstreflexion; Selbstwert; Stressoren; Zufriedenheit.

Wunderfrage: Lösungsfokussiert; Klient findet selbst Antworten und Lösungen für sein Anliegen; Veränderungsansätze zeigen sich; eigene Möglichkeiten der Lösung werden aufgespürt; schnelle und effiziente Interventionsmöglichkeit; weg von der Problemtrance, hin zu einer Lösungstrance; positive Zukunftsfantasien werden ermöglicht; mehr Klarheit über Ziele gewinnen; notwendige Handlungsschritte werden visualisiert und hinterfragt; Veränderung wird vorbereitet; konkretes, neues Verhalten wird herausgearbeitet; Handeln initiiert; Motivationsstärkung; Lösungsorientierung, Veränderungsbewusstsein.

- Was muss ich tun?

Eigenverantwortung.

Anhang

1 Danksagung

Als Erstes gilt unser Dank dir, lieber Leser, dass du dieses Buch gekauft hast und dich auf die Reise gemacht hast!

Wir danken unserem Sohn Louis, der uns täglich inspiriert und uns zu besseren Menschen gemacht hat.

Danke an unseren Lieblingsfotografen Stefan Gutmann. Wie immer war es eine Freude, mit dir zu arbeiten!

Danke an all unsere Schüler und Ausbildungsteilnehmer, ohne euch könnten wir das alles nicht tun.

Danke an unsere wunderbaren Fotomodelle: Silke, Anja, Philine, Svenja, Karfried, Louis und Stefan.

Danke, Silke, fürs Lesen, Fragenstellen und Unterstützen! Danke für dich!

Danke, Angela, dafür, dass wir in deinem wunderbaren Studio *Surya Yoga* shooten durften und für vieles mehr!

Danke an Peter Lobenstein für deine Unterstützung auf unzähligen Ebenen, diesmal auch für die Erstellung der Grafiken!

Danke an unsere Familie, ohne euch wäre das alles nicht möglich!

Danke an unseren wunderbaren Verlag, für das Vertrauen und die Unterstützung!

Danke an Yogalia und die Nähmaschine für die wundervollen Yogakissen.

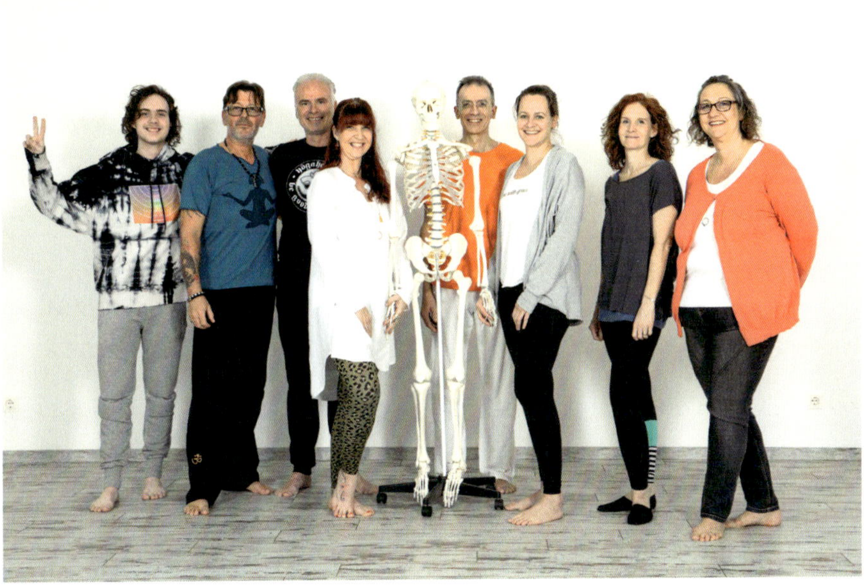

Team

2 Literaturverzeichnis

Bücher

Yoga

Bauer, J. (2019). *Wie wir werden, wer wir sind.* München: Karl Blessing Verlag.

Broad, W. J. (2013). *The science of Yoga*. Freiburg: Herder.

Broome, P. (2012). *Yoga für alle.* München: Herbig.

Broome, P. (2014). *Mit Yoga leben.* Berlin: Ullstein/Allegria.

Hanson, R. (2014). *Denken wie ein Buddha.* (2. Auflage). München: Heyne Verlag.

Hawley, J. (2002). *Bhagavad Gita.* (6. Auflage). München: Arkana.

Hesse, H. (2013) *Siddhartha.* (64. Auflage). Frankfurt: Suhrkamp.

Hüther, G. (2010). *Bedienungsanleitung für ein menschliches Gehirn.* Göttingen: Vandenhoeck & Ruprecht.

Kobs, A. (2012). *Die zehn Lebensempfehlungen des Yoga. Bewusst leben mit den Yamas und Niyamas* (1. Auflage). Oberstdorf: Windpferd Verlagsgesellschaft.

Ott, U. (2013). *Yoga für Skeptiker.* München: O. W. Barth.

Skuban, R. (2011). *Patanjalis Yogasutra.* (2. Auflage). München: Arkana.

Sriram, R. (2006). *Patanjali - das Yogasutra.* Bielefeld: Theseus.

Thieme, P. (1966). *Upanischaden.* Stuttgart: Reclam.

Trökes, A. & Knothe, B. (2014). *Neuro-Yoga. Wie die alte Weisheitspraxis auf unser Gehirn wirkt.* München: O. W. Barth.

Trökes, A. (2014). *Der kleine Alltagsyogi.* München: Gräve und Unzer.

Trökes, A. (2013). *Die kleine Yoga Philosophie.* München: O. W. Barth.

Unger, C. & Hofmann-Unger, K. (2013). *Yoga und Psychologie.* Ahrensburg: Verlag ganzheitlich leben.

Wolz-Gottwald, E. (2013). *Yoga-Philosophie-Atlas.* (4. Auflage). Petersberg: Via Nova.

Yogi Hari. (2007). *Hatha Yoga Pradipika*. Petersberg: Via Nova.

Coaching

Ankowitsch, C. (2018). *Die Kunst, einfache Lösungen zu finden*. (1. Auflage). Hamburg/Berlin: Rowohlt E-Book.

Bamberger, G. (2001). *Lösungsorientierte Beratung*. Weinheim: Beltz.

Baumann, K. & Linden, M. (2015). *Weisheitskompetenzen und Weisheitstherapie*. (5. Auflage). Lengerich: Papst Science Publishers.

Brüggemann, H. & Ehret-Ivankovic, K. & Klütmann, C. (2014). *Systemische Beratung in fünf Gängen*. Göttingen: Vandenhoeck & Ruprecht GmbH & Co KG.

Campbell, J. (2011). *Der Heros in tausend Gestalten* (1. Auflage). Berlin: Insel Verlag.

Dolan, Y. & de Shazer, S. (2018). *Mehr als ein Wunder: Die Kunst der lösungsorientierten Kurzzeittherapie* (6. Auflage). Heidelberg: Carl-Auer Verlag.

Doubrawa, E. & Blankertz, S. (2000). *Einladung zur Gestalttherapie* (2. Auflage). Wuppertal: Peter Hammer Verlag GmbH.

Ellis, J. (2012). *Rational-Emotive Verhaltenstherapie*. München: Ernst Reinhardt GmbH & Co. KG Verlag.

El-Nomany, C. (2017). *Die Essenz der Heldenreise leben*. Hamburg: Kreutzfeldt digital.

Enright, R. (2006). *Vergebung als Chance: Neuen Mut fürs Leben finden* (1. Auflage). Bern: Horgrefe Verlag

Fritzsche, K. & Hartmann, W. (2016). *Einführung in die Ego-State-Therapie*. Heidelberg: Karl-Auer-Systeme-Verlag. Gaede, P. (Hrsg.). (2007). *GEO Themenlexikon Psychologie Bd. 12 & 13*. Mannheim: Gruner + Jahr AG & Co KG.

Hagehülsmann, U. (2006). *Transaktionsanalyse, Wie geht das?* (5. Auflage). Paderborn: Junfermannsche Verlagsbuchhandlung.

Handrock, A. & Baumann, M. (2017). *Vergeben und Loslassen in Psychotherapie und Coaching*. Weinheim/Basel: Verlagsgruppe Beltz.

Hautzinger, M. & Linden, M. (2008). *Verhaltenstherapiemanual* (6. Auflage). Heidelberg: Springer Medizin Verlag.

Kast, V. (2012). *Der Schatten in uns* (7. Auflage). München: Deutscher Taschenbuch Verlag GmbH & Co. KG.

Kast, V. (2014). *Die Tiefenpsychologie nach C. G. Jung: Eine praktische Orientierungshilfe* (1. Auflage). Eschbach: Patmos Verlag.

Katie, B. (2002). *Lieben was ist. Wie vier Fragen Ihr Leben verändern können.* (20. Auflage). München: Arkana Verlag.

Kübler-Ross, E. (1992). *Interviews mit Sterbenden.* (16. Auflage). Gütersloh: GTBS-Sachbuch.

Lewin, K. (1968). *Die Lösung sozialer Konflikte.* Bad Nauheim: Christian-Verlag.

Merkle, R. (2008). *So gewinnen Sie mehr Selbstvertrauen.* Mannheim: PAL Verlagsgesellschaft.

Migge, B. (2018). *Handbuch Coaching und Beratung.* (2. Auflage). Weinheim: Beltz Verlag.

Nidiaye, S. (2000). *Die Stimme des Herzens.* Köln: Bastei Lübbe AG.

Nidiaye, S. (2009). *Wieder fühlen lernen.* München: Verlagsgruppe Random House GmbH. Integral Verlag.

Panksepp, J.; Biven, L. (2012). *The Archaeology of Mind: Neuroevolutionary Origins of Human Emotions.* New York: Norton & Company

Polt, W., Rimser, Dr. M. (2006). *Aufstellungen mit dem Systembrett.* (4. Auflage 2013). Münster: Ökotopia Verlag.

Prior, M. (2002). *MiniMax-Interventionen.* Heidelberg: Carl-Auer-Systeme-Verlag.

Rieforth, J. (2006). *Triadisches Verstehen in sozialen Systemen.* Heidelberg: Carl-Auer-Systeme-Verlag GmbH.

Rogers, C. (1985). *Die nicht-direktive Beratung: Counseling and Psychotherapy.* Frankfurt am Main: Fischer Taschenbuch Verlag GmbH.

Rogers, C. (2012). *Therapeut und Klient: Grundlagen der Gesprächspsychotherapie.* (21. Auflage). Frankfurt am Main: Fischer Taschenbuch Verlag GmbH.

Rosen, S. (2009). *Die Lehrgeschichten von Milton H. Erickson* (10. Auflage) Salzhausen: Verlag Iskopress.

Rosenberg, M. (2007). *Erziehung, die das Leben bereichert* (3. Auflage). Paderborn: Junfermannsche Verlagsbuchhandlung.

Schmitt, R. (2001). *Rational-Emotive Therapie (RET): Eine Einführung.* Schmitt Verlag. Books on Demand GmbH.

Schubbe, O. Herausgegeben vom Institut für Traumatherapie. (2016). *Traumatherapie mit EMDR: Ein Handbuch für die Ausbildung.* Göttingen: Vandenhoeck & Ruprecht GmbH & Co. KG.

Schulz von Thun, F. (2019). *Miteinander reden 1-4.* (1. Auflage). Hamburg/Berlin: Rowohlt Taschenbuch.

Shapiro, F. & Forrest M. (1998). *EMDR in Aktion: Die Behandlung traumatisierter Menschen.* Paderborn: Junfermannsche Verlagsbuchhandlung.

Staemmler, F.-M. (2009). *Was ist eigentlich Gestalttherapie? Eine Einführung für Neugierige.* Bergisch Gladbach: Verlag Andreas Kohlhage.

Schwing, R. & Fryszer, A. (2014). *Systemische Beratung und Familientherapie.* Göttingen: Vandenhoeck & Ruprecht GmbH & Co KG.

Watzlawick, P. (2019). *Anleitung zum Unglücklichsein* (31. Auflage). München: Piper Verlag.

Watzlawick, P. (2016). *Man kann nicht nicht kommunizieren* (2. Auflage). Bern: Hogrefe Verlag.

Young, J. & Rafaeli, E. & Bernstein, D. (2013). *Schematherapie.* Paderborn: Junfermannsche Verlagsbuchhandlung.

Internetseiten

(https://www.focus.de/gesundheit/ratgeber/gerald-huether-im-gespraech-hirnforscher-entwickelt-gluecksformel-dafuer-muss-sich-jeder-zwei-fragen-stellen_id_10201786.html)

(https://online-gesundheitstraining.de/2016/11/wie-lange-dauert-es-tatsaechlich-um-eine-neue-gewohnheit-zu-etablieren-1701/)

https://www.wertesysteme.de/alle-werte-definitionen/

www.zeitzuleben.de/konflikte-unloesbar/9.7.19

https://upasana.de/ (Seite von Eberhard Bärr, Interessantes zur Yogaphilosophie)

https://www.spektrum.de/lexikon/psychologie/pawlow-iwan-petrowitsch/11267 (Information zu Person und Wirken von Iwan Pawlow)

https://www.heldenreise.de/content/paul.html (Informationen zur Heldenreise und Paul Rebillot)

https://www.gerald-huether.de/mediathek/ (Übersicht über seine wissenschaftlichen und populärwissenschaftlichen Beiträge)

(abgerufen am 30. März 2020)

Filme:

Alles steht Kopf (2015). Disney Pixar.

Auf der Suche nach dem Gedächtnis – Der Hirnforscher Eric Kandel (2009). Dokumentarfilm: ARTE Edition.

Automatic Brain: Das automatische Gehirn. Die Macht des Unbewussten. (2011). Auditorium Netzwerk.

3 Bildnachweis

Covermotiv: Adobe Stock

Covergestaltung: Sannah Inderelst

Innenlayout: Katerina Georgieva

Satz: Annika Naas

Lektorat: Dr. Irmgard Jaeger

Fotos: Stefan Gutmann

Graphiken: Peter Lobenstein

Models: Silke, Anja, Philine, Svenja, Karfried, Stefan & Louis

Abonnieren Sie unseren kostenlosen Newsletter unter **www.dersportverlag.de**

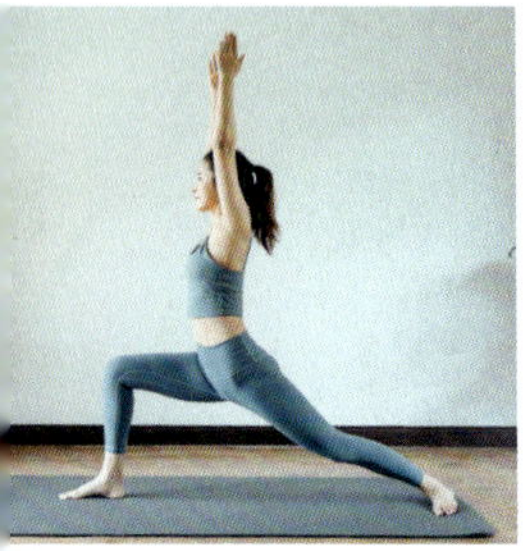

MIT YOGA ZU ENTSPANNUNG UND GLEICHGEWICHT

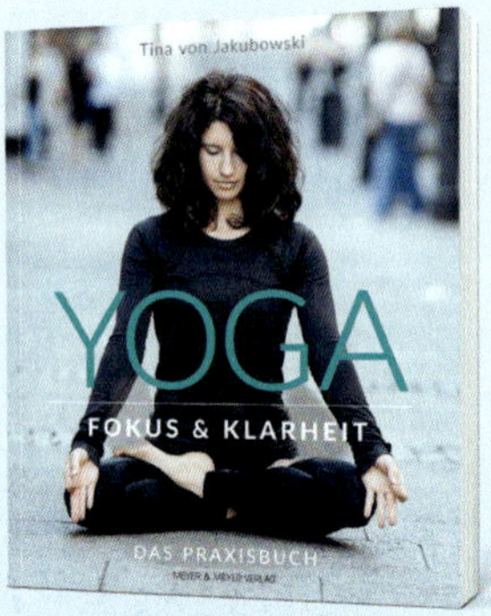

ISBN 978-3-8403-7653-5
€ [D] 25,00/[A] 25,70

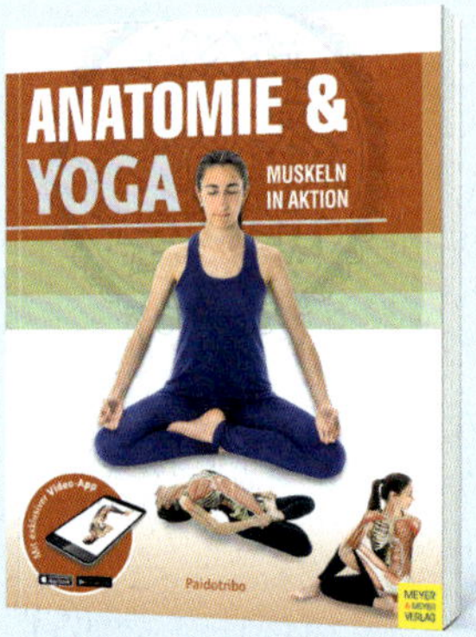

ISBN 978-3-8403-7606-1
€ [D] 25,00/[A] 25,70

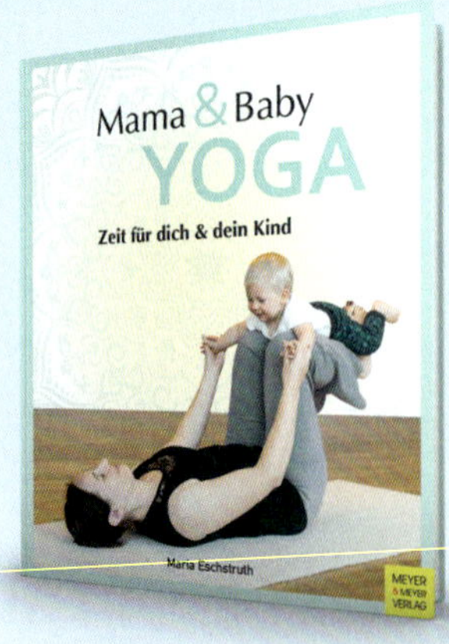

ISBN 978-3-8403-7614-6
€ [D] 19,95/[A] 20,60

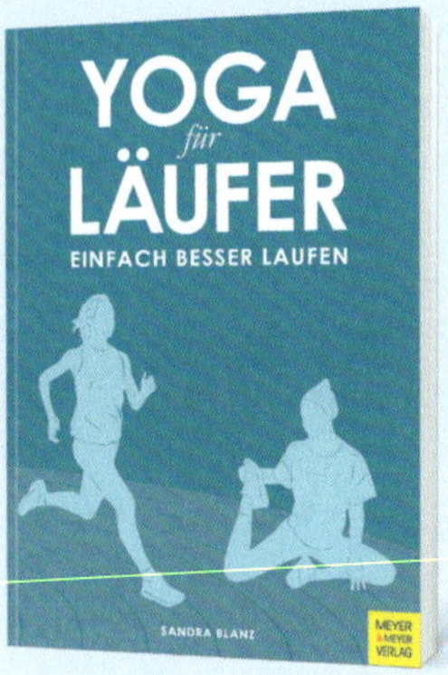

ISBN 978-3-8403-7729-7
ca. € [D] 22,00/[A] 22,70

Preisänderungen vorbehalten und Preisangaben ohne Gewähr! Bild oben links © AdobeStock

4 Die Autoren

Sandra Walkenhorst ist Dipl.-Sozialpädagogin, Yogalehrerin, Kinderyogalehrerin KYA, Thai Yogalehrerin, Mutter eines Sohnes und Begründerin von Thai-Kinderyoga® und PsYoCo®. Yoga gehört seit fünfundzwanzig Jahren zu ihrem Leben. Seit zwanzig Jahren arbeitet sie mit Kindern und Jugendlichen mit sonderpädagogischem Förderbedarf in Teilzeit an einer Förderschule. Seit zehn Jahren ist sie selbständig als (Kinder-)Yogalehrerin und Dozentin. Sie bildet seit einigen Jahren erfolgreich (Kinder-)Yogalehrer europaweit aus und coacht diese auch. Neben Thomas Bannenberg ist sie Ausbildungsleiterin an der Kinderyoga-Akademie Heidelberg. Außerdem besuchte sie Fortbildungen zu Themen wie Traumapädagogik, WOWW-Coaching, Systemische Beratung, Herausforderndes Verhalten und HAKOMI.

Michael Walkenhorst ist staatlich anerkannter Erzieher, Vater eines Sohnes und Begründer von PsYoCo®. Er arbeitet seit 30 Jahren in den Bereichen Pädagogik, pflegerische und beratende Tätigkeit sowie Erwachsenenbildung, Behindertenarbeit, Arbeit mit psychisch kranken Menschen, Kinder- und Jugendarbeit. Momentan ist er in Teilzeit an einer Grundschule tätig. Außerdem ist er seit 2013 als psychologischer Berater, Coach und Supervisor in eigener Praxis tätig und bietet als Dozent Fachfortbildungen mit dem Schwerpunkt Psychologie an. Er besuchte weitere Fort- und Ausbildungen in psychologischer Beratung, Gesprächstherapie, Systemischer und Lösungsorientierter Beratung, Schemacoaching, Fokaltherapie, Paartherapie, Burnout-Beratung, Stressmanagement, Mobbingberatung, psychoonkologischer Beratung, Hypnose, als EMDR/EMI-Coach, als systemischer NLP-Basic Practitioner, in Transaktionsanalyse, Trauerbegleitung, gewaltfreier Kommunikation, Existenzanalyse, Verhaltenstherapie, Schattenarbeit nach Jung, Lebensstilanalyse nach Adler, Gestalttherapie, Inneres Team nach F. Schulz v. Thun, ACT, Lösungsorientierte Kurzzeitberatung, Arbeit mit dem Systembrett, HAKOMI.

Weitere Informationen finden sie unter www.psyoco.de